肝胆胰外科专科护士临床教学实践手册

GANDANYI WAIKE ZHUANKE HUSHI
LINCHUANG JIAOXUE SHIJIAN SHOUCE

主　编　杨　莉　王丽芹　潘立茹　赵　洁
副主编　许多朵　张　佩　朱　丽　张媛媛　邓　芬
编　者　（以姓氏笔画为序）

马文杰	马微微	王　萍	王　彬	王　瑛
王丽芹	王丽萍	王海钰	公凤霞	孔媛媛
邓　芬	白嘉鹤	吕仙荣	朱　丽	乔　娜
刘　靖	许多朵	孙凯真	孙珊珊	苏　菲
李　丽	李　琳	杨　莉	杨　琼	杨　静
杨晓红	杨海洋	杨晨晨	吴红依	何棍源
邱晓玉	张　秀	张　佩	张玉洁	张亚波
张红英	张晓玲	张雅婧	张晶晶	张媛媛
武　伟	孟晓云	赵　洁	赵庆华	段雨彤
侯　欢	侯彩萍	姜翠翠	贺　婷	秦　欢
高　玲	黄晶晶	彭克秀	董国青	程艳爽
童红莉	管春丽	潘立茹	冀承瑶	

河南科学技术出版社
·郑州·

内容提要

本书是由多位具有肝胆胰外科专科护士带教经验的护理专家组织编写的一部专科护士培训用书。全书共 9 章,在介绍多种教学体系和模式的基础上,紧密结合临床实际工作,系统阐述了肝胆胰外科专科疾病护理技术、专科检查、微创手术的护理配合及康复训练技术和专科疾病抢救预案等,每项技术操作都配有清晰的操作流程图、重点难点分析,内容融会贯通,有助于读者深入理解理论知识和轻松掌握操作技能。同时还提出了肝胆胰外科专科护士学习方法和发展方向,是培养肝胆胰外科专科护士的教学指导用书,也可供护理院校学生参考使用。

图书在版编目(CIP)数据

肝胆胰外科专科护士临床教学实践手册/杨莉等主编. —郑州:河南科学技术出版社,2024.1

ISBN 978 - 7 - 5725 - 1393 - 0

Ⅰ.①肝… Ⅱ.①杨… Ⅲ.①肝疾病-外科学-护理学-手册 ②胆道疾病-外科学-护理学-手册 ③胰腺疾病-外科学-护理学-手册 Ⅳ.①R473.6 - 62

中国国家版本馆 CIP 数据核字(2023)第 244772 号

出版发行:河南科学技术出版社
　　　　　　北京名医世纪文化传媒有限公司
　　　　　　地址:北京市丰台区万丰路 316 号万开基地 B 座 115 室　　邮编:100161
　　　　　　电话:010-63863186　010-63863168
策划编辑:张利峰
责任编辑:张利峰　郭春喜
责任校对:龚利霞
封面设计:龙　岩
版式设计:崔刚工作室
责任印制:程晋荣
印　　刷:河南省环发印务有限公司
经　　销:全国新华书店、医学书店、网店
开　　本:787 mm×1092 mm　1/16　**印张:**16.25　**字数:**374 千字
版　　次:2024 年 1 月第 1 版　　2024 年 1 月第 1 次印刷
定　　价:82.00 元

前　言

　　近年来,肝胆胰外科医疗技术飞速发展,医疗护理技术不断更新,肝胆胰外科专科护士的工作要求和内涵随之相应地提高和完善。在培养肝胆胰外科专科护士时,教师应在充分掌握临床带教理论的基础上,根据不同的学习要点采取恰当的教学模式和方法,同时要求学生加强临床操作实践,并对其严格考核,从而保障专科护士的教学质量。

　　本书分9章对肝胆胰外科专科护士的临床教学实践进行了系统的介绍,内容包括:第1章为总论,分节阐述了肝胆胰外科专科护士临床教学管理制度、临床教学模式、临床常用教学方法三部分内容;第2章介绍了肝胆胰外科专科护士应该具备的素养;第3章详细讲解了肝胆胰系统疾病,从解剖、症状、专科检查、专科用药等方面进行全面的阐述;第4章和第5章分别介绍了肝胆胰外科微创技术与护理,以及手术麻醉与护理;第6章全面讲述了各种肝胆胰外科专科疾病的护理;第7章讲解了常见肝胆胰外科专科护士专科护理技术操作流程和考核标准,并进行了教学总结和分析;第8章全面介绍了肝胆胰疾病术后康复相关技术,并给出了清晰的操作流程图;第9章详细讲解了肝胆胰外科专科疾病应急预案,规范了抢救流程。本书具有以下特点:一是以充分学习临床教学模式和方法为基础,确保临床教学的规范性和系统性;二是将各种教学方法巧妙运用到各种肝胆胰疾病的教学中,使教学新颖独特,更利于学生掌握;三是护理技术均以操作流程图的形式展示,每项操作均附有相应的考核标准,便于教学实施和验收;四是突出了对肝胆胰术后康复相关理论和技能的培训,有助于提升专科护理水平。本书针对肝胆胰专科护士临床教学实践进行设计,结构合理,内容丰富,重点突出,便于临床开展肝胆胰专科护士的培训和考核。

　　本书编者均为具有丰富肝胆胰带教经验的护理教员,总结了多年的带教经验,并广泛查阅国内外的相关资料,总结出了最贴近现今临床需求的肝胆胰外科专科护士培养方法和内容。本书可作为临床科室培养肝胆胰外科专科护士的教学指导用书,也有助于已取得肝胆胰外科专科护士证书的护士进一步完善和提升自己的专科护理水平。限于编者知识面和写作水平,书中错误和疏漏之处恳请广大读者批评指正。

编 者

2023 年 5 月

目　录

第 1 章

临床教学实践总论

第一节　肝胆胰外科专科护士临床教学管理制度

一、临床教学日常管理制度

1. 护士在医院临床实践期间由护理部和临床教学科室履行相关职责。

（1）护理部的职责：负责全院护理教学工作的统筹管理，制订临床教学的相关管理规定和制度，负责带教资质的认证管理，对临床实习任务、教学安排、带教计划和带教流程进行审核和规范；负责定期监督指导教学管理工作及教学质量，反馈并改进教学中存在的问题。

（2）临床教学科室职责：严格执行医院对临床科室教学工作的要求；结合本院情况，各科室教学组长负责制订各层次人员带教计划和具体安排，有授课内容、出科考核及出科鉴定，带教老师按照要求按时完成带教任务，做好学员的监督管理，定期与学员进行沟通交流，及时反馈教学中的问题，实习结束后按时填写学员实习手册，及时征集学员对科室及带教老师的意见和建议，对提出的问题进行整改和改进。

2. 护理部成立护理教学管理小组，建立由护理部、教学组长、带教老师组成的临床教学管理体系，负责对各层级学员的教学及管理。护理部负责学员的教学计划、岗前培训、开展集中授课及专业考核、组织临床教师资格评定、督导讲评科室带教情况、完成实习鉴定等教学管理工作；教学组长根据护理部教学安排，制订本专科护理教学计划、安排专人带教、完成出科考核及实习评价，负责学员考勤管理及业务培训；带教老师应具备临床教师教学资质，按照教学计划完成教学任务，及时反馈学员的实习情况。

3. 健全教学规章制度，包括护理质量督查制度、新护士岗前培训制度、临床护理教师管理制度、护理人员岗位准入制度、护理人员技术准入制度、护理人员继续教育管理制度、专科护士培训基地管理制度、护理实习生管理规定等。

二、临床教学技术管理制度

1. 严格制订本专科的各项操作技术规范并执行。

2. 按照新技术准入管理制度执行，对新技术的准入和使用情况进行记录，并定期组织对新技术的检查、考核和评价。

3. 大力支持对新技术研发工作的积极开展。

4. 定期组织临床带教老师外出学习和交流新技术。

5. 定期对临床带教老师进行资质评定,鼓励技术的创新。

三、临床教学科研管理制度

1. 临床教学科室及时掌握本专科领域国内外的发展动态,定期组织学术讲座、外出学习和交流,积极开展新技术和新业务,推动专科护理技术的发展。

2. 遵循护理科研贴近临床及解决临床护理问题的原则,有针对性地制订科研计划。

3. 对申报的科研项目进行充分的论证,遵守科研道德、实事求是、不剽窃他人的成果。

4. 严格执行科研计划,科研资料妥善保管,各种原始资料记录完整、真实、准确、有据可查。

5. 鼓励撰写并发表论文,对优秀的科研论文给予奖励。

6. 合理地使用科研经费,专款专用、开支手续完备、符合规定。

四、临床教学教师管理制度

1. 聘任条件

(1)热爱本职工作,富有高度的责任心,关心、尊重、严格要求学员。

(2)有扎实的理论基础和护理专业技能,丰富的临床经验及一定的科研能力。

(3)具有良好的语言沟通及表达能力。

(4)教学教师通过医院的考评、聘任方可上岗,认真落实带教任务。

(5)通过各级岗前培训、有较强的科研能力、近三年被评为优秀临床教师者优先聘任。

2. 岗位职责

(1)认真落实医院各项制度。

(2)指定带教计划,认真带教,按要求完成教学任务。

(3)按要求落实每年的教学计划、教学方案与实施细则。

(4)参加师资培训相关的教学科研活动,并定期安排不同形式的护理专题讲座和查房。

(5)定期召开实习生座谈会,听取带教工作的要求和意见,不断总结经验,改进教学工作。

(6)严格学生考勤制度。

(7)实习结束时,根据实习生的表现,认真填写实习手册。

3. 聘任管理

(1)自愿报名,科室初审,医院考核。

(2)每2年进行一次资格认证。

(3)对违反规定(如泄露试题、弄虚作假等违背教师职业道德者)取消资格,并进行通报。

(4)经教学基地办公室考核不合格者,取消教学老师资格。

五、临床教学学员管理制度

1. 严格遵守医院规章制度,端正态度,认真学习,按实习大纲认真完成临床实践。

2. 严格遵守考勤纪律,不迟到、早退及旷班,如有事需提前报告护士长及带教老师,获允准后上报护理部请假;并在医院护理部和护理学会备案。因公请假:由学员所在工作单位出示公函。因病请假:须提交诊断证明书并加盖本人工作单位护理部公章。原则上事假不予批准。请假累计超过3日(含)者,在临床实践结束后补充实践时间。违反请假制度按旷工处理。

3. 举止端庄,态度和善。

4. 尊重带教老师,关爱患者,团结同事。

5. 各项操作必须在带教老师的指导下进行,不能单独操作,发生任何问题及时跟教员或护士长沟通。

6. 上班期间严禁带手机、玩手机,严禁私自拍摄工作照片及视频,严禁将培训、操作视频等与工作相关的视、音频资料上传至互联网。

7. 严禁在护士站聊天、睡觉、吃东西及做与工作无关的事情。

8. 认真填写实习手册、实习小结、背对背评价。

9. 出现下列情况之一,不能获得专科护士资格证书。

(1)临床实践期间发生护理纠纷和事故。

(2)严重违反临床基地医院的各项规章制度。

第二节　临床教学模式概述

一、临床教学的发展概述

临床护理教学是护理教育的重要组成部分。随着护理学科的发展,尤其是临床护理实践的专科化发展,临床护理教学所包含的内容不断扩展。不同层次的护理教学任务对临床护理教学提出了新的要求,成为临床护理教学管理工作的重要内容,形成了多层次的临床护理教学体系。临床实习教学质量的高低直接影响了未来临床的水平,关系到未来的医疗质量,所以提高实习生临床教学水平,使实习护士在实习阶段巩固和加强所学理论知识并应用于实践。培养他们的独立临床工作能力,才能培养出合格的医学人才。

二、临床教学的目标

严格依据毕业实习大纲要求,在临床带教中留意对实习护士的职业素养、业务素养、个人素养等综合素养的培育,使之成为"会临床、会教学、会管理、会科研"的德才兼备护士。

1. 培育临床护理实力

(1)稳固理论知识,加强理论与实践相结合,学习应用护理程序的科学方法分析、觉察和解决临床实践的问题。

(2)娴熟驾驭临床基础护理、专科护理和基本护理操作技能。

(3)驾驭护理评估、护理体检、健康教化等技能,为患者实施心身整体护理。

(4)娴熟驾驭护理文件书写规范,能独立书写完好护理病历。

(5)初步具备对临床常见病、多发病及危重患者的观察和应急处理能力。

(6)具备确定的人际沟通实力与询问技巧。

2. 培育护理组织管理实力

(1)培育管理者所具备的素养和实力。

(2)了解护士长主要工作内容、工作方法。

(3)熟悉护理质控检查内容和方法。

（4）能应用管理理论和管理原理，学习临床护理管理工作，学习目标管理、质量限制与改良、领导学等有关学问，培育护理组织管理实力。

（5）对临床护理管理工作提出建议。

3. 培育护理科研实力　学生在临床实习中，学习并训练科研思维，熟识护理科研课题设计、实施科研支配、收集科研资料、分析科研数据、撰写科研报告的过程，培育良好的科学道德和严密的科学思维方法和科研实力。

4. 培育护理教学实力　创建机会培育学生临床教学实践能力，支配并指导学生利用小讲课、病案探讨、晨会交班、健康教化、工休座谈会等方式培育口头表达能力，达到"会教学"的目的。

三、临床护理教学环境

我国目前的临床护理教学相较于国外水平，在教学内容、实践管理等方面均存在一定的不足之处，影响了学生对临床护理知识和技能的掌握，也不利于我国临床教育学的深度发展。临床护理教学是护理教学中重要的教学内容，是学生将理论与实践结合起来、知识与能力结合起来的重要环节。在我国目前的临床护理教学中，存在教学理念不完善、带教管理体系不健全、师资力量薄弱与带教方式滞后等问题。随着互联网的到来，这些问题都能够在一定程度上得以解决。"互联网"是一个全面体系，从底层技术和系统上的互通互联，到知识、数据的实时共享，再到互联网思维的形成与发展。在"互联网"环境下，临床护理教学有了新的发展方式和完善方法。

1. 网络教学平台的应用　"互联网"促进了知识共享类平台的发展。在学校教育体系之外，学生可以通过慕课、网易公开课等渠道来学习护理教育的相关理论知识、观看护理临床教学的实践案例。这些网课内容大多为国外的护理学体系，能够与我们所学的国内体系所互补，帮助我们形成更加完善的护理学认知和理解。并且，随着"互联网教育"的发展，在各个高校的内部也不断搭建了自己的网络学习平台。在学习平台中，学生依靠学校教育资源进行自我学习。互联网教学平台的搭建突出了知识在空间上的陈列，使知识流动、共学，能够在一定程度上解决我国护理教育内容不完善的问题。

2. 翻转课堂创新　在护理教学中，我们可以运用翻转课堂的教育模式，以学生为核心，利用互联网课堂内容机制，实现在线教学、自主教学、讨论教学、教育评价等多个环节。在我国，互联网直播的形式也同样可以运用到翻转课堂中，帮助学生突破时空限制，与老师、同学进行学习交流。翻转课堂的运用能够改良现有的护理临床教学模式，让学生成为主角，不断培养学生的认知能力和理解能力。

3. 建立高校与医院的共享平台　护理学校与医院之间存在较高的关联性，因此双方可以实现数据的对接。因此，高校可以利用医院的实际数据和案例，医院可以了解高校的护理研究成果和进展，双方能够在信息上实现共享。同时，在今后，双方可以进行深度的合作，实现人才上的共享。医院中的医师或者护士能够进入到高校中的教师团队，同时高校中的教师也能够有机会在医院中进行临床实践，促进师资团队的壮大，提升教师资源的素质。在"互联网"环境下，实现技术层面的数据共享难度不大，关键就是双方如何寻找到共同利益，进行思维上的开放与共享。同时，为了扩大临床服务对象的范围，高校应该对接更多的社会资源和信息。不断完善学校内部的数据库，帮助学生提供更多元的案例研究及见习场所。共学平台的设立是一个双赢的概念,能够帮助流动社会闲置的教育资源,帮助护理临床教学进行理论充实和实践发展。

四、专科护士临床教学的形式

第一类方法:以语言传递信息为主的方法,包括讲授法、谈话法、讨论法、读书指导法。

第二类方法:以直接感知为主的方法,包括演示法、参观法。

第三类方法:以实际训练为主的方法,包括练习法、实验法、实习作业法。

第四类方法:以欣赏活动为主的教学方法,包括陶冶法。

第五类方法:以引导探究为主的方法,包括发现法、探究法。

五、临床教学中的伦理及法律问题

1. 加强综合素质的培养

(1)加强相关伦理、法律知识的教育:医疗是高风险的职业,难以避免涉及许多法律问题,因此加强医疗风险意识教育、法治学习就显得十分必要。

(2)增强医学生的病历书写意识和能力:临床所有记录的文字资料,都可能成为医疗事故鉴定、法医医疗问题鉴定和法庭调查取证的主要依据。因此,实习医师必须高度重视自己的病历,注意病历的书写,注意将上级医师的思想和具体医疗行为记录在病历上。这是医师和医院保护自己的有效手段。另外,所有记录的内容必须正确,不得有疏漏,更不得有违反医疗常规的记录。

(3)提高医患交流技巧:对患者的谈话必须是审慎的、诚恳的、客观的、友善的,有利于鼓励患者战胜病魔,协助患者选择治疗方案,减少医疗纠纷的发生。

2. 提高临床教学教师素质和操作技巧　在临床教学期间,师资素质的高低,直接关系到教学的质量。临床教师的操作技巧、科研意识都会对教学对象起到十分重要的作用。

3. 与临床教学伦理与法律方法相关法律法规的建立和完善

(1)医患沟通制度:医患关系绝不是对立的关系,而应该是融洽、友好的朋友关系。首先,医护人员必须把患者及其家属当作朋友来对待。必须学会怎样采取有效的方式与患者进行交流。建议在记录医疗活动过程的同时,应将与患者交流的具体内容和患者的意见作为专门的医患沟通记录纳入病史之中。为有效防范医疗纠纷的发生,在临床教学医院建立健全病情解释和汇报制度十分必要,通过病情解释,可以及时发现问题,及时掌握患者一方的要求和思想动态,取得患者及其家属对医院医疗行为的理解,也体现医院对患者病情的重视,有利于治疗。

(2)病历书写及复查制度:医疗文书记录着医疗过程的每一个细节,具有较高的法律意义,是教学、科研、示范,特别是医学鉴定、司法举证等重要资料和依据。病历的书写项目和书写内容以及书写要求都必须有明确、具体的规定,使得患者的病情在病历上得到充分真实的反映,医师开展的任何治疗或者与治疗有关的工作在病历上也有记载。

(3)知情和同意制度:应注重建立健全患者知情同意制度,充分关注患者的权益、保护患者的隐私,在保障患者合法权益和遵守医疗常规的前提下,保证临床教学工作合理合法地进行。

六、临床教学评价

1. 临床教学评价的特性　教学评价是指以教学目标为依据,通过一定的标准和手段,对教学活动及其结果给予价值上的判断,即对教学活动及其结果进行测量、分析和评定的过程。临床教学评价是在医学教学领域内对教学活动及结果的评价,它具有一些自身的特性。

(1)它是对医学专业知识、技能和素质的评价。

(2)它更强调学生学习医学理论后,实际临床实践能力的评价。

(3)它更符合成人学习理论——学生基于自我的经验的总结和反思。

(4)它需要更多的评价角度,包含学生、同伴、教师、患者及其他相关人员。

(5)它需要科学的评价方法或工具。

(6)它应用的场景更广泛,可以在课堂、诊间、病房、医师办公室、手术室、技能中心,甚至在虚拟医学场景。

(7)它的时间维度更长,可以贯穿整个医学教学过程中。

(8)它注重通过评价来驱动学习。医学教学评价在促进和监督学生的学习过程,及时给予学生反馈,帮助学生反思和改进,学生选优、评定资质,以及促进教师改进教学过程等方面发挥重要作用。

2. 临床教学评价分类　基于依据评价的目的和方法,临床教学评价分类可分为诊断学评价、形成性评价和终结性评价(表1-1)。

表 1-1　临床教学评价分类

诊断学评价	形成性评价	终结性评价
确定学生的需求来优化学习过程	搜集证据以给学生提供反馈	利用数据来做出判断
了解学生的知识基础和准备状况	为了提高、成长	为了决策、评判
找出妨碍学生学习的原因	反馈	学习结束时
	学习过程中	高风险(如考试是否通过)
	低风险	

(1)诊断学评价(diagnostic assessment):也称教学性评价、准备性评价。一般是指在某项教学活动开始之前对学生的知识、技能及情感等状况进行的预测。通过这种预测可以了解学生的知识基础和准备状况,以判断他们是否具备实现当前教学目标所要求的条件,为实现因材施教提供依据。评价通常会显示学生的长处和不足的基本状况。

(2)形成性评价(formative assessment):是指在教学过程中为了了解学生学习情况,及时发现教与学的问题而进行的评价。形成性评价可以帮助学习,对学习进行调控和修正,教师也可以随时了解学生学习上的进展情况,并通过获得教学过程中的反馈,帮助学生修正自己的学习过程,也为教师随时调整教学计划、改进教学方法提供参考。常用的评价工具有习题、工作量回顾、Mini-CEX、DOPS等。

(3)终结性评价(summative assessment):是指在教学活动告一段落后,为了了解教学活动的最终效果或学生是否达到教学目标而开展的"评判式"的评估。常用的评价工具有期末考试、年度测试、毕业考试、结业考试和获取证书的考试等。

3. 临床教学评价所使用的工具　临床教学评价应用场景不同,其临床教学评价所使用的评价工具也不相同(表 1-2)。

表 1-2　临床教学评价所使用的工具

评价工具	评价方法	评价场景
一分钟教学法	了解学生的思路和判断 了解学生判断的依据 教导一般性原则 强化正确的地方 纠正错误的地方	工作场所表现评价如门诊带教、床边带教,主要用于病例汇报、临床思维
SNAPPS	总结病史体检结果(不超过 3～5min) 稍小鉴别范围(提出 2～3 个鉴别诊断) 分析鉴别诊断(比较和分析鉴别诊断) 向老师提问(思考后提问) 提出诊疗计划(决策计划) 选择学习问题(自我学习)	工作场所表现评价如门诊或床边带教,主要用于病例汇报、临床思维
360°评价法	也称为全方位反馈,调查问卷包括:上级、下级、同事、护士、行政人员、医学生和患者	工作场所表现评价
Mini-CEX(小型临床演练评估)	Mini-CEX 着重评价病史采集和体格检查,教师直接观察学习者与患者在实际临床接触中的表现,然后与其讨论诊断和患者管理,并针对接诊过程中的表现给予反馈。用时 15～25min	工作场所表现评价,主要为临床技能评价
DOPS(临床操作技能直接观察)	DOPS 着重评价临床技能操作,教师直接观察学生按照一定的流程对真实患者进行临床技能操作,继而对操作流程中特定的内容进行评分,最后给予反馈	工作场所表现评价,主要为临床技能操作
OSCE 考试(客观结构化临床考试)	OSCE 是一系列结构化的测试站点组成,受试者依次参加这些站点的考试。需要结构化的评分细则、多个考官、多站点来增加评价可靠性	模拟场景中对多个学生表现评价包括大病历采集、首次病程记录书写、实践操作技能和临床思维
学习档案袋法	学习档案袋是指收集、记录学生自己、教师或同伴做出评价的有关材料,学生的作品、反思,还有其他相关的证据与材料等,以此来评价学生学习和进步的状况。可以分为以下 5 个步骤:获取学习的证据、素材;对学习进行反思;由评价者对证据进行评估;证据辩护;评定结果	工作场所表现评价,包括案例报道、视频回顾、OSCE 成绩、各种评价、自我反思等

随着临床教学理念的不断发展,临床教学评价的目的不仅仅是对医学生成绩的评定,更应该着重对医学生表现的反馈和持续改进。临床教学方法需要遵循一些基本的设计原则,需根据学习目标来选择合适的教学评价方法,并应用于临床教学活动中。

第三节　临床常用教学方法

一、传统教学法

(一)讲授法(LBL)在临床护理教学中的应用

1. 讲授法在肝胆胰系统疾病临床护理教学中的应用　讲授法是最古老的教学方法之一，有很深的历史渊源，是教师用语言连贯地向学生传授知识和指导学生进行学习的方法，教学中涵盖了概念、原理、解释、分析，都是为了加强和巩固学生的理解和记忆。学生的学习本就是一个主动与被动相结合的过程，尤其在专业性极强的医学里，讲授法在护理教学中的存在是极其必要的，它可以让学生在短时间内快速地获得大量的知识，激发并培养学生的逻辑关系，积极思考，不只提供了案例，也提供了思路。

2. 教学案例　一例胰腺癌患者的护理。

患者男性，71岁，1个月前出现尿色加深，进食后上腹部不适，恶心呕吐，超声检查提示，脂肪肝，胆囊增大，淤胆，肝内外胆及胰管增宽，胰头部回声杂乱，门诊以"胰腺癌"收入院，行机器人中转开腹胆囊切除，胆肠吻合，胰腺肿瘤穿刺活检，放射性粒子植入术，目前体温36.3℃，脉搏98次/分，血压142/80mmHg，血氧饱和度98%。

3. 课程设计

(1)本次授课：采取讲授法授课，引入授课内容，激发学生兴趣，通过教师的引导，提高学生的思想与学习能力。

(2)识记：胰腺的解剖位置，胰腺的生理功能。

(3)教学重点：胰腺癌的护理。

(4)教学目的：掌握胰腺癌的术后护理措施及常见的护理问题。

4. 课程内容

(1)讲解胰腺的生理位置、解剖结构、病理生理，加深学生对胰腺的认识印象。

①胰腺是人体第二大消化腺，位于胃的后方，在第1、2腰椎的高处横贴于腹后壁。长12～15cm，宽3～5cm，厚1.5～2.5cm，重70～100g。

②分为胰头、胰体和胰尾三部分。

③胰管位于胰腺内，与胰的长轴平行。与胆总管合并，共同开口于十二指肠乳头。

(2)胰腺癌的常见护理问题及护理措施

①疼痛：与肿瘤压迫、术后切口疼痛有关。遵医嘱静脉注入镇痛药以减轻患者疼痛，并注意评估患者疼痛程度；耐心向患者解释疼痛的原因及持续的时间，加强心理护理；指导患者采取舒适卧位；向患者提供相对安静的休息环境，治疗护理工作尽量集中进行，以减轻刺激。

②营养失调：低于机体需要量，与术后长期禁食水有关。待患者肛门排气后，首先给予其流质饮食，然后逐渐向半流食、普通饮食过渡，禁止一切辛辣刺激性食物，补充蛋白质和维生素，严格按照少食多餐的原则进食。

③焦虑：与对疾病知识缺乏、病情迁延不愈有关。加强患者心理护理，安抚患者、消除患者紧张、焦虑情绪。

④出血：嘱患者活动时，动作轻柔；嘱患者勿用力咳嗽排便以免增加腹压；遵医嘱给予静脉

止血药。

⑤健康宣教：做好饮食宣教，确保营养充足；保持良好的心理状态；注意休息，保持大便通畅，防止便秘；自我观察和定期复查；给予患者精神上支持，鼓励患者和家属共同面对疾病。

5. 知识延伸　目前许多医院实施"快速康复外科围术期护理模式"，主要包括早期活动、早期拔除胃管、预防性镇痛、限制性补液等措施。该疾病患者术后早期伤口疼痛情况较严重，目前科室主要采用联合用药、预防性给药、加强评估等措施，针对不同患者术后严重疼痛发生情况进行调查，分析影响因素，从而实施个性化疼痛管理值得进一步研究。

(二)谈话法在临床护理教学中的应用

1. 概述　谈话法是师生之间相互交谈，采取有问有答的方式进行。可以把复杂的问题通过相互衔接，在逻辑上形成若干个比较简单的问题，可以启发护生进行思考，提高护生的积极性和思维性，同时也培养了护生语言表达能力，教师也可以在提问的过程中发现问题，找出缺陷，以便更好地开拓护生的思路。

2. 教学案例　一例胰腺癌患者的护理。

患者女性，65 岁，系因"皮肤性巩膜黄染 1 个月"于 3 月 28 日收入我科，无既往病史，入院时生命体征平稳，住院行胸腹部 CT 检查示：低位胆管梗阻；胰头占位，考虑胰头癌；行彩超示：胰头部位低回声区；胰管扩张、胆囊内胆汁淤积，于 4 月 3 日在全麻下行"胆肠内引流术＋胰头肿瘤活检术"，术后留置颈内静脉、胃管、右侧腹部两根腹腔引流管、尿管，经过抗感染、营养等对症治疗后于 4 月 20 日出院。

3. 课程设计

(1)设计思想：本次课程采用谈话法授课，通过临床真实发生的病例来向护生授课，可以提出问题，如什么是胰腺癌？它的临床特点有哪些？通过哪些检查可以诊断为胰腺癌？它的治疗原则有哪些？如果做完手术以后，术前术后护理应注意哪些？可互问互答，让学生带着问题来开始本节课的学习。

教学重点：胰腺癌的临床特点及术后护理。

(2)教学目标

①知识目标：了解胰腺癌的病因、发病机制、病理生理、临床表现、处理原则及临床患者的临床特点和治疗原则。

②能力目标：掌握胰腺癌临床表现、治疗原则及术后护理措施。

③素质目标：掌握胰腺癌患者术后护理，具备严谨务实的工作态度和临床护理专业素质。

(3)教学工具：胰腺癌模型和 PPT 结合。

(4)教学时长：30～40min。

4. 教学过程

(1)基础知识讲解：使用 PPT 等教学工具，对胰腺癌的定义、临床表现、护理措施进行讲解。分别从病因、发病机制及其临床特点进行分析讲解，使学生对胰腺癌得到初步认识。

什么是胰腺癌？在了解胰腺癌的开始，先让我们学习一下胰腺的解剖(图 1-1)。

胰腺癌包括胰头癌、胰颈癌、胰体癌和胰尾癌，胰头癌占胰腺癌的 70%～80%。

(2)病因及发病机制：吸烟是发生胰腺癌的主要危险因素，高蛋白、高脂肪饮食可增加胰腺对癌物质的敏感性。

(3)临床表现

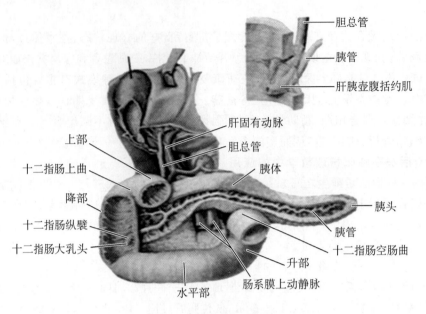

图 1-1　胰腺解剖示意图

①腹痛:最常见的首发症状,表现为进行性加重的上腹部闷胀、不适、隐痛、胀痛,向肩部或腰部放射。

②黄疸:是主要的症状,以胰头癌患者最常见,黄疸呈进行性加重,可伴有皮肤瘙痒、茶色尿和陶土色粪便。

③消化道症状:患者常有食欲减退、腹胀、腹泻和便秘。

④消瘦和乏力:是由于饮食减少、体重下降、消化不良和癌肿消耗所致。

(4)实验室检查

①血清生化检查。

②免疫学检查。

③影像学检查。

④B 超检查。

⑤CT、MRI 检查。

⑥细胞学检查:经穿刺胰腺的病变组织,涂片行细胞学检查。

(5)处理原则

①根治性手术方式:胰头十二指肠切除术、保留幽门的胰头十二指肠切除术、胰头尾部切除术。

②姑息手术方式:胆肠内引流术、解除梗阻性黄疸、胃空肠吻合术,解除十二指肠梗阻。

③辅助治疗:包括化疗、放疗、基因治疗、免疫治疗。

(6)护理诊断

①急性疼痛:与癌肿侵犯腹膜后神经丛、胰胆管梗阻及手术创伤有关。

②营养失调低于机体需要量:与进食减少、消化不良、呕吐及癌肿消耗有关。

③潜在并发症:与出血、感染、胰瘘、血糖异常有关。

(7)术前护理措施

①疼痛护理,及时有效的镇痛治疗。

②改善营养状况,指导患者进食高热能、高蛋白、高维生素、低脂肪饮食。

③血糖异常的护理,动态监测血糖、调节饮食、遵医嘱应用胰岛素。

④术前肠道准备,术前2日流质饮食。

(8)术后护理

①观察生命体征、腹部体征、伤口引流情况。

②营养支持,术后早期禁食,必要时输入血浆、白蛋白,拔胃管后给予流质、半流质饮食。

③并发症的观察及护理:出血,观察伤口敷料及引流液的量、色、质。感染,观察有无发热、腹痛、腹胀、白细胞计数,防止腹腔感染。胰瘘:腹腔伤口或引流管引流出清亮液体,应持续负压引流,保持引流通畅。胆瘘:出现发热、右上腹部痛、腹肌紧张及反跳痛,"T"形管引流量突然减少,腹腔引流管引出或伤口渗出胆汁样液体。血糖异常:调节饮食、遵医嘱应用胰岛素。

(9)健康指导:戒烟、少食多餐,保持自好的心情,坚持放疗,术后每3个月复查一次,出现消瘦、乏力等症状及时治疗。

5.课后总结 通过本节课的学习,对知识进行总结归纳,加深印象。

老师:同学们,这节课的内容掌握了多少?

学生:70%。

老师:那剩下的一些内容还有哪些是比较难消化的呢?

学生:在临床中对于术后护理还有些模棱两可。

老师:这个是本节课的重点、难点,不仅需要加强理论知识的学习,更需要临床思维的观察和思考,不断积累经验,才能更好地护理患者。如果有任何疑问,大家都可以来找我解答。

学生:好的,老师。

课后思考:对于术后患者如何观察是腹腔引流液还是出血?

知识延伸:可以通过查阅文献来获取最新胰腺癌的护理知识。

(三)演示法在实验教学中的作用

1.在演示中排除学生学习操作的心理障碍,激发学生的学习兴趣

(1)医学基础课程上的实验很多是动物实验,常接触到的实验动物有家兔、狗、蛙、小白鼠等。对于第一次实验接触这些动物的初学者,他们既感新奇又觉害怕,特别是女生,不同程度地存在畏惧心理。就是最简单地捉拿小白鼠,其一要捉得住;其二手法要正确,以利于下一步实验操作的进行。这时老师及实验教师既要言传又要身教。如果实验教学人员只动口不动手,只用语言描述小白鼠的捉拿方法,不配合直观的演示,也许会使学生听得一头雾水,而且不能消除学生紧张害怕心理。教师在讲解中配合演示,以娴熟干练、不拖泥带水的动作,轻松、流畅地完成整个操作,往往给学生以惊叹,极大地刺激学生的感官神经,帮助学生形成正确的操作概念,从而消除学生的紧张害怕心理,激发学生的学习积极性,为下一步的实验操作打下基础。

(2)教师的演示动作具有特殊的重要意义。娴熟准确的演示、成功的示教操作,可给予学生实验操作的信心。小白鼠一般不咬人,捉拿时只要动作轻柔,先用右手抓住鼠尾巴并提起,把小白鼠置于粗糙的物体表面稍向后拉,小白鼠本能地向前爬行。这时,左手用拇指、示指迅速抓住其后颈部皮肤,把鼠体置于掌心,用环指和小指夹紧鼠尾,固定,右手即可进行各种实验

操作,如灌胃、皮下注射、腹腔注射等。老师边说边用熟练准确、灵敏的演示,取得良好的实验效果,让学生感觉操作实验容易学习并掌握,增强学习信心。如果实验教学人员操作技术不熟练、动作不规范,在学生面前进行实验教学演示时患得患失,模棱两可。这样,给学生的感觉是操作没有一定之规,随意性明显。或者老师在示范小白鼠捉拿操作时,本身就有害怕心理,动作不利索,或多次尝试,以致失败。这样传递给学生的是操作困难的信息,必然增加学生的害怕心理,造成更大的心理压力,使学生未曾动手就信心不足,产生畏难情绪,影响他们操作能力的发挥,势必给学生造成不良的影响。

(3)正确地演示,培养学生科学的工作态度和严谨的工作作风。学生的学习大多来源于教师的言传身教,老师的一言一行是对学生的示范。对于实验教学来说,其示范性更具特殊意义。因为它直观、形象地引导学生正确掌握实际操作步骤。例如,在演示人体动脉血压测量试验时,有一个步骤是将听诊器胸器放在肘窝内侧肱动脉搏动处,但不能压在袖带底下进行测量,以免影响血压测量结果。这是一个容易产生错误的关键步骤,应特别强调,而不能含糊仅考虑把听诊器胸器放于大致位置。并不鲜见,临床上有些老医务人员和基础医学教师仍然沿用错误的操作习惯,把听诊器胸器置于袖带下面肱动脉搏动处进行测量。这错误的操作,必须引起教学人员的注意。这种错误的操作演示极容易传给学生,特别是医学护理、助产等专业的学生,她们今后在临床工作中测量血压是必不可少的工作。不加以强调,在临床上受错误的操作影响,必然成为自然习惯,增加医疗失误率。此外,急性动物实验等外科手术,基本操作技术演示时,应注意强调持各种手术器械的正确方法,以及切开皮肤分离血管神经各步骤的准确操作。这些实验操作非常接近于临床,是否掌握正确的操作步骤及方法,势必影响学生今后的工作。因此,演示时应严格按照规范的方法操作,给学生以正确的知识,增强学生的学习信心。虽然在演示过程中老师按照规范的、正确的方法给予示教,难免有学生在自己动手时没能按照正确规范的动作操作,教师应该把握关键的步骤,关注学生实践操作过程,及时给予指导,纠正错误的操作。培养学生以认真的态度,规范地操作,掌握正确的操作方法,树立科学的工作意识,培养严谨的工作作风,为今后从事临床工作打下坚实的基础。

2. 重视实验演示效果,提高教学质量 经课程改革新设立的技能学实验是一门基础学科,是实践性很强的课程,其主要目的和任务是强化学生的基本操作,训练学生的基本技能和实际操作能力,为学生今后从事临床工作奠定扎实的理论基础和实际工作能力。多数实验项目虽然以动物为对象进行实验,但是,它是以临床为目标的实验操作。因此,技能学实验的所有操作,一招一式都应规范化教学。教师在演示操作过程要从严教学,一丝不苟,努力提高实验的成功率,增强实验效果。为学生提供正确的认知信息和给学生以积极的影响,培养学生良好的工作态度和严谨的工作作风,激发学生的学习兴趣和信心。学生通过进一步的自己动手练习,模仿演示操作,从实践中切实掌握各种实际操作技能,积累实际操作经验,为今后的临床工作积累第一手宝贵的资料,从而巩固提高他们的理论知识水平,提高教学质量。

3. 提高教师的业务素质,重视演示教 实验教学中,教师及指导老师对学生起着主导作用,演示操作正确与否,不仅影响学生实验操作技能正确意识的形成,更是体现教师与实验指导老师业务素质的一个重要方面。师以传道授业,当然不是传荒谬之道授错误之业。随着科学技术的发展,实验技术及仪器的不断更新,计算机技术在技能学实验中的广泛应用,对实验指导老师的要求越来越高。另一方面,医学科学的发展,医学领域的某些技术、药物、操作等等随着医学科学研究的深入得以发展改进。如前所述的人体动脉血压测量,就是把听诊器胸器由过去置于脉动脉搏动处的袖带下进行测量改为置于肘窝内侧肱动脉搏动处,但不能压袖带下方进行测量就是一个例证。为适应医学科学的发展,教师就要不断地学习,跟踪现代科学的发展和实验操作的改进,而不能墨守成规,贻误教学。加强实验技能训练,必要的时候进行预实验,明确实验目的、原理、注意事项,熟练掌握实验操作步骤与方法,使自身的演示操作达到既娴熟又规范准确,以保证实验教学质量。

实验教学中无论采用何种教学方法,实验演示是必不可少的,而且是非常重要的环节。调动学生学习的积极性和主观能动性,增强教学效果,提高教学质量,提高学生的实际操作技能和实际工作能力,充分调动各方面的积极性,力求实验演示取得最佳效果,对实验教学质量的提高具有十分重要的意义。

(四)参观法在临床护理教学中的应用

1. 参观法在肝胆胰疾病临床护理教学中的应用范围　适用于常见肝胆胰疾病护理措施的教学。参观法是教师根据教学内容的需要,组织学生去实地观察学习,从而获得知识或巩固、验证已学知识的方法。参观法有准备性参观、并行性参观、总结性参观、综合性参观四种形式,在教学中可根据安排参观的时间来进行准备性参观、并行性参观、总结性参观,这不仅有效地将教学与实际医疗护理实践紧密联系,还在拓宽学生的知识面的同时激发求知欲,大大提升了他们的专业思想和职业道德教育。

2. 教学案例　一例梗阻性黄疸患者的护理。

患者男性,55 岁,进行性皮肤黄染伴皮肤瘙痒 2 周入院。2 周前,患者自觉全身皮肤瘙痒,数日后偶然发现尿色深、皮肤发黄,但无明显纳差、腹痛及发热等表现,服用消炎胶囊后,黄疸未见消退,并有加重趋势,发病以来体重下降 2.9kg,于是来院就诊,检查:ALT 146U/L,AST 111U/L,ALP 353U/L,GGT 580U/L,TBIL 80μmol/L,DBIL 67μmol/L,Glu 7.70μmol/L。既往有胆石症,否认肝炎、结核、胰腺病史,否认药物过敏史。查体:T36.3℃,P77 次/分,BP118/82mmHg,发育良好,营养中等,全身皮肤黄染,有搔痕,巩膜黄染,颈软,无抵抗,甲状腺不大,心界大小正常,心律齐,未闻杂音,双肺清,未闻及干湿啰音,腹平软,全腹未及压痛及肌紧张,肝脾未及,右上腹可触及鸡蛋大小肿物,压之不适,肠鸣音 3～5 次/分。辅助检查:血红蛋白 102g/L,白细胞 10.5×10^9/L,中性 73%,淋巴 24%,单核 3%,尿胆红素(+),尿胆原(+),便常规(一),HBsAg(一),肝功能、B超检查已如上述。遵医嘱给予镇痛、保肝等对症治疗,同时给予患者饮食指导和心理护理。

3. 课程设计

(1)设计思想:本次课程采用参观法授课,通过实地观察病例引出授课内容,提出问题,解决问题,巩固所学。

(2)教学重点:梗阻性黄疸的临床表现,梗阻性黄疸疾病的护理诊断,梗阻性黄疸患者的护理措施。

(3)教学目标

①正确阐述梗阻性黄疸的临床表现,能够说出梗阻性黄疸的护理措施。

②能够主观说出梗阻性黄疸的定义,正确分析梗阻性黄疸患者的护理诊断。

③运用所学知识正确评估患者并指导患者及家属进行护理。

(4)教学工具:实地场景。

(5)教学时长:30～40min。

4. 教学内容

(1)基础知识讲解：使用 PPT 等教学工具，对梗阻性黄疸的定义、临床表现、护理措施进行讲解。

(2)定义：分别从病因、黄疸发生机制及其临床特点对梗阻性黄疸的定义进行分析讲解，使学生对梗阻性黄疸获得初步认识。

(3)梗阻性黄疸护理措施

①日常护理：适当休息，切勿过劳。

②饮食护理：饮食宜清淡，避免服用肝损害的药物。

③皮肤护理：保护皮肤完整性。

④用药护理：对症治疗，使用护肝药物治疗。

⑤病情观察：密切观察患者皮肤、巩膜黄疸程度等情况，如有异常，及时就诊，以免症状加重。

⑥心理护理：树立患者信心，鼓励其积极配合治疗。

(4)案例导入：结合案例，分析阻塞性肺气肿的临床特点、护理诊断及护理观察要点，要求学生重点掌握。

(5)案例分析：教师通过患者示例与学生互动，激发学生思考能力，引导学生对本病例患者的护理措施/问题进行思考，最后由教师分析并确定以下最终的护理措施/问题。

①一般治疗：积极治疗病因，要多休息，注意劳逸结合，避免过劳，保持心情舒畅。对病情重、进食少、营养状况差者，可适当通过静脉补充营养。

②急症治疗：对于并发急性梗阻性化脓性胆管炎者，需经皮肝穿刺胆管造影行胆管外引流。如因癌肿梗阻，可在胆管狭窄部放置支架或放置胆管内引流，暂时解除梗阻。

③药物治疗：对于感染所致胆汁淤积性黄疸进行抗感染治疗，乙醇所致胆汁淤积性黄疸，需戒酒和使用护肝药物治疗。

④饮食护理：胆汁淤积性黄疸患者饮食宜清淡，忌辛辣、肥腻食物，应多食水果和新鲜蔬菜，应注意均衡地分配营养。

⑤预防措施：定期体检，对胆结石、胆囊炎、脂肪肝等疾病，一旦发现积极治疗，避免发生胆汁淤积性黄疸；饮食宜清淡，增强体质，避免服用肝损害的药物；避免病毒传播，可注射疫苗，预防肝炎病毒感染。

(五)床旁指导法在临床护理教学中的应用

1. 床旁指导法在外科术后临床护理教学中的应用范围　床边指导法是配合整体化临床教学改革而采取的一种新型的教学方式，其目的是与课堂理论授课相结合，更加密切地联系临床特别是学科的专业实际，培养学生科学的临床思维，训练学生基本临床技能，进一步提高临床教学质量。为保证床旁指导法的贯彻实施，特制订床边教学有关规定如下。

(1)床旁指导法教学形式：床旁指导法教学以科室为单位组织，可采用科室病房床边病例讨论指导的方式进行。

(2)床旁指导法教学内容及要求：教学内容应以某临床典型病例或某常见病、多发病的诊疗方法、临床注意事项、本病区特有的内容为主，可适当安排一部分进展性内容。但不应简单重复理论课内容，应从临床实际工作的角度对理论知识进行归纳分析，以求融会贯通，特别要突出知识的横向联系，开阔学生临床思维，培养学生临床分析能力。在教学中，教师应注意启发学生积极思考，鼓励提问，培养主动探索精神，改善教学效果。

2. 教学案例　一例重症心衰患者的护理。

患者女性,62 岁,十余年前出现活动后心慌、气短,伴下肢红肿,7 年前上述症状加重,活动耐力下降,出现不能平卧,诊断"扩张性心肌病,肺动脉高压症"。近年来,患者心衰逐渐加重,活动耐力极差,伴眼睑、颜面部水肿,咳黄痰,痰中带血,多次住院治疗。1 年前行心电图提示房颤,开始口服阿司匹林抗凝治疗。15 天前,患者出现心悸、呼吸困难,口唇色暗,不能平卧,伴少尿、下肢水肿,行走不能。近段时间以来,患者无发热、咳嗽,饮食、眠差,大小便正常。

平素体质差,有低血压史 1 年,遵医嘱给予患者长期卧床休息,积极预防并发症:下肢静脉血栓。

3. 课程设计

(1)设计思想:本次课程采用床旁指导法授课,主动教学,使学生获取知识,激发其思考能力及学习能力。

(2)教学重点

①下肢静脉血栓的临床表现及护理观察重点。

②下肢静脉血栓疾病的护理诊断。

③下肢静脉血栓的注意事项。

(3)教学难点

①预防下肢静脉血栓的形成。

②下肢静脉血栓的护理问题及措施。

(4)教学目标

①识记:正确阐述下肢静脉血栓的临床表现及护理观察要点。

②理解:能够用自己的语言说出下肢静脉血栓的定义,正确指导患者如何预防下肢静脉血栓。

③应用:运用所学知识正确评估患者并指导患者进行踝泵运动,做好病情观察,对发生静脉血栓的患者实施护理措施。

4. 教学内容　踝泵运动的内容:踝泵运动的动作主要包含踝部的跖屈、背屈及环绕动作,临床实践从早期的患者自行活动逐渐发展为可以被动活动、器械辅助活动、抗阻力活动等。踝泵运动成为临床术后常用的康复治疗手段,内容如下。

(1)踝泵运动的体位:踝泵运动时,患者可采取平卧位、半卧位或坐位,患者采用平卧位进行踝泵运动更高效。

(2)踝泵运动的角度和强度:踝泵运动方法要求患者踝关节主动、用力伸直和屈曲,达到不能再伸直和再屈曲的程度,进行踝关节最大限度的背屈和跖屈。

(3)踝泵运动的时长:总体来说每日频率为 3～4 次的踝泵运动能达到较好的效果。

(六)"练习法"创新教学在护理技能实训课中的应用

1. "练习法"的教学特点　"练习法"是在以小组为单位进行护理技能练习时,学生根据组内序号,先从本组开始第一遍练习,然后依次轮流到其他小组完成该技能的第二遍、第三遍的练习,依此类推,回到本组完成最后技能练习的过程。

2. "练习法"的实施过程

(1)在平时的护理实训课教学中,学生以小组为单位进行技能练习,一个班分为 8 个小组,每组包括一名组长和5～6名组员。一个班级分别由2名护理教师进行教学,即1名教师完成4个小组的实训课教学。学生经过前期的教师示范指导小组合作练习后,已初步学会了该项护理操作。因此,对整个操作流程已经了解,但还存在着部分动作不正确或不规范、操作不熟练的情况,需要分组练习进行强化巩固该项技能操作。教师在上课前先将"循环练习法"的实施方法告知所有的学生,同时让各组长清楚地了解其在具体实施过程中的主要职责,包括记录和评价组员的练习情况,及时指出和纠正组员练习时存在的问题等。

(2)每组学生根据教师创设的临床模拟情境,通过角色扮演完成整个操作。各组长按组内成员的序号,轮流安排组员先进行本组内的第一遍练习。如第一组的1号组员先在本组进行第一遍操作练习,组长在该1号组员的实训记录本上记录该组员在练习中存在的优点和不足之处,具体内容包括:准备工作是否齐全,操作流程是否规范,细节动作是否正确,熟练程度是否有所提高,语言交流内容是否得体,表达是否流利,是否体现人文关怀等。组员操作结束时,进行自我评价,然后组长对其进行评价。通过自我评价和他人评价,使学生形成自我反思和自我调整的机制,有利于提高护生的技能操作。

(3)当第一组的1号组员完成本组的第一遍练习后,就转到第2组等待完成第二遍的该项技能操作练习。然后第一组的2号组员进行本组的第一遍操作练习,完成后到第二组等待第2遍的操作练习,依此类推。当该组员在下一组中进行操作练习时,由下一组的组长对其操作情况进行记录和评价。

(4)各组组员在其他小组依次轮流完成了该护理技术的操作后,最后又回到本组,由本组组长再次对该组员进行该项护理技术操作情况的记录和评价,同时对各组员进行与第一遍操作情况的比较。

(5)教师主要进行4个小组学生练习时的巡回、观察,并记录学生操作中存在的优点和不足之处,发现问题及时在该小组组内进行指导、纠正。对于练习中的共性问题,在实训课结束前进行集中评价。教师在评价过程中多采取鼓励性语言,提高学生的学习积极性。

3. 实施过程中学生的学习效果

(1)各小组的组员完成本组的第一遍练习后,轮流到其他小组进行"循环练习"的过程中,会主动观察其他小组组员的练习情况,与其他组员讨论本组和他组操作中的不同之处,从而发现自己在操作中存在的错误或不足,及时纠正和调整自己的技能操作。通过循环练习的交流学习,达到了逐步提高操作水平的目的。

(2)组员在循环练习的过程中,会积极主动地完成教师课前所要求的轮流练习,以尽快完成学习任务,并且在练习的过程中保持愉快的学习情绪,体现了"要学、乐学"的学习状态。

(3)组长对于本组组员完成其他小组的轮流练习后,回到本组完成练习时的最后评价都表示完成循环练习任务后的每位组员各方面都有明显进步。

(4)组员对自己完成循环练习后的评价认为:在循环练习过程中,自己会主动对技能练习中存在问题的进行反思,对于错误动作的纠正有很明显的帮助,在不同小组情境的练习中逐步提高了自己的操作水平。并且经轮流练习,最后回到本组完成的最后一次练习,组长的评价使自己感受到了进步带来的成功的喜悦。

4. 结果　采用访谈法收集学生对于循环教学法的反馈信息(表1-3)。

表 1-3　护生对实训课分组练习中"循环练习法"的评价

内容	是	否
喜欢护理技能操作的循环练习法	89%	0
提高了护理技能练习的积极性	86%	7%
有利于纠正操作中存在的错误	100%	0
有利于提高技能操作的熟练程度	100%	0
有利于培养自己的反思习惯	84%	10%

5. 讨论　通过"循环练习法"的创新教学实践,笔者发现该教学方法应用于实训课有以下优、缺点。

(1)调动学生对护理操作练习的积极性和主动性。学生通过教师课前要求完成的练习任务驱动,表现出了积极主动的学习态度。

(2)有助于培养学生自我反思的习惯。

(3)有助于学生心理素质的训练。

(4)循环练习法实施过程中,部分学生经过几轮练习后熟练程度提高,在教师规定的次数完成之后认为已经达成本节课的学习目标,而在练习的正确性和熟练程度等其他更高目标方面缺乏进一步提高的自我要求。

6. 结语　创新的"循环练习法"较之传统的护理技能练习法,更有助于调动学生技能练习的积极性和主动性,培养学生多方面的能力,对教学目标的实现有着积极的意义和作用。但在教学实践中仍需要教师进一步完善具体细节,以促进学生技能强化,满足学生不断产生的学习需求。

二、现代临床教学法

(一)基于问题教学(PBL)在临床护理教学中的应用

PBL教学法,是一套设计学习情境的教学方法;是指问题式学习或者项目式学习的教学方法,最早起源于20世纪50年代的医学教育,PBL教学法以问题为导向的教学方法,是基于现实世界的以学生为中心的教学方法。

PBL教学法以问题为导向的教学方法,是基于现实世界的以学生为中心的教育方式,是在教师的引导下,"以学生为中心,以问题为基础",通过采用小组讨论的形式,学生围绕问题独立收集资料,发现问题、解决问题,培养学生自主学习能力和创新能力的教学模式。

与传统的以学科为基础的教学法有很大不同,PBL强调以学生的主动学习为主,而不是传统教学中的以教师讲授为主。

PBL与临床教学有以下基本结合点:①从教学过程而言,临床实习过程中学生有较大的自主动手机会,如较为简单的清创术、术中的缝合技术、腹腔穿刺技术等,绝大多数学生均对此充满了好奇心,因此较易激发学习的兴趣和探求知识的主动性,这为PBL的开展营造良好的教学氛围。②临床实习期间学生接触了第一线的临床工作,在实践中得到了知识;临床工作较为繁杂,同时轮转时间又相对较短,一些处理方式以对症治疗为主,如果不对一些病例或治疗方式进行深入的讨论,学生所学的知识常常只是停留于表面,就已经要轮转到其他学科了;PBL模式则有助于学生"去粗取精",在讨论中提高对于疾病处理的认识。③临床疾病的处理具有其系统性,学生初入临床工作,可能会只注重到了眼前所看到的局限的处理方式,而不能理解当前处理与后续治疗的相关性,通过讨论的方式可以使学生认识到临床疾病处理的连续性和相关性,充分调动学生横向思维能力,避免了个人在认识问题时"断章取义"的现象。

1. 选好问题,找好切入点:PBL 的关键之处在于选好问题是整个教学的主线 对于 PBL 模式中问题的设定应具有以下特点:①问题的中心应围绕某一具体病例的疾病诊治,使问题具体化,有利于学生进行思维;②问题应是开放式的,没有现成的答案,学生必须进行一系列的解决问题的思维活动,进行界定问题、分析问题、提出假设、搜集资料及验证假设,并借此展开创造性的思维;③提倡这一病例应由多学科教师在一起讨论而制订的,这样所形成的病例将更有利于诱导学生横向发散式思维的特点;④问题所涉及的领域既应包括医学本身问题,也应考虑覆盖医患关系、医学经济等社会科学领域。选好问题是为了帮助学生更好地解决问题,并通过这一过程培养自身运用所学知识发现问题和处理问题的能力。如在治疗胫骨平台骨折时,可以向学生提出"患者可能的受伤机制""目前的治疗措施和注意事项"及"如何防治并发症"等问题。在讨论的过程中,教师应根据讨论过程的需要对学生进行引导,如在必要时可带学生对患者进行再一次的查体,进一步地了解病情,以获得诊断分析的依据。同时应鼓励学生与患者及家属交谈,从病情及社会经济的角度综合制定患者的治疗方案,锻炼学生面对社会的能力。

2. 角色互换,实现互动,激发学生学习兴趣 PBL 要求在学习过程中必须实现角色的转换,即由以"教师为主体"转变为以"学员主体"的教学模式。在传统的 LBL 教学中,教师的主导作用往往被夸大,忽视了学生的主体地位,从而形成了填鸭式教学。在临床医学生带教过程中只有实现"角色互换"才能充分调动学生的学习积极性及工作责任心。在实践中可能会出现一些学生由于长期以来缺乏对问题的积极、主动探索精神,在讨论课上总是不能够充分展开讨论。为此,在临床实践阶段教师可以有意识地使学生直接经管一些患者,增强学生的责任感,使学生充分意识到对于问题的"发言权",进而激发主动性。同时,应认识到,"学员为主体"并不意味着对教师的要求可以降低了。恰恰相反,PBL 要求教师应有更高的素质,一方面应有各医学学科的丰富专业知识,另一方面应具备教育心理学知识、敏锐的思维分析能力、对讨论课的把握能力和不断更新的教学观念。

3. 充分运用网络资源和现代化教学手段 网络化是当今世界的一个重要趋势,应用这一手段将能更好地促进教学目的的实现。PBL 教学中应充分利用校园网强大的资源为后盾,积极引导学生在讨论课前即围绕相关内容进行网络资源的寻找与整合,以使学生学习过程中增强自主学习的能力。同时,可以充分利用网络的便捷,在校园网的 BBS 区上开辟空间,以使学生在讨论课后还能就问题与教师和学生进行网上的讨论。

总之,在临床教学实践中积极地应用 PBL,将有助于临床教学目的的实现,更好地培养学生理论联系实际能力。这一模式还处于探索阶段,还有很多有待于进一步完善的地方,因此不断加强 PBL 教学的研究,进一步提高教师和学生对 PBL 的认识,并逐步建立起一套与 PBL 相结合的科学评估体系是有待进一步研究的领域。

(二)案例教学法(CML)在临床护理教学中的应用

近年来,医学水平不断发展,临床带教模式也不断更新,出现了许多适应新时代的护理教学模式,其中案例教学法就是其中之一。目前的资料显示,案例教学法已经在临床护理带教中广泛应用,它不但可以提高教学的针对性,还可以提高教学的实践性,增强教学效果,使理论的专业知识真正地达到与临床实践相统一;它不但可以进一步提高学生与带教老师之间的直接联系,还可以激发学生的学习兴趣,丰富学生的思维模式,丰富带教的趣味性,提高护理临床质量,受到广泛好评。

带教方法

(1)加强对学生的操作培训:包括心电监护仪的使用方法、雾化器吸氧管、静脉注射泵的使用方法等;术后患者的翻身护理,腹带的正确包扎方式等。例如,带教老师先进行心电监护仪使用示范,再由学生进行操作,在操作过程中发现问题解决问题,同时强调重点内容,当场指导。

(2)紧急事件的培训:例如,遇到出血抢救的患者,首先应对出血抢救的患者的经典案例进行分析解释且充分示教,对急救车及急救药品的作用及其使用进行培训。在此期间学生可以随时提问;当发生现场实施的案例时,学生在旁观摩,在抢救结束后进行补充。对出血等临床表现,基本的抢救措施充分了解。

(3)预见性应变能力、思维能力、沟通能力的培训:如教学查房过程中积极参与并分配学生工作,如遇到持续高热寒战患者的处置方式,遇到癫痫发作患者应避免强行按压患者身体避免骨折,抽搐患者提前准备压舌板避免咬伤舌头。告知学生在与患者沟通中多使用敬语,耳濡目染,言传身教,不得使用命令语气与患者沟通,遇到不知道如何回答的问题该如何应对,与患者建立亲切友好的密切联系。

案例教学法是带教老师通过经典案例来引导学生加深对其自身掌握的护理理论知识与实践相结合,提高解决问题的能力,从而进一步提高学习质量。是迈向今后临床工作的重要阶梯,还有利于激发学生潜力,培养独立思考的能力,提高学习护理知识的积极性,并对所学护理知识有更完整的掌握。

综上所述,案例教学法的实施可以提高学生的理论及实践能力,提升其综合素质,值得推广。

(三)角色扮演法在临床护理学中的应用

1. **角色扮演法的定义**　角色扮演法是指通过赋予被试一个假定的角色,要求其按照角色的要求表现自己的行为,观察、记录并评价角色扮演的行为,评价角色接近程度或胜任力。

2. **角色扮演法的起源和发展**　角色扮演法是由美国精神病学专家 Moreno 提出的,让人暂时处在他人的社会位置,并按照这个位置所要求的态度及方式行事,从而来理解这一社会角色,有效地履行自身角色。

在护理教学里,应用这种方法可以培养学生的积极性及实践创新的能力,此方法在内、外科护理学,护理心理、管理学教学中有所尝试,同时也为临床护理的实践奠定了基础。

3. **角色扮演法在临床护理教学中的应用**

(1)教学前的准备:教师应根据教学大纲内容选择适应角色扮演方法的内容,对角色扮演的过程精心设计,告知学生角色扮演的学习目标,提醒其不要偏题,做好分组,给出基本规则及时间安排,并说明注意事项,使学生可以有充分时间查阅资料并准备。

(2)教学的实施:教师应控制好氛围,让学生集中注意力进入角色扮演中,学生穿上各自扮演角色的服装,使用相应的道具,按照已知情境进行角色扮演,其余未参与的学生可做观众,让学生在已有的条件下,进行探索,培养学生的临床反应能力,控制好表演时间,教师可在观看的同时做好记录,从而更好指出其不足之处。

(3)角色扮演点评:角色扮演结束后,先由角色扮演的学生发表其感受和启发,再由作为观众的学生进行点评,最后由教师提出问题及建议,并归纳总结。

4. 角色扮演教学法的优点及缺点

(1)优点:提高学生积极性,扮演角色的学生可以充分施展个人才华,通过动作、语言、技术操作,理解所学内容的意义,比传统老师在讲台上讲课更有趣生动,也更容易加深学习内容,同时也充分提高学生的临床思维,可以更好地将其所学到的知识运用到临床工作中。

(2)缺点:若教学设计简单化、表面化,则会直接影响教学效果;未参与的学生不能表现自己,是否接受该教学模式,能不能最大限度地实现教学目标,或许会对教学产生一定影响。

5. 结语 在护理教学中,角色扮演法可在教学设定的病例情境,让学生感受到具体化的专业知识,极大提高学生的积极性,可以让学生从患者角度看待问题,树立以患者为重的护理理念,有助缓解护患关系,增强责任感和服务意识,通过自己的体验,也缩小了理论与实践的差距,提升了观察力、思维能力、应对能力及主动学习能力,极大提高了教学互动性,也提高了学生学习效率。

(四)情景教学法在临床护理学中的应用

1. 情景教学法在临床护理学中的应用现状 案例情景教学法是情景教学中比较常用的一种方式,在具体的教学过程中教师可以通过设计与教学内容相符的病例情境,使枯燥的理论知识转化为直观、生动的内容形式,从而提升学生的学习兴趣。通过理论与实践的有效结合还有利于促进学生对相关专业知识的学习和探索。而且通过大量的实验研究发现,案例情景教学法在基础护理学中的应用有利于提升学生的综合素质及教学方式的改进,进而使学生可以更加全面、有效地掌握相应的知识。同时通过案例教学方式的应用还能够提升学生的问题解决能力,使这些知识逐渐地内化为学生自身的知识。例如,教师可以选择一个急诊案例,学生在情景模拟中需要包括入院护理、患者搬运、平车运送及生命体征测量等操作。在入院护理中,可以设计不同的案例,高血压、腹痛等,学生在熟悉病例后,自行设计情景和剧本,然后每个小组的学生分别饰演患者、家属、护士及医师等,而不参与情景模拟的学生则负责评议,指出各个角色中哪里表现得好,哪里存在问题等。但是案例教学法在授课的过程中需要花费大量的时间,也可能导致学生所学习的知识在概括化的过程中不准确。

2. 情景教学法在基础护理学中应用的意义 完善操作技能,注重理论和实践的结合,通过对基础护理学操作的训练有利于提升护理专业学生的实践能力,使学生掌握扎实的理论基础,并提升专业实践技术。而且通过对参与过情景训练学生的调查可知,认为训练对以后临床工作有帮助的学生占95%左右,同时认为通过训练可以大幅度提升操作技能的学生占96%左右,还有94%左右的学生认为情景教学法和临床实践的结合具有积极的推进作用,通过大量的规范化的强化训练,能够使护生加强对知识的理解,使其更加熟练地、规范地掌握各项操作技能,提升学生的信心。此外,通过对学生的强化训练也有利于将教学与临床进行有效的结合,使护生在毕业后能够快速地融入工作岗位中,快速适应角色的转变。

3. 情景教学法在基础护理学教学中应用的建议 加强对教学方式的优化,虽然情景教学法在护理学教学中的应用比较广泛而且取得了一定的效果,但是这并不意味着情景教学法在基础护理学教学中是万能的,其在部分教学内容的实施中还存在一定的难度,所以在基础护理学的教学中教师和护生都应该正确认识情景教学方式,明确其只是教学中的一种辅助手段和教学形式的补充。所以护理学教师在基础护理学的教学中还需要根据具体的教学内容选择合理的教学辅助方式,通过综合性教学方式的应用,加强对基础护理学的优化。

4. 结语　综上所述,通过调查分析可知情景教学法在基础护理学教学中具有重要的作用,而且具有巨大的应用潜力,能够促进护理学得到更好地应用和发展。同时情景教学方式具有多种实施形式,为了促进护理教育的发展还需要教师能够根据具体的教学内容以及结合学生所掌握的知识情况合理地选择情景教学的应用模式。

(五)互联网＋教学法在临床护理中的应用

护理学教学存在的问题,即教学方法单一化,师资力量和学生生源有些薄弱,教学管理体制不够完善。基于存在的问题,从仿真的虚拟教学、线上线下结合教学、发挥学生的主体作用、利用信息化技术来建立学科试题库这几方面提出了"互联网＋"背景下护理学教学方式的创新举措:让学生在虚拟场景中充当护理人员的角色进行临床护理操作模拟训练;进行线上线下结合教学,通过学习通、微课、直播等教学方式进行教学补充;融合多种教学法共同提高学生在教学中的主体地位;利用大数据功能建立分门别类的护理学电子试题库。将信息化技术应用到护理学教学中可以有效提升教学质量,优化考核方式,丰富教学方法和手段,有利于培养出更多的高素质复合型专业临床护理人才,从而更好地应用于临床护理工作中。

当今社会是"互联网＋"时代,以信息化技术为主导的护理教学改革正在进行。信息化技术在护理教学中的应用强调以人的健康为中心,旨在培养出集护理专业的相关理论知识、操作技能、临床应变、沟通交流、人文关怀、解决临床实际问题等能力于一体的复合型高素质护理专业人才,满足人们对护理质量提出的人性化要求。信息化技术的应用将会使护理学教学过程发生变革,迎来护理教学方法和手段的不断创新、摸索及应用,极大地促进了护理学科的教学发展。

1. 传统护理教学存在问题　传统的护理学教学方式已存在多年,有着丰富的经验和相应的优势,而随着学科、社会的发展,一些局限和不足之处也开始显现出来,如教学方法单一化、师资力量和学生生源有些薄弱、教学管理体制不完善。

2. "互联网＋"背景下护理学教学方式的创新

(1)仿真虚拟教学:通过编程在计算机上模拟出一个真实的自然场景及实验环境,学生可以在虚拟场景中充当护理人员的角色进行临床护理操作的模拟训练,由此来提高学生的临床护理思维能力及护理专业技能水平。目前有很多的仿真虚拟教学平台软件,仿真虚拟教学不仅仅关注视觉效果的模拟,对于现实操作环境的模拟更为注重,可以模拟人体结构及手术室、急救室、病房等多种医疗环境。以一个仿真的模拟教学平台为例进行简单介绍,该平台是将 XML 技术与 Flash 技术相结合,其中的 XML 技术是指用于标记电子文件使其具有结构性的标记语言,它可以在任何应用程序中进行数据的读和写,成为最常用的进行数据交换的公共语言,它在平台里起到的作用是进行数据的传输和存储;Flash 技术则是用来进行动画的制作,采用 Flash 技术制备的动画互动性比较强,但它的弊端是数据更新及交互作用不太理想。可以将两者有效结合,使抽象的、难以想象的医学内容能够更加生动、直观地展示出来,提升学生的学习兴趣,便于知识的理解和记忆。在护理仿真模拟训练和考核等过程中,练习数据的存储会更加流畅快捷,便于教师的教学管理应用,促进了学生自主学习动力和学习效果的提升。平台分为很多模块,以供护理专业的学生进行选择性学习,如病房模块、配药室模块、护理站模块及操作考核模块等,学生在登录平台后可以根据自身需要进行实操训练。护理站模块包含内科护理、外科护理、老年护理、儿科护理及妇科护理等项目;病房模块包含普通病房、ICU病房、急诊室、抢救室、手术室、产房等多个病房医疗场景。在模块中,可以真实地模拟患者,表现出患者的疾病特征及发病状态,学生要根据患者不同的疾病状态进行分析、判断并采取有效的护理操作,如果出现分析错误、判断错误及操作失误,平台还可以给出呼吸急促、心跳加速、流血、生命体征异常,甚至消失等信息来提示学生出现错误。通过反复进行仿真模拟训练,可锻炼学生的临床护理思维,加强学生对专业知识的掌握,巩固临床护理操作技能。在学生完成护理操作训练之后,选择考核模块就可以进行临床思维、护理操作等方面的考核,检验学生的学习效果,改变了原来护理教学传统单一的考核评价方式。

(2)线上线下结合教学在护理教学中的应用:线下教学的时间和地点都具有限制性,时间一般在30～60min。护理学的知识体系涵盖内容较广,教师时间紧、任务重,在课堂传授知识的速度比较快,很难对每个知识点进行详细讲解,学生对一些重点和难点知识不太理解。近两年,线上教学方式逐渐发展成熟,相较线下教学有诸多优势,不受地点、空间等限制,可通过各种软件平台完成教学任务且教学过程有记录、有监督、有数据,得到了学校的推广和普及。教师可以利用互联网技术进行线上线下结合教学,通过学习通、慕课、直播等教学方式进行教学补充。学习通作为热点新型的教学方式,教师针对较难知识点可录制一些比较简短的教学视频进行针对性讲解,然后上传至微课平台,学生可以登录学习通平台进行学习,教师也可以直接在线查看学生的学习进度,在学生完成学习后,教师可以上传测试题,测试学生对知识的掌握程度。慕课(MOOC)是一种大规模开放在线课程,是利用互联网技术将有关知识以视频的方式呈现给学习者。慕课教学过程包括讲解、作业、反馈、考核等多个环节,学生可以自由安排学习进度,并通过慕课中的小测验检测自己的学习情况。目前,一些顶尖高校开设了护理学慕课,这些学校的护理专业教师队伍在理论研究、临床实践指南的更新、新技术新业务的开展、专业方向发展、学科前沿热点研究、专业素养这些方面均处于较高水平。通过设立护理学慕课课程,使其他地区的教师、学生也可以享受到优质的专业学习资源,学习到专业、严谨、广泛、深入的护理学知识,在很大程度上提升了整体护理教育教学的质量。

(3)发挥学生在教学中的主体作用:在教学活动中,应以学生为本位,激发其自信、主观积极性和职业自豪感。高素质护理人才需要具备精湛的操作技能、人文关怀能力、协调沟通能力、随机应变能力、临床思维能力、解决问题能力等多重素养,可采用互联网技术融合多种教学法共同提高学生在教学中的主体地位。专家等认为,在基础护理学教学实践中采用能够使学生的自主学习能力、学习兴趣、观察能力、解决问题能力、合作交流能力均得到提升。其他专家认为,个性化目标教学法有助于学生掌握理论知识,提高操作能力和分析问题、解决问题的能力,同时在护理教学中通过角色扮演引入标准化患者可使真实临床情境中人的活动再现,可提高学生的临床应变能力、沟通能力、共情能力。

3. 结语 随着"互联网+"模式的快速发展,越来越多的信息化技术被应用到护理学教学中,可以有效提升教学质量,优化考核方式,丰富教学方法和手段,有利于培养出更多的高素质复合型专业临床护理人才。

(六)翻转课堂教学法在临床护理教学中的应用

翻转课堂译自"inverted classroom",是利用视频来实施教学,重新调整课堂内外的时间,将学习的决定权从教师转移给学生。在这种教学模式下,学生能够更专注于主动学习,共同解决问题,从而更深层次的理解。学生通过互联网学习丰富的在线课程,不必一定要到学校接受教师讲授,其目标是为了让学生通过实践获得更真实的学习。翻转课堂这种教学方法,既帮助了教师改进教学方式,又提高了学生的学习积极性。

翻转课堂教学在临床护理带教中的应用,不仅可以丰富教学内容,为护生提供更多的学习途径,帮助其成长与进步,还可以为护生打下坚实的基础,不断提升其专业技术水平,逐渐成为一名优秀的护理人员。

在临床护理带教中,采取微课教学方法,带教教师基于教学大纲要求,围绕着相关内容,收集相关资料文献,利用网络信息资源,进一步拓展和延伸来制作微课视频。在教学过程中,利用多媒体设备,播放微课视频,能够帮助护生更好地理解和掌握重点、难点问题及相关理论知识。与此同时,微课视频还可以对临床护理操作进行演示,护生可以按照视频进行学习,进而掌握相关护理方法和技巧。还可以建立科室微信群,将微课视频分享其中,护生可以在课后进行下载,在复习时反复观看,达到及时巩固的目的。

带教教师课前根据课堂教学内容,为护生布置任务,将护生作为教学的主体,让护生更加积极、自主地参与到课堂教学中。护生需要收集材料并对于相关问题进行讨论、分析,归纳、总结。

在课堂教学中,教师根据布置的任务让护生上台介绍其研究过程,并解答其他护生提出的问题,进而共同进行讨论。当出现分歧时,则由教师进行指导,并帮助解决疑难问题。

不仅仅要重视理论教学,还需要加强实践应用能力训练。选取病案进行具体分析其诊疗过程,进行相关护理技巧的操作演练。同时还要模拟临床护理中常见的突发状况,来锻炼护生的应激反应能力,增强其心理素质。

最后还要进行基础病情监护,亲身进入病房中,与患者直接接触,主动询问患者的感受,了解其情绪状态。该过程可以大大提升护生正确与患者沟通的能力,只有具备了良好的沟通技能才能在医患关系中运用自如。

(七)思维导图在临床护理教学中的应用

1. 概述　思维导图是一种将发散性思考具体化的方法,不仅仅是一张图,它是思考过程中的可视化呈现,同时又称作脑图、心智图,由英国心理学家、教育专家东尼巴赞(Tony Buzan)在 20 世纪 60 年代初期所创。思维导图的出现,不仅是作为一种教学或认识手段,更重要的是作为一种知识和对象的新的存在方式,它衍生于对文本、思维想象的形象解读,反过来又影响着人们对文本、思维的再认识,结合了文字与图片各自表达上的不足,使"书与图"的对立统一于"思维导图",体现了文字、图像、言语三者之间密切的关系内容。

临床护理教学主要是采用教师授课及学生听课的模式,很难激发学生的学习兴趣及学习效率,在教师的指导下,使学生了解思维导图的基本知识并掌握思维导图的绘制方法,便能够将有关护理知识点的思维导图清晰、完整地绘制出来,通过思维导图视觉化,直观地将临床护理知识点呈现出来。一方面它可以成为学生记忆的工具,另一方面通过学生绘制的思维导图教师也可以掌握学生的情况。同时不仅仅是老师与学生的教学关系,在护士与患者的宣教指导中也起着极为重要的影响。

应用思维导图教学的优势:①具有思维可视化,对思维进行梳理并使它逐渐清晰;②表现更多的创造力;③解决问题,效率更高;④能更好地与别人沟通,在护理领域使繁复的临床护理工作、护理管理、护理教学条理清晰,提高临床护理工作效率,增强教学效果及管理能力,同时可以间接提高患者生活质量。

2. 在临床护理教学中的应用

(1)入院宣教及出院指导:日常临床护理工作中的出入院指导通常采用面对面沟通的宣教方式,其宣教是否到位主要取决于护士的表达能力及患者的理解能力和记忆能力。针对术后恢复较慢、对患者身体影响较大的疾病面对面宣教的意义显得更为无力,而通过教会护士应用思维导图到临床指导进行护患交流效果更好。其一,通过一个发散性思维的简单图形工具就可以使护士对于指导内容在内心形成框架从而条理更加清晰,患者也更加容易理解。其二,利用图形框架和色彩可以使患者的注意力集中。据统计,使用思维导图对患者进行宣教,尤其是针对老年人及文化水平较低的人群更加易懂。以肝胆胰科为例,在为出院患者进行复查、饮食指导时,应用思维导图宣教的患者比口头宣教的患者理解更为清晰明了,复查率更高,饮食更加明确。患者也更倾向于护士用思维导图的方式进行健康教育及复查指导。

(2)围术期指导:首先手术本身对于患者而言就是一种创伤与应激,在这种状态下患者基本处于一种紧张状态,对于护士进行的术前准备指导,如泻药的服用、物品的准备或者术后管道滑脱等指导记忆能力和理解能力极低,甚至于患者并发症的发生也存在一定影响。以肝胆胰科为例,患者术前需禁食水,因本身处于一种紧绷状态,极易在术前发生饮水情况;又或术后导管滑脱的固定,因患者及家属不能完全了解管道固定的重要性及其危害性,极易自行拔管或者下地活动时因未固定好腹腔引流管而脱出,使术后康复行为依从性低甚至导致各种并发症的发生。思维导图可以以发散与收敛并存的思维模式,化繁为简,突出中心重点内容及层次,表现出各种问题的因果关系,展现了知识结构框架,清除杂乱信息,保留关键词,使患者及家属在紧张的状态下容易理解。日常临床工作中我们也可以看出对于围术期指导理解清晰的患者及家属发生脱管、腹胀、压疮及感染的并发症发生率极低。同时护士也可以通过思维导图在临床中观察病情,也显著提高了护士的临床观察及护理能力,同时也让我们知晓思维导图不仅是一种高效的指导方式,同时也有助于护士在临床护理工作中观察患者病情,减少发生并发症的概率,及时观察,及时处理。

(3)护理质量管理的应用:思维导图作为在临床护理中的思维组织理念工具,具有发挥思维对执行的能动作用,提高管理效率,有护理学者将体温单、医嘱单、护理记录单及风险评估设计切入思维导图,运用于整个护理临床中病历书写及质量控制中,研究显示采用思维导图方式规范护士的操作流程,减少了不良事件的发生率,也更便于护士把握工作的重点和方向,更加有效地提高护理工作质量。以我院为例:下发应急预案均以文字结合思维导图的方式呈现,使应急预案以一种可视化呈现在工作人员的大脑中,从而在应用应急预案时流程更加顺畅,思维更加清晰,从而也在另一种程度上降低紧急事件发生时对临床工作及患者的伤害。

3. 小结　思维导图是以发散性思考为基础的思维模式,将人的语言、逻辑思维转化为空间图形,弥补了语言在思考表达能力上的不足,从而更有效集中信息并引导记忆,同时它也是一种新型的教育工具。在临床护理教学过程中,应用思维导图教学法,能够提升学生在临床的护理技巧,并提高学生对护理教学的满意度。同时在应用临床健康教育及护理工作质量中也取得了显著成效,不仅帮助护士理清思路,增强记忆能力,便于掌握工作重点及方向,同时也可以依靠思维导图自身带来的图案及色彩,使患者可以获得直视的感官信息,便于患者的理解和记忆,从而提高患者接受治疗的依从性,减少并发症的发生,有效促进患者的更快康复。

综上所述,在临床护理教学中,思维导图的应用能够提高学生的护理技巧,提升学生在未来护理工作中的应用。

(八)项目教学法在临床护理课中的应用

1. **现代护理模式的转变对护理学教学提出的要求**　现代护理模式的转变、护理教育对象层次的提高,对护理学基础实践教学提出了更新的要求,转变传统的教育观念是培养适应时代发展需求的护理人才的关键。作为护理学基础教师必须首先从思想上更新教育观念,从培养学生成为单纯的护理技术人员,转变为培养具有批判性思维能力、创造精神、能够成为促进护理工作发展主体的高素质人才;从传授"以患者为中心"的治疗护理知识与技能,转变为传授"以人为中心"的整体护理知识与技能;从以灌输知识为主的教学模式,转变为培养学生具有参与教学意识和自我教育、自我发展能力的积极活动的主体。这些变化对护理人才提出了更高的要求。它要求护理人员除了掌握先进的护理技术外,还必须有良好的沟通能力、创新能力和较强的实际操作能力。只有具备了这种能力的护理人才,才是 21 世纪护理所需要的人才。

2. **护理教学现状**　当前,护理教学大多还是采取教师主讲,学生被动听课的传统教学模式,这种单一的教学方式不能激发学生的学习热情,学生的创新性和潜能得不到很好地发挥,学生的沟通能力和实践能力也得不到提高。教学方法的改革势在必行。我系临床护理课程的教学老师的现状是学历较低,半数为本科毕业;年轻、教学经验不足,但学习积极性高,学习能力强。我系临床护理课程教学的改革,既要满足现代护理对护理人才的要求,又要能提高年轻教师的教学能力。为此,我系自行拟定了临床护理课程项目教学的教学方法并进行初步尝试。

3. **项目教学法在临床护理教学课中的实际应用**　临床护理课程是理论与实践性均强的学科,是很重要的专业基础课。我们应用项目教学法,以项目任务为教学单元,打破原有界限,各部分知识分解成一个个知识点,为了完成一个项目任务抽取每个部分的不同知识点,加以组合,完成第一个项目任务再进行第二、三个项目任务,使得学习过程是一个不断成功地完成基础任务的过程。当所有项目任务全部完成,知识点就全学完了。即便只完成部分项目任务,有很多知识点都已经完全掌握了。

4. **开展项目教学法需要注意和解决的问题**　注意吸取传统教学法的长处,把总目标细分成一个个小目标,每个小目标体现在项目中的小模块上,从而让学生建构一个系统的、全面的知识框架。强调学生学习的主体性,并不能认为教师的任务就减轻了,其实教师的任务不但没有减轻反而还加重了。因为教师不但要对任教科目融会贯通,随时回答各类学生提出的各种问题,而且还要为学生创设学习的情景、培养协作学习的气氛、审核项目的选取等。

综上所述,项目教学法是在建构主义学习理论的影响下,通过选取案例来创设情景,通过协作学习的方式开展学习,通过完成案例项目来达到意义建构,是一种比较有效的教学方法。它突破了传统的教学模式,通过解决学生身边的一些现实问题来实现学生对知识的掌握,大大提高了学生学习的积极性和主动性。通过项目教学法学习的学生,他们的动手能力、解决实际问题的能力有很大的提高。这种方法不但适合临床护理课程教学,尤其适用于学生水平参差不齐、学生自控能力比较薄弱、课程的应用性比较强的高职教学。

(九)临床教学查房在临床护理教学中的应用

临床护理教学是护生在参加实践工作前的最后培养阶段,而护理临床教学查房是护理教学中重要形式之一。通过护理教学查房能培养护生的逻辑思维方法、综合表达能力及动手能力。因此,护理教学查房被广泛应用于临床护理教学。

1. 方法

(1)查房前准备:将查房前的准备工作分工给各位学生,阅读病史了解病情,罗列患者在院期间所有发生过的护理诊断及给予的护理措施,结合有关于此疾病所有的书本知识,通过各种渠道了解治疗护理此疾病的新业务、新进展。

(2)查房当日教学:查房当日指导老师作为主持人要求学生介绍患者一般资料和简要病情及目前治疗、护理进展;请学生汇报患者在住院期间的动态病情,即护理诊断的发生和转归;再由老师组织与患者面对面地交流,了解患者目前病情、心理状况、对疾病的了解程度及依从性程度。期间进行适时的健康指导,在交流过程中注重与患者的沟通,鼓励患者倾诉,同时让学生多发言,老师应尽力创造一个轻松和谐的谈话氛围。交流过程中注意应用学生和患者通俗易懂的语言,注重患者情况反馈。交流结束后,请学生共同归纳患者现存的护理诊断及相应的护理措施并组织落实。再请学生介绍此类疾病较新的治疗护理进展,了解有关的新技术、新业务。

(3)查房后总结:教学老师在此次护理教学查房后总结,总结分为两部分,即护理质量评价和教学质量评价。护理质量评价为评价患者在住院期间所接受的护理措施是否有利于患者疾病的转归,是否接受过有利于自身健康的健康教育,效果如何。通过护理质量评价提出对护理工作的要求。教学质量评价为评价学生在查房后对疾病的掌握程度是否有所提高、是否掌握教学查房的流程和方法。

2. 结果　通过教学查房,学生对疾病有关理论知识的掌握均有所提高,对临床护理工作有了直观的了解,学生不仅知其然并知其所以然。通过与患者的交流更深刻地理解患者的心理,了解患者的疾苦,明白护理工作的重要性及其意义。通过数次查房实践,学生思维不断得到拓展,了解了书本上没有的新知识与新业务。

3. 讨论

(1)临床护理教学的形式

①护理查房形式:护理查房是学生在临床实习过程中获取信息的重要渠道。查房中结合病历且有护患沟通,学生对此印象深刻。老师可以利用不同的地点、场合和时间进行教学。同时对患者进行健康宣教,亦教亦学。

②教学查房应以学生为查房的主体:在任何形式的教学活动中,学生始终是教学主要对象,以学生为主体的教学不仅可以顺利地完成教学目标,又可以增强学生学习的主动性。老师可以在查房前作一个指导,引导学生回顾以前的课堂知识,查阅一些与查房病例有关的文献,并在查房前给予分工。学生既可以自主学习又团结协作。在查房中老师应注重学生的发言,讨论学生及患者提出的问题,鼓励学生与患者交流。在一次查房中师生共同选择一二个主要的护理问题展开讨论,鼓励学生发表意见。在实践中应用以护生为主体的护理教学查房可以使护生深入到查房的每一环节,掌握查房的程序,提高护生的综合能力。

③护理查房中结合科学的护理理论:有助于提高学生对护理学理论的理解程度和应用能力,理论本身是比较枯燥抽象的概念,学生在课堂教学过程中很难将专业的理论与临床的实践有机地结合。

(2)护理教学查房的评价:护理教学查房的质量直接影响到护理质量和教学质量,护理教学查房虽然有其相对固定的模式,但查房的对象和内容是动态的,不同的时期有不同的要求,因此应建立护理教学查房评价系统对查房的质量进行评价,以不断提高教学查房的效果。教师和学生可以从各自的评分、评语中了解对专业知识的掌握情况、与患者的沟通能力、各自的礼仪规范等情况。

4. 小结 随着医学模式的转变,健康观念的更新及疾病谱的变化,临床教学还将面临更多的挑战,临床教学查房的形式、内容、参与者及组织的时间和空间上也将会产生新的突破。临床护理教师应不断地探索教学思路和方法,反复实践、总结,使护生的临床护理能力真正得到提升。

第 2 章

肝胆胰外科专科护士应具备的素质

第一节 肝胆胰外科专科护士的角色

一、专科护士的概念与起源

国外多数学者认为,专科护士(clinical nurse specialist,CNS)是在某一特殊或者专门的护理领域,具有较高水平和专长的专家型临床护士。国内也有学者将 CNS 译为临床护理专家。作为高级实践护士(advanced practice nurse,APN)的一个重要角色,其工作目标在于加快护理专科化高效率完成专科护理目标,提高护理服务质量和患者满意度,降低医疗成本效益。美国于 1909 年开始了麻醉专科护士的培养,这是国际上最早培养的专科护士。20 世纪 30—40年代,美国开始在一些医院对于护士进行专门的培训,这也是美国最早培养的专科护士。20世纪 50 年代,随着美国临床护理质量和专业技术能力进一步提高,专科护士的培养逐渐趋于正规化和规范化,涉及专业也越来越多,目前,在美国 200 多个护理专科领域,10 万余名的专科护理人才在医疗机构、家庭服务、社区保健服务等领域发挥着非常重要的作用。

20 世纪 80 年代末、90 年代初,我国有护理专家相继提出在临床专科护理领域培养临床护理专家,培养专科护士的观点,我国的专科护士培养也开始逐步发展起来。1996 年,中国香港伊丽莎白医院创立了第一间伤口造口护士诊所,同时提供专科护士课程。2000 年,浙江邵逸夫医院率先在国内设立了高级临床护士培训班,培养了第一批伤口护士和糖尿病专科护士。2002 年,中国护理学会与北京协和医学院护理学院、中国香港危重症护士协会联合举办"重症专科护士培训班",开启了专科护士培训的先河。截至目前,中华护理学会专科护士培训工作已覆盖 28 个专科领域——重症、急诊急救、老年护理、手术室、麻醉科、肿瘤、血液净化、呼吸、心血管、糖尿病、消化科、中医护理治疗、精神卫生、营养支持、伤口造口失禁、骨科、眼科、耳鼻咽喉头颈外科、产科、助产、新生儿、儿科、口腔、康复、安宁疗护、传染病、静脉治疗、消毒供应,累计培养专科护士 2.7 万余名。目前,国内肝胆胰专科护士尚属空缺,此书可以为肝胆胰专科护士培训提供参考。

二、肝胆胰外科专科护士的角色

在临床护理专门化的分工中,与专科护士、护士、助产士和护士麻醉师比较而言,专科护士的工作内容、形式最为多样化。界定肝胆胰外科专科护士的角色作用有利于在这一问题上形成基本共识。关于专科护士的角色作用有各种观念和归类方法,根据文献总结可分为 6 种角色：①作为患者的直接护理者和护理的指导者角色，提供管理、指导和评价护理；②作为协作者角色，为实现共同的目标与各学科专业的人员协调合作；③作为教师角色，帮助和促进他人学习；④作为顾问向咨询者提供专家意见和建议的角色；⑤作为研究者角色，通过科学研究获取的知识以丰富护理知识体系和改进护理实践；⑥作为管理者角色，应用管理程序（计划、组织、指导、控制和评价）营造一个有利于护理实践的环境。以上 6 种也是肝胆胰外科专科护士的角色，也对肝胆胰专科护士提出了相当高而且全面的要求。在实践中，不可能赋予这些要求以同等重要性，一个肝胆胰外科专科护士的角色作用会因岗位职责的不同需要而有所侧重，或因本人工作经验的积累而循序渐进地扩展变化。所以，肝胆胰外科专科护士专长的形成需要大量的临床实践，其成长和成熟是需要一定时间的。

第二节　肝胆胰外科专科护士应具备的素质

一、综合素质

肝胆胰外科专科护士是指在肝胆外科工作岗位具有熟练的护理技术和知识，并完成了专科护士所要求的教育课程学习，并认定合格的注册护士。专科护士是指在某一特殊或者专门的护理领域，具有较高水平和专长的专家型临床护士，我国对于专科护士的定义尚未形成统一意见，但是所有的观点都赞同专科护士必须具备精湛的专科知识和丰富的经验，能够为患者提供高质量的护理服务。

素质是指人或事物在某方面的本来特点和原有基础及人们在实践中增长的修养。综合素质是指个人先天具有的、通过遗传获得的所有禀赋，如神经系统、感觉器官和运动器官的功能特点等遗传物质和个人在后天环境影响、教育影响下形成的全部品质。护士综合素质是指在一般素质基础上，结合护理专业特性，对护理工作者提出的特殊素质要求。现代护理要求专科护士承担临床护理者、教育者、咨询者、研究者、领导者、协调者和伦理决策者七位一体的多元化角色功能。

二、核心能力

2001 年，国际护士会（International Council of Nurses，ICN）将专科护士的核心能力定义为：具有专业知识、临床技能、评判性思维能力和个人特质化的能力，以及能为患者提供规范安全的护理服务的能力。这里的"个人特质"隐含了多个方面的意义，即个性特征、身体素质、专业态度及人格发展等。2005 年，中国香港参照欧洲国家的培训体系，针对不同层次护士制定的专科护士核心能力框架，即利用自身的理论知识和临床护理技能循证的解决病患健康问题。因此，真正的专科护士不仅需要具备专业的理论知识、专门技巧，而且还需要有一定的判断能力，并且需要具备一定的个人生理条件、个性特点、心理素质和专业态度。

三、护士应具备的心理素质

心理素质（mental quality）是我国素质教育不断发展而产生的新概念，随着 20 世纪 80 年代我国素质教育的飞速发展逐渐从数字概念中单独分离而来。近些年，很多人从不同角度和不同层面针对心理素质的概念进行了深入探析。

心理素质是以生理条件作为基础,通过外在的刺激形成的心理品质,与其社会适应行为和创造行为密切相关,包括心理动力、心理健康、心因性行为、环境适应、心理适应、生理能力等。心理素质的范畴还包括"心理弹性"和"人格结构"。心理弹性是个体为应对各种危机时,机体所能开发出来的有效应对策略的特质或能力,这并非先天就具备的,是可以改善和培养的心理品质;人格是一个人所具有的比较稳定的、能够影响自己并区别于他人的心理特质的综合。

护士的心理素质是个体在生理条件的基础上,受护士职业角色化的环境影响,逐渐形成适应护理职业的、比较稳定的、衍生的、效能的综合心理品质。护士的心理素质包含心理能力、心理品格、自我适应、环境适应和心理动力5个维度(表2-1)。

表 2-1　护士心理素质内涵

心理能力	心理品格	自我适应	环境适应	心理动力
思维力	职业道德	稳定情绪	自律性	求知欲
调控力	善良爱心	理智性	人际交往	敬业奉献
记忆力	同情心	身心协调	细致吃苦	顽强意志
语言表达				
果断力				
自我意识				
观察力				

护士心理素质内容:①以全心全意为患者献身的精神;②敏锐的观察力与独立思考能力;③准确的记忆和丰富的联想;④恰当的语言与表达能力;⑤强烈的情绪渲染力;⑥善于建立良好的人际关系;⑦稳定的情绪,良好的性格;⑧强烈的责任感。

四、肝胆胰外科专科护士理论素质

了解肝胆胰系统疾病的解剖和生理,掌握肝胆胰系统疾病主要症状。了解肝的解剖和生理,胆管系统的解剖和生理,胰腺的解剖和生理,脾的解剖和生理。掌握肝疾病的主要症状,胆管系统疾病的主要症状,胰腺疾病的主要症状,脾疾病的主要症状。了解肝胆胰系统各疾病的常用辅助检查。掌握肝胆胰外科疾病的护理。掌握肝胆胰外科专科疾病的应急预案。包括胆漏的应急预案,急性梗阻性化脓性胆管炎的应急预案,急性肝衰竭的应急预案,食管胃底静脉曲张破裂出血的应急预案,肝破裂出血的应急预案,肝性脑病的应急预案,脾破裂的应急预案,肺动脉栓塞的应急预案,腹腔出血的应急预案,胆管出血的应急预案,腹部切口裂开应急预案。

五、肝胆胰外科专科护士操作素质

除了掌握基本护理操作以外,还需掌握肝胆胰外科专科护理操作技术,包括"T"形管引流更换法护理技术,胃管冲洗护理技术,腹腔冲洗护理技术,盲插空肠营养管护理技术,超声引导下动脉置管护理技术,输液港维护技术,PICC维护技术,CVC维护技术,单双人心肺复苏护理技术,外科康复技术。

六、人文素质的培养

人文素质是指人们将人类创造的文化成果内化成自身品格而形成的相对稳定的基本素

质,包括人的思想、道德、心理、性格、情趣、行为等基本素质的总和。营造科内人文氛围,人生活在一定社会环境中,文化背景将影响人的信仰、价值取向、行为表现。人文素质的培养是一项软任务,培训部门应重视人文精神的培养,积极倡导浓厚的文化氛围、开拓人文环境,向护士灌输人文精神,突出人文特点,在日常工作中培养护士的人文素质。加强个人修养,通过阅读医学哲学、心理学、法律学、伦理学、语言学、美学、专业职责学、组织管理学、人际沟通技巧等人文学科,改善自身的知识结构;优化自己的性格,处事稳重冷静、积极向上、乐观自信;工作中做到慎独,严谨认真,用心工作。人文精神融入护理实践中。经常对照,找出差距、薄弱环节。不断加以提高完善,努力使自己成为素质优良的护士。在实践中,运用同理心技巧转换角色,主动关心、体贴患者,巧妙结合语言和非语言沟通技巧,进行良好的护患沟通,对患者进行有效的健康教育,以最佳的护理减少和消除患者的痛苦,用实际行动促进护理模式的转变和护患关系的改善。

七、专业技能的培养

1. 专业技能

(1)实行层级管理,制订详细的培训计划,每个月进行一次技术操作考核,每个月两次业务学习,将肝胆胰外科的常见病、多发病、急危重症作为授课内容;每个月组织全科病例讨论一次,对复杂疑难病例则随时组织讨论,做到人人参与;每半年进行一次理论考核,使专科护士能较全面了解肝胆胰专科疾病护理的知识。

(2)实施医护一体化,护士与医师对患者进行全面评估,根据病情共同制订诊疗护理方案,调动护士的积极性,使护士更加注重专科知识、专业技能的学习,护理队伍群体素质不断提升,患者满意度不断提升。

(3)每个月组织学习急救知识,组织学习和巩固疾病抢救技术及常规、急症急救流程、应急预案流程、急救仪器设备及药品的应用,尤其注重现场演练,真人示范。积极引进新技术和新设备,组织培训学习,尽快投入临床,为患者服务。

2. 批判性思维培养　评判性思维也称批判性思维,是指个体在复杂的情绪中能灵活地运用已有的知识经验,对问题及解决方法进行选择、识别假设、在反思的基础上进行分析、推理,从而做出合理的判断和正确取舍的高级思维方法及形式。工作中不依照习惯和经验做事,能主动评估新的信息,探索合适的解决问题方法,即用质疑和探究的思维方式来进行护理工作,才能提高护理质量。

3. 护理创新与科研能力的培养　为适应肝胆外科医学的快速发展和社会需要,应以循证观念、整体理念来引导肝胆胰专科护士不断创新,如观念创新、组织创新、技术创新,只有这样科室才能保持旺盛的活力和强大的竞争力。一方面护士应注重知识积累,注重理论和实践的紧密结合,摆脱旧观念,培养创新意识,深入临床开展调查研究,多撰写护理论文并进行经验总结,不断创新。另一方面护士要加强前沿知识的学习,鼓励护士外出学习及参与科研设计。最后实现向患者提供最优质的护理服务。

4. 团队精神的培养　肝胆外科作为一个大家庭,医护、护护之间要加强沟通和协作。工作中驱逐消极情绪,调动团队成员的积极性,协同努力、勇于付出,使团队的合作出于自觉自愿,这样科室才能飞速发展。为肝胆胰疾病患者带来更大的福音。

5. 法律法规、规章制度的培养　如中华人民共和国护士条例、医疗纠纷预防和处理条例等(详见附录)。

第3章

肝胆胰系统疾病概述

第一节 解剖和生理

一、肝的解剖和生理

肝是人体内最大的实质性器官,外观为不规则楔形,右侧钝厚而左侧扁窄,左右径约为25cm,前后径约为15cm,上下径约为6cm。成人肝重女性1110~1300g,约占体重的2%;在新生儿,约占5%。

(一)解剖

肝主要位于右侧季肋部,小部分越过胸骨中线达左侧季肋部。肝上界相当于右锁骨中线第5肋间,下界与右肋缘平行,剑突下约3cm,后面相当于第6~12肋骨。它的位置随呼吸可上下移动,当吸气时,其随横膈下降而下移。在正常情况下,右肋缘下不能触及肝,如在右肋缘下触及肝边缘,应注意鉴别是否为病理性肝大。大体观,肝有膈、脏两个面,并以镰状韧带为界分为左叶和右叶,另有方叶和尾叶共4个叶。按肝内血管、胆管分布及走向,可将肝分为5叶、6段。根据肝静脉和门静脉的分布及走向,将肝分为左、右两半和8段。临床上,肝切除的范围及肝切除手术的命名,一般是以肝内管道分布为基础的分叶、分段来确定的。例如,按Couinaud分段,手术切除其中一段称为肝段切除术;切除两个或两个以上相邻肝段,称为联合肝段切除术。营养肝的血管有肝动脉和门静脉,肝细胞分泌的胆汁由胆管引流出肝。肝动脉、门静脉和胆管进出肝的部位为第一肝门;肝有三支主肝静脉,即肝右静脉、肝中静脉和肝左静脉,它们于肝后上缘汇入下腔静脉,此处为第二肝门。在多数病例,肝中静脉和肝左静脉先合并成一共干再汇入下腔静脉。进入肝的血液90%以上经这三支静脉汇入下腔静脉,余下小部分血液经肝短静脉流入肝后下腔静脉。肝短静脉汇入下腔静脉的部位称为第三肝门。在肝外科术中具有十分重要的地位。

肝内有两个管道系统,一个是Glisson系统,包含门静脉、肝动脉和肝胆管,三者包在一个结缔组织鞘内,称Glisson鞘,经第一肝门处出入肝实质。不论在肝内或肝门附近,三者都走行在一起。另一个是肝静脉系统,是肝内血液输出道,单独构成一个系统。门静脉与肝动脉进入肝后反复分支,在肝小叶周围形成小叶间静脉和小叶间动脉,进入肝血窦中,再经中央静脉注入肝静脉。

肝的血液供应25%~30%来自肝动脉,70%~75%来自门静脉。肝动脉血氧含量高,但由于血流量少,只能供给肝所需氧量的50%;而门静脉血含氧虽低些,但由于血流量多,也能提供肝需氧量的 50% 左右。门静脉收集肠道血液,供给肝营养。

(二)生理功能

1. 分泌胆汁 每日分泌胆汁 600～1000ml,经胆管流入十二指肠,帮助脂肪消化及脂溶性维生素 A、维生素 D、维生素 E、维生素 K 的吸收。

2. 代谢功能 肝能将糖类、蛋白质和脂肪转化为糖原,储存于肝内。当血糖减少时,又将糖原分解为葡萄糖,释放入血液,以调节、保持恒定的血糖浓度。

在蛋白质代谢过程中,肝主要起合成、脱氨和转氨三个作用。肝可利用氨基酸再重新合成人体所需要的各种重要蛋白质,如白蛋白、纤维蛋白原和凝血酶原等,如果肝损害严重,就可出现低蛋白血症和凝血功能障碍。体内代谢产生的氨是一种有毒物质,肝能将大部分氨转变成尿素,经肾排出。肝性脑病时,血氨升高。肝细胞内有多种转氨酶,能将一种氨基酸转化为另一种氨基酸,以增加人体对不同食物的适应性。肝细胞受损伴细胞膜损害或通透性改变时,血内转氨酶升高。

肝在脂肪代谢中具有维持体内各种脂质(包括磷脂和胆固醇)恒定的作用,使之保持一定的浓度和比例。肝中脂肪的运输与脂蛋白有密切关系,而卵磷脂是合成脂蛋白的重要原料。因此,当卵磷脂不足时,可导致肝内脂肪堆积,造成脂肪肝。此外。胆固醇在胆汁中的溶解度取决于胆盐与卵磷脂的比例,若比例失调则产生胆固醇结石。肝也参与各种维生素代谢。肝内胡萝卜素酶能将胡萝卜素转化为维生素 A,并加以储存;它还储存 B 族维生素、维生素 C、维生素 D、维生素 E 和维生素 K。在激素代谢方面,肝可使雌激素、垂体后叶分泌的抗利尿激素灭活;肾上腺皮质酮和醛固酮的中间代谢过程大部分在肝内进行。肝硬化时其功能减退,体内雌激素增多可引起蜘蛛痣、肝掌及男性乳房发育等现象;抗利尿激素和醛固酮的增多,促使体内水和钠潴留,引起水肿或(和)腹水形成。

3. 凝血功能 除上述的纤维蛋白原、凝血酶原的合成外,肝还产生凝血因子 V、Ⅶ、Ⅷ、Ⅸ、Ⅹ、Ⅺ、Ⅻ。另外,储存在肝内的维生素 K 对凝血酶原和凝血因子Ⅶ、Ⅸ、Ⅹ 的合成是不可缺少的。

4. 解毒作用 在代谢过程中产生的毒物或外来的毒物,在肝内主要通过分解、氧化和结合等方式来解毒。参与结合的主要有葡萄糖醛酸、甘氨酸等,与毒物结合后使之失去毒性或排出体外。

5. 吞噬或免疫作用 肝通过单核-吞噬细胞系统的 Kupffer 细胞的吞噬作用,将细菌、色素和其他碎屑从血液中除去。

6. 造血和调节血液循环 肝内有铁、铜及维生素 B_{12} 和叶酸等,可间接参加造血。正常情况下,肝血流量为 1000～1800ml/min,平均 1500ml/min。肝储存有大量血液,在急性出血时能输出约 300ml 血液以维持有效循环血量,而肝功能不受影响。

二、胆管系统的解剖和生理

1. 胆管解剖 分为肝内胆管和肝外胆管两部分。

(1)肝内胆管:正常的肝内胆管很细。从毛细胆管开始汇集成为肝段、肝叶胆管和左、右肝管,其与肝内门静脉和肝动脉分支伴行,三者被包绕在结缔组织鞘(Gisson 鞘)内,又称为 Glisson 系统。各肝段胆管为三级支,左内叶、左外叶、右前叶及右后叶胆管为二级支,左、右肝管为一级支。

(2)肝外胆管：肝外左肝管、肝外右肝管、肝总管、胆总管和胆囊。

①左、右肝管：左肝管较长，约为14.9mm，位于肝部横沟内；右肝管较短，约为8.8mm；正常人的左、右肝管口径为3.3～3.5mm。右肝管与肝总管交角约为129°，左肝管与肝总管交角约为100°，此点是肝左叶胆管结石及残余结石较多的原因之一。副肝管是指从某叶肝实质独立发出的较细的肝管，直接汇入肝外胆管，出现率为5%～15%，多见于右侧，与胆囊管走行关系密切。肝门板系指包绕肝门部胆管和血管的Glisson鞘中的结缔组织融合而构成的结构。

②肝总管(common hepatic duct)：在肝门处左、右肝管呈Y形汇合成肝总管。肝总管的长度与胆囊管汇入肝总管位置的高低有关。成人肝总管长3～5cm，口径约为5mm。

③胆囊(gallbladder)：为一囊样器官，呈梨形，分底、体、颈和管四部分。其大小长7～10cm，直径为3～5cm，容积为30～60ml。胆囊位于肝的脏面，是左、右半肝分界的标志点。胆囊被脏腹膜覆盖，借疏松结缔组织与肝相连；约10%的胆囊完全被腹膜覆盖，其与肝连接部构成胆囊系膜，称为系膜胆囊。罕见胆囊被完全包埋在肝内，成为肝内胆囊。胆囊底为盲端，其体表投影位于右锁骨中线与右肋弓相交处，称为Murphy点。胆囊底易因缺血而坏死穿孔。胆囊体为胆囊的大部分，与肝门相连。胆囊颈是位于胆囊体与胆囊管之间的狭窄部分，呈漏斗状；其起始部膨大，又称Hartmann囊，胆囊结石可嵌于此处造成胆囊梗阻。胆囊管与肝总管和胆总管相连接，是肝总管与胆总管的分界点。胆囊管长短不等，与肝总管汇合的部位和径路多变。胆囊管内壁有4～10个螺旋状黏膜皱襞，称Heister瓣，保证胆囊管通畅。胆囊管是胆汁进入和排出胆囊的重要通道。胆囊壁由浆膜层、肌纤维层和黏膜层三层构成。

④胆囊三角：是由肝总管、肝下缘和胆囊管围成的三角区。胆囊动脉、肝右动脉、胆囊淋巴结及副右肝管均在此三角区经过。胆囊三角是胆管手术，尤其是胆囊切除术极易发生误伤的危险区域。

⑤胆总管：起自胆囊管与肝总管汇合点，止于十二指肠乳头。胆总管全长4～8cm，口径为0.6～0.8cm，分为四段：十二指肠上段，位于肝十二指肠韧带的右前缘，长约1.4cm；十二指肠后段，长约2cm；胰腺段，长1～2cm，此段实际上位于胰腺组织内，是胰头癌侵及胆总管造成梗阻性黄疸的好发部位；十二指肠壁内段，位于十二指肠降部中段内后侧壁内，斜行走行，长约1cm。约85%的人胆总管与主胰管汇合形成共同通路，开口于十二指肠乳头；约15%的胆总管与主胰管分别进入十二指肠或有间隔。胆总管进入十二指肠前扩大成壶型。称Vater壶腹，壶腹癌发生在此处，是胆总管下段梗阻的另一个常见部位。胆总管在十二指肠壁内段和壶腹部，其外层均有环行平滑肌纤维和纵行平滑肌纤维围绕，包括胰管括约肌，统称为Oddi括约肌，在控制胆管开口和防止反流方面起重要作用。

胆总管黏膜为单层柱状上皮，有微绒毛和细毛衬于胆管细胞顶膜上，在胆管运动方面起重要作用。中层为较多的结缔组织掺杂少量肌肉成分；在其远端肌肉的分布密度增加。外层为浆膜层。

胆总管的血液供应主要来自胃十二指肠动脉的分支胰十二指肠上后动脉和胆囊动脉发出的无名微小血管，胆总管周围及其各层分支再相互吻合形成微细的小动脉网，滋养胆总管。其静脉汇入门静脉，上段直接入肝。

2. 胆管系统的主要生理功能

(1)胆汁的生成、分泌、成分及作用：胆汁由肝细胞和毛细胆管分泌，成人肝每日分泌胆汁500～1000ml。胆汁是复合溶液，97%是水，其他主要成分有胆汁酸盐、胆固醇、卵磷脂、胆色素、脂肪酸和无机盐等,比重为 1.011,pH 6.0～8.8。胆汁中的电解质成分与细胞外液相似。胆汁是等渗液,其蛋白质含量很低。胆汁中 3 种主要的脂类物质包括胆汁酸盐、胆固醇和磷脂。胆固醇是细胞膜的重要构成成分,也是血浆脂蛋白的成分之一,是胆汁酸合成的原料。

胆汁的作用:肝代谢的各种产物随胆汁排泄;胆汁是胆固醇被肝清除的重要途径。

(2)胆囊具有储存、浓缩和排出胆汁的作用:在禁食状态下胆囊起浓缩和储存胆汁的作用。进食时胆囊收缩排放胆汁。

①胆汁的浓缩和储存:胆囊黏膜具有很强的吸收水的作用,可使肝胆汁浓缩 5～10 倍,使胆囊胆汁中的电解质、脂类、胆盐及胆色素浓度明显增高,而使其容量减少 80%～90%。肝每日分泌的胆汁大部分经胆囊浓缩并储存在胆囊内。

②胆囊的收缩和排空:胆囊的收缩受体液因素和神经系统的调节。在禁食状态下,胆管的运动和胆汁的流动受十二指肠的间歇性肌电移动调节,胆囊收缩与 Oddi 括约肌舒张相协同,当 Oddi 括约肌收缩时胆管内压力超过胆囊内压力,胆汁持续地经胆囊管进入胆囊。进食后迷走神经兴奋,同时,食物中的脂肪、蛋白及胃酸等均可刺激十二指肠黏膜上皮释放胆囊收缩素,它们的共同作用使胆囊收缩并抑制 Oddi 括约肌的活动频率和幅度;协同胆囊的收缩,Oddi 括约肌舒张,胆囊胆汁不断地排放进入小肠;餐后 60～120min 胆囊持续排空(达 80%～90%)。

③胆囊的分泌功能:胆囊黏膜每日能分泌约 20ml 的黏液性物质,主要是黏糖蛋白,具有保护胆囊黏膜的作用。当胆囊管阻塞后,胆囊内的胆色素被吸收,积存在胆囊内的无色透明黏液被称为"白胆汁"。在胆汁淤滞的情况下,黏糖蛋白可起胆固醇结晶成核因子的作用。

三、胰腺的解剖和生理

胰腺为腹膜外位器官,居于网膜囊后方,位于第 2 腰椎水平,是仅次于肝脏的第二大消化腺,并兼有内分泌功能。其长 12～20cm,宽 3～4cm,重 75～125g。可以分为头、颈、体、尾四部分。

主胰管,或称 Wirsung 管,直径为 2～3mm,约有 20 条次级分支,将收集的胰液通过十二指肠乳头排入十二指肠。在主胰管与胆管汇合时,形成稍膨大的 Vater 壶腹,约 78% 形成共同通道。Oddi 括约肌的收缩和舒张调节胰液的排出。部分人存在副胰管,或称 Santorini 管,细而短,一般位于胰头上部,直接开口于副乳头。

胰腺的外分泌结构主要由腺泡和导管系统组成。胰腺的分泌物为胰液,主要成分为碳酸氢钠和消化酶。每日分泌量为 750～1500ml,为无色透明的碱性液体,pH 7.0～8.4。胰液中的消化酶主要包括胰淀粉酶、胰脂肪酶和胰蛋白酶,还包括糜蛋白酶、弹力蛋白酶、羧基肽酶、胰磷脂酶、胰麦芽糖酶、核糖核酸酶和去氧核糖核酸酶等。胰腺的外分泌受神经和激素的控制。胆囊收缩素和促胰液素是腺泡细胞分泌的刺激激素。胰岛细胞所分泌的多种激素也参与胰腺外分泌的调节,如胰高血糖素、生长抑素和胰多肽能抑制胰液分泌,而胰岛素、血管活性肠肽和胃泌素则刺激胰液分泌。

胰岛是胰腺内分泌结构的基本单位,有 170 万～200 万个,总重量仅占胰腺重量的 1%～2%,均匀地分布于胰腺的内部。胰岛中的内分泌细胞主要有:A 细胞,约占 20%,分泌胰高血糖素;B 细胞,约占 70%,分泌胰岛素;D 细胞,约占 5%,分泌生长抑素;PP 细胞,少量,分泌胰多肽。在排列上 B 细胞位于中央,其他细胞位于周围。此外,还有分泌 VIP 的 D 细胞和分泌胃泌素的 G 细胞。

四、脾的解剖和生理

1. 解剖　脾是人体最大的淋巴器官,又是一个高度血管化器官,质软而脆,外覆一层结缔组织被膜,内含少量弹力纤维组织和少量平滑肌组织,在保留性脾手术时可用于缝合修补脾。脾的大小与年龄、营养状况、生理状况及病理变化等有关。脾的体积为(12~14)cm×(7~10)cm×(3~4)cm,正常人脾重 100~250g,病理情况下脾可增大至正常的 10 倍至数十倍。

正常时脾位于左季肋部深处,膈面被第 9~11 肋遮盖,其长轴平行于第 10 肋。脾毗邻胃、胰尾、左肾和左肾上腺、结肠脾曲、膈等重要结构。脾除脾门与胰尾接触的部位外,皆有腹膜覆盖,因而属于腹膜间位器官。其腹膜返折形成脾重要的韧带:与胃大弯间形成胃脾韧带,与左肾间形成脾肾韧带,与横膈间形成脾膈韧带,与结肠脾曲构成脾结肠韧带。脾借助其周围韧带以固定位置及缓和冲击。在某些病理情况下韧带内扩张的侧支血管构成脾重要的循环通路。

2. 脾的生理功能

(1)造血和储血:脾内含有少量造血干细胞(约为骨髓的 1/10),在严重贫血、某些类型的白血病和传染病及某些破坏血细胞的药物中毒时,脾索内可重新出现造血现象。

(2)滤血及毁血:脾窦壁上的滤孔可滤除细菌、缺损或衰老的红细胞、血小板和细胞碎片,并被巨噬细胞吞噬,每天滤血量约 350ml,清除约 20g 红细胞。

(3)免疫功能:突出表现为对血液的滤过作用;含大量的免疫活性细胞如巨噬细胞、T 细胞、B 细胞、NK 细胞、K 细胞、LAK 细胞、树突状细胞等;产生促吞噬肽因子,调理素、补体、备解素、内源性细胞毒因子等免疫活性因子;具有抗肿瘤免疫等重要功能。

(4)其他功能:脾具有产生Ⅷ因子的功能。

第二节　主要症状

一、肝疾病的主要症状

肝疾病早期一般无任何症状,如下症状往往为中晚期肝癌的临床表现。

1. **肝区疼痛**　多为右上腹或中上腹持续性隐痛、胀痛或刺痛,夜间或劳累后加重。疼痛是因癌肿迅速生长使肝包膜紧张所致。如肿瘤位于膈顶靠后,疼痛可放射至肩部或腰背部。如突然发生剧烈腹痛并伴腹膜刺激征甚至出现休克,可能为肝癌自发性破裂。门静脉或肝静脉有癌栓时,常有腹胀、腹泻、顽固性腹水、黄疸等。

2. **消化道症状**　如食欲减退、腹胀、恶心、呕吐、腹泻等,由于这些症状缺乏特异性,易被忽视。晚期患者会出现恶病质。

3. **发热**　多为 37.5~38℃,个别可高达 39℃ 以上。发热呈弛张型,发热的原理尚不清楚,可能与癌组织出血坏死、毒素吸收或癌肿压迫胆管发生胆管炎有关。

4. **癌旁表现**　多种多样,主要有低血糖、红细胞增多症、高钙血症和高胆固醇血症;也可有皮肤卟啉症、女性化、类癌综合征、肥大性骨关节病、高血压和甲状腺功能亢进。其中大多数表现为特征性的生化改变,而且先于肝癌局部症状出现,应予以注意。

5. 体格检查

(1)肝大:为中晚期肝癌最常见的体征。肝呈不对称性大,表面有明显结节,质硬有压痛,可随呼吸上下移动。如肿块位于右肝顶部,叩诊时肝浊音区升高。有时出现胸腔积液。

(2)黄疸:多见于弥漫型肝癌或胆管细胞癌。

(3)腹水:呈草黄色或血性。

(4)其他:此外,合并肝硬化者常有肝掌、蜘蛛痣、男性乳房增大、脾大、腹壁静脉扩张及食管胃底静脉曲张等。

二、胆管系统疾病的主要症状

1. 消化道出血,如便血或呕血。

2. 胆绞痛。

3. 黄疸,包括深色尿、巩膜黄染、皮肤黄染、陶土便、瘙痒等。

4. 右上腹痛。

5. 可有厌食、恶心等症状。

三、胰腺疾病的主要症状

1. 上腹痛　为主要症状,位于上腹部正中偏左,胆源性的开始于右上腹,后来亦转至正中偏左,并向左肩、左腰背部放射。严重时,两侧腰背部都有放射痛,以左侧为主。

2. 消化道症状　腹胀、恶心、呕吐、食欲减退、消化不良等。

3. 黄疸　部分患者有黄疸,黄疸常提示胆管梗阻存在。

4. 消瘦乏力　与消耗过多、饮食减少、消化不良有关。

5. 其他　如发热、腹部肿块、休克和脏器功能障碍。

四、脾疾病的主要症状

1. 左上腹触痛、胀痛和肌紧张。

2. 淋巴瘤的症状。

3. 寒战、高热、全身乏力。

4. 左上腹疼痛。

5. 脾破裂。

第三节　常用辅助检查

一、肝疾病的常用辅助检查

1. 血液学检查　AFP检测是当前诊断肝癌常用而又重要的方法;血清酶学检测。

2. 影像学诊断

(1)B超:可显示肿瘤的大小、形态、部位及肝静脉或门静脉有无癌栓等,具有操作简便、无创和在短期内可以重复检查等优点,并可发现<1.0cm 的微小肝癌。

(2)CT：可检出 1.0cm 左右的微小肿瘤，CT 能明确显示肿瘤的位置、数目大小及与周围脏器和重要血管的关系，并可测定无肿瘤侧的肝体积，对判断肿瘤能否切除及手术安全很有价值。

(3)MRI：对良、恶性肝肿瘤，可优于 CT。

(4)肝动脉造影：此方法诊断肝癌的准确率最高，达 95% 左右。

(5)肝穿刺活组织检查：B 超引导下肝穿刺活检，有助于获得病理诊断。

(6)腹腔镜检查：对位于肝表面的肿瘤有诊断价值。

(7)其他：如 X 线检查、肝功能储备。

(8)B 超检查和 AFP 定量测定：这两项检查作为肝癌的一线诊断方法。

二、胆管系统疾病的常用辅助检查

1. X 线检查　对胆管系统疾病诊断价值有限。

2. 超声诊断　极有用的方法，可判断梗阻部位，准确率高，为首选的诊断方法。

3. CT　可显示肝胆系统不同水平、不同层面的图像。

4. 经皮肝胆造影(PTC)　可判断梗阻部位和原因。

5. 内镜逆行性胰胆管造影(ERCP)　适用于低位胆管梗阻的诊断。

6. MRCP　其图像由不同组织在磁共振过程中产生的共振信号来决定，可显示整个胆管系统的影像，提供较详细的解剖信息。

7. 胆管镜检查　经胆管腔内直接观察胆管系统。

8. 胆管造影　可清楚显示肝内胆管、肝外胆管，了解胆管内病变，以便决定是否探查胆管。

9. PET-CT　鉴别良性病变或恶性病变。

三、胰腺疾病的常用辅助检查

1. 实验室检查　①血清生化检查；②免疫学检查；③基因检测。

2. 影像学诊断

(1)B 超：首选检查方法。

(2)CT：可靠的检查方法，清晰显示胰腺的形态、位置等。

(3)ERCP：可显示狭窄、管壁情况、阻塞情况等。

(4)PTC 或 PTCD：可清晰显示梗阻部位及程度。

(5)MRCP：显示胰胆管梗阻部位和扩张程度，具有无创伤、定位准确、多维成像特点。

(6)PET-CT：可发现早期肿瘤，显示其他器官转移，可检测出小至 0.5cm 的转移淋巴结。

3. 其他　细胞学检查，胰管镜检查。

四、脾疾病的常用辅助检查

1. B 超　可显示脾的位置、大小、形态及所在部位。

2. X 线　对脾疾病诊断价值有限。

3. CT　可靠的检查方法，清晰显示脾的形态、位置等。

第四节　肝胆胰外科专科检查与护理

一、胆管镜检查

1. 概述　胆管镜检查是肝胆胰外科的常规检查和治疗手段之一。依据胆管镜实施的时机可分为术前胆管镜、术中胆管镜和术后胆管镜。依据使用途径可分为经皮经肝胆管镜、经"T"形管窦道胆管镜、经口胆管镜等。目前临床使用最广泛的仍然是术中胆管镜和术后经"T"形管窦道胆管镜检查。

胆管镜检查的主要目的是观察、诊断和治疗肝内外胆管系统的病变。虽然一些新型胆管镜器械和技术的进步极大地拓宽了胆管镜检查的适应证，但临床应用最多的胆管镜检查/治疗仍是经胆管镜行胆管取石、碎石、狭窄扩张和置管引流等治疗。

2. 适应证

(1)已知或可疑胆管残余结石：经胆管镜取石是胆管镜诊疗最主要的适应证，一般须在术后 6 周以后实施。

(2)胆管肿瘤或可疑胆管占位性病变：可通过胆管镜活检行病理学检查，明确肿瘤的性质、范围，甚至分期。恶性肿瘤术后出现黄疸并带有胆管引流管者可在胆管镜的协助下放置胆管支架。良性肿瘤可通过胆管镜行激光切割等治疗。

(3)胆管狭窄或胆肠吻合后狭窄：可通过胆管镜明确狭窄的原因，协助进行狭窄部位的扩张和置管治疗。

(4)胆管出血：胆管镜有助于明确出血部位，也可在胆管镜下行电凝止血治疗。

(5)先天性胆管囊状扩张症：明确是否合并结石和胆管癌变等。

(6)胆管动力学研究：观察胆管 Oddi 括约肌功能，有无狭窄松弛及行胆管测压等检查。

(7)其他：胆道蛔虫病和胆管异物。

3. 禁忌证　胆管镜检查一般无绝对禁忌证，但患者存在以下情况时应慎用。

(1)有严重心肺功能不全者慎用。

(2)有门静脉高压和明显出凝血功能异常者慎用。

(3)存在胆管以外原因导致发热者，应暂停胆管镜检查。

4. 检查前准备

(1)患者告知：术前应向患者做好解释工作，告知患者胆管镜检查的大致过程及检查过程中可能出现的不适，以消除患者的顾虑和恐惧心理，取得患者的配合。叮嘱患者术中如出现任何不适应及时告知手术者或护士。

(2)物品准备：操作前需准备无菌手术包 1 个、一次性静脉输液管、一次性保护罩。配制生理盐水＋庆大霉素溶液作为胆管灌注液。胆管镜及术中可能使用的取石网篮、活检钳、乳胶管均应经过消毒处理，并在使用前配合外科医师用灭菌用水冲洗干净。

胆管镜系有创性操作，如消毒不完全可引起交叉感染，故在检查每一个患者前均需消毒。一般仅可采用消毒液浸泡法或气熏法，不可使用高压蒸汽及煮沸法。消毒浸泡法常用消毒液为 0.2%氯己定(30～60min)、0.2%苯扎溴铵(30～60min)或 2%的戊二醛(15～30min)。

(3)患者准备：胆管镜检查一般不需要麻醉。为避免检查过程中出现呕吐，检查前应适当禁食。多数情况下不需要给予镇静或解痉药物。患者多取平卧位,检查过程中可根据情况选择稍左侧卧位或右侧卧位,以方便胆管镜的进入和观察。

5. 检查配合

(1)先消毒、铺无菌巾,戴无菌手套。

(2)连接静脉输液器与胆管镜,调整液平。

(3)拔除"T"形管或其他胆管引流管,边注水边入镜检查。

(4)依次检查肝外胆管、Oddi 括约肌、肝内胆管分支。

(5)胆管镜通过狭窄部或 Oddi 括约肌开口时不能用暴力,否则会造成撕裂出血,亦可损伤胆管镜。

6. 护理

(1)配合手术者连接好胆管镜检查仪器并检查仪器的工作状态。

(2)配合手术者连接好胆管灌注通道,调整滴斗液平,方便外科医师观察灌注液的流速。

(3)调整灌注液悬挂高度,使胆管压力维持在适当范围。

(4)术中随时观察灌注液容量并及时更换。

(5)术中注意观察患者有无心慌气急、恶心呕吐、有无腹痛、寒战、发热等症。

(6)术中协助手术者记录胆管镜检查的图像等资料。

(7)术中根据需要连接其他仪器设备如液电碎石仪,并根据手术者的指示调整仪器参数。

(8)检查或治疗完成后根据需要更换胆管引流管,引流管接袋。

(9)观察引流管有无胆汁性液体流出,避免引流管摆放位置过浅。

(10)患者术中或术后出现寒战、发热者,应及时告知手术者,并肌内注射地塞米松或异丙嗪。

(11)如无异常,告知患者注意保护好胆管引流管,以免脱出,并嘱患者开放胆管引流管。

7. 注意事项　纤维胆管镜的光学系统由玻璃纤维束组成,如消毒或使用不当易导致光导纤维的断裂、透镜系统漏水等,从而影响使用和缩短胆管镜的寿命。

(1)胆管镜的保养应由熟悉胆管镜检查的专人负责。

(2)胆管镜在清洗、消毒和使用的过程中均需要轻拿、轻放、避免过度弯曲。

(3)使用后应清洗镜体及各种器械,清洗时应注意使各种器械处于开放状态。

(4)器械清洗完毕后应擦拭干净,并吹干各孔道后垂直放置在专用橱柜内保存,专用橱柜应保持通风,避免强光和高热辐射。

二、肝功能储备检查

1. 概述　肝储备功能系指肝耐受手术、创伤及打击的额外潜能,即除了机体所需的代谢、蛋白质合成或降解、解毒功能以外的创伤修复能力和肝再生能力。判断肝储备功能的主要目的是在术前能够了解患者是否可耐受肝切除及可耐受切除的范围(肿瘤局部切除或解剖性肝切除),进而降低术后肝衰竭的概率,保障手术的安全性。

吲哚菁绿(ICG)是一种色素,静脉注入后选择性地被肝细胞摄取,再逐步排入胆汁中,不经肾排泄,不参与肠肝循环,也不回流到肝淋巴系统,是反映肝储备功能的理想色素。ICG 清除试验是目前最能反映有功能肝细胞量的评估方法,与单项常规生化检验比较具有一定的优势。当 ICG 滞留率>10%时,大多说明肝功能受损,此时常规生化检验正常亦不能排除肝功能已经受到损伤。有学者认为,ICG-R15＜14％时,行三段以上的肝切除是安全的;而 ICG-R15 为 14％～20％时,肝切除要依据剩余肝体积和肝硬化程度小心制订手术方案。

2. **适应证**　需做手术的肝病患者,如肝硬化、肝纤维化、职业和药物中毒性肝病等。了解肝的损害程度及其储备功能。

3. **禁忌证**　对 ICG 有过敏既往史的患者,有碘过敏的患者。

4. **检查前准备**

(1)患者告知:向患者解释 ICG 排泄试验的重要性、检测的大致过程及需配合注意事项消除其紧张、不安的情绪,积极配合,确保检测成功。

(2)物品准备:10ml 无菌注射器 2 个,三通 1 个,头皮针 1 个,止血带 1 根,消毒碘棉签 1 包,无菌棉签 1 包,正确连接 DDG 分析仪系统,打开分析仪的电脑,打开打印机,启动数据管理软件。用灭菌注射用水将 ICG 稀释成 5mg/ml,并按 0.5mg/kg 的比例配制 ICG 溶液。

(3)患者准备:测量实时体重、身高,近 1 周的血红蛋白数值,计算好所用 ICG 量。

5. **检查配合**

(1)嘱咐患者取平卧最舒适的位置,保持安静状态下测定。

(2)正确连接好鼻探头并固定。

(3)选择肘正中静脉或较粗血管,建立能确保 ICG 药液可以通畅注入并且避免渗入皮下组织。

(4)仪器显示自检正常并在第一声叮的提示音中,由肘静脉注入 ICG 及 10ml 等渗盐水或葡萄糖(边观察患者反应,边缓慢注入,一般在 10s 内注完)。

6. **护理**

(1)要求空腹,禁食 6～8h,禁水 4h,检查前排空大小便。检测血红蛋白,测当天身高、体重。不能剧烈活动,检查前需静息 12～30min。关闭手机及小型无线电机,避免信号干扰。

(2)询问患者过敏史,因 ICG 含有碘成分,对碘过敏者不能做此项检查。必要时做复方泛影葡胺过敏试验。备好急救药品和器材。

(3)用清水棉签清洗鼻孔,切忌暴力,避免擦伤鼻黏膜。因肝疾病患者凝血机制差、出血不止会影响检测。

(4)指导患者平卧在诊查床上,取舒适卧位,教会患者在安装鼻探头后保持放松平静呼吸,告诫患者检测中不得翻身活动、说话、屏气、咳嗽、紧鼻、皱眉等,避免造成鼻探头脱落。导致检测失败。

(5)严重皮肤瘙痒(银屑病)的患者应止痒处理后进行检测,避免活动。

(6)清理好呼吸道,避免检测时咳嗽。

(7)认真观察患者鼻翼外观,如不适合应用鼻探头应更换指探头。

(8)了解患者状况合理安排操作顺序。

(9)保持检查室安静,门前挂有警示牌,禁止敲门。

7. **注意事项**

(1)使用时应关闭周围的手机或者小型无线电设备。

(2)ICG 需在 2～10℃冷储。

(3)检测结束后,患者应安静平卧于床上,观察有无不良反应。

(4)患者发生过敏性休克,出现嘴唇发绀、呕吐、呼吸急促、眼结膜充血、眼睑水肿,应立即停止注射 ICG 试剂,并按过敏性休克处理,迅速进行抢救。

三、经皮肝穿刺胆管置管引流术

1. 概述 PTC 全称是经皮肝穿刺胆管造影。主要方法是经过腋中线进行穿刺,回抽到胆汁后,注入造影剂 20％～25％的泛影葡胺 20ml,待胆管充盈满意后,立即摄片,以了解肝内外胆管的病变。如果再做置管引流,则为 PTCD。

该方法可以术前了解肝内或肝外胆管梗阻部位、范围和原因,还可进行胆汁引流,使血胆红素下降,改善患者的一般情况,为外科手术做准备。对于难以手术的晚期胆管癌患者,也是一项姑息性的治疗措施。

2. 适应证

(1)晚期肿瘤引起的恶性胆管梗阻,行姑息性胆管引流。

(2)深度黄疸患者的术前准备(包括良性和恶性病变)。

(3)急性胆管感染,如急性梗阻性化脓性胆管炎,行急症胆管减压引流,使急症手术转为择期手术。

(4)良性胆管狭窄,经多次胆管修补、胆管重建及胆肠吻合口狭窄等。

(5)通过引流管行化疗、放疗、溶石、细胞学检查及经皮行纤维胆管镜取石等。

3. 禁忌证

(1)凝血功能不好的患者禁用。

(2)严重的急性化脓性梗阻性胆管炎者禁用。

(3)肝、肾功能低下者禁用。

(4)患者年龄过大,全身条件差者应禁用。

4. 检查前准备

(1)患者告知:介绍有关介入术的知识,向患者解释穿刺处有疼痛感时,医师会酌情使用止痛药,并嘱患者穿刺时勿紧张,轻轻呼吸,避免穿刺时呼吸幅度过大而损伤肝。使患者解除心理负担,取得良好配合。但在穿刺中有可能一次无法成功,需再次穿刺。穿刺时穿刺处有疼痛感,使患者做到心中有数,解除心理负担,取得良好的配合。

(2)物品准备:穿刺包(内有 SKATER 引流管、21G Trocar 穿刺针、018＃镍钛导丝、铂金头端增强显影、4/6F 同轴扩张系统、Amplatz 超硬导丝、经皮扩张器、皮肤固定器)、一次性引流袋、B 超机、2％利多卡因、生理盐水、刀片、一次性三通。

(3)患者准备:术前 1 天做好凝血时间和凝血酶原时间测定,做好碘过敏试验,局部皮肤准备,常规肌内注射维生素 K_1 以预防出血,术前 4h 禁食。

5. 检查配合

(1)经腋路肋间穿刺法:穿刺进路,一般采用右腋中线 8～9 肋或 9～10 肋间隙。

(2)经腹部穿刺法:穿刺部位选在右侧肋缘下,穿刺点在剑突下 2cm,腹中线向右 2cm 处,穿刺点与台面成 40°角,直刺向肝。

(3)经腹膜外穿刺法:本法是经肝裸区进行穿刺。

6. 护理

(1)绝对卧床 24h,置引流管者保证引流管的无菌、密闭、通畅、妥善固定,记录引流液的性状、量,并注意引流管周围皮肤的保护。

(2)如果引流的液体黏稠,可每天用生理盐水冲洗引流管和胆管,保持其通畅,并注入抗生素。

(3)饮食护理:术后禁食 2h,给予患者低脂肪、高蛋白、高糖类、丰富维生素饮食。

(4)引流管护理:妥善固定引流管,胆管引流管在引出腹壁时,做皮肤缝扎固定,并将引流管盘成"S"形,用宽的蝶形胶布固定。观察引流液颜色、量、形状正常,每日胆汁引流量为500~800ml,如胆汁鲜红色,且量多,说明有出血可能。可能与引流管移位有关,及时报告医师,调整引流管位置,必要时行经引流管造影检查。若引流量减少原因可能有以下情况。

①引流量逐渐减少,颜色变金黄色,浑浊度减轻,提示病情向好的方向发展,也可能由于引流后局部炎症的控制,胆管水肿减轻,胆管狭窄改善,胆管部分或完全通畅。

②引流量骤减或停止,并发生上腹疼痛、发热,排除引流管受压、扭曲,可用少量生理盐水10~30ml 冲管后回抽。若回抽物质为胆汁,一般为引流管开口紧贴胆管壁,调整引流管位置即可。若回抽物为脓栓而此前引流液为浑浊液或黄白色脓液,抽出阻塞物后继续观察,及时汇报医师,更换引流管。积极抗感染治疗,仍引流不畅者及时手术治疗。

③引流量少,色淡,黄疸色深,则可能是肝功能衰退或引流管上方胆管阻塞。如引流量>1000ml/d,则可间断夹管,将引流量控制在 1000ml/d 以内,并及时复查电解质,以防发生电解质紊乱。

(5)并发症观察及护理

①胆汁性腹膜炎:早期多因胆管内压力过高,胆汁沿引流管外壁渗出至腹腔。术后 4~5d 多因穿刺口水肿消除,胆汁沿引流管渗出至腹腔或引流管脱出,胆汁从引流口流出至腹腔。一旦患者出现剧烈持续性右上腹痛、发热并伴有腹膜刺激症状,白细胞升高,烦躁不安,肠鸣音消失,及时报告医师,同时进一步观察神志、生命体征变化,确诊后立即送手术治疗。

②腹腔内出血:肝硬化基础上行 PTCD 出血机会更多。一方面肝硬化患者肝功能下降,凝血因子不足;另一方面,由于胆管梗阻,包括维生素 K 在内的脂溶性维生素的吸收障碍,造成凝血功能减弱。如患者面色苍白、血压下降、脉搏细弱、四肢湿冷则有可能出现腹腔内出血,及时报告医师,监测生命体征 15~30min 1 次,有休克先兆者立即行介入治疗或手术治疗。

③中毒性休克:急性化脓性胆管炎患者,由于细菌数多,内毒素吸收增多,血压下降,呼吸增快,四肢冰冷,及时报告医师,测生命体征,中心静脉压 15~30min 测 1 次,必要时立即行介入栓塞或手术治疗。

7. 注意事项

(1)术中给予心电、血压监护,严密监测生命体征变化。

(2)避免注入造影剂时造成胆管高压。因可造成造影剂和胆汁沿针头周围漏入腹腔,造成局部胆汁性腹膜炎。故当穿刺针进入胆管抽得胆汁,应尽量抽取胆汁以达减压。若有测压设备,注入造影剂不应超过抽取的胆汁量,并先抽出胆汁在注射器中混匀再缓缓注入,造影后也应尽量抽出胆汁,即使有胆血漏,胆汁入血也较少。

(3)针道胆血漏的防治:穿刺进入较大管腔时,常有明显的空虚感,应即时抽吸,易吸出血液者证明针尖在血管中,应即退针;针已穿过血管再入胆管时,不应从原针道做 PTCD,应另行穿刺。

(4)避免黏稠胆汁对造影的影响:胆管梗阻和感染时,胆汁黏度增加,不宜与造影剂混匀。为避免黏稠胆汁造成误诊,可用少量生理盐水缓缓注入以稀释,再予抽取、稀释,多次反复,至胆汁颜色减淡后,换注造影剂造影。若不能抽出胆汁,或不能稀释,则不宜即时造影,可插入引流管 3~5 天,胆汁稀释时再造影。

(5)注意造影剂在胆汁中的浓度及均匀度:造影剂过浓,可掩盖小结石;过淡时,显示不清,均可误诊。

(6)平卧 4h,观察引流有无血性液,如有少量出血可能与经皮穿刺有关;如量较多,要积极处理。

四、鼻胆管引流术检查

1. 概述 鼻胆管引流检查是指在十二指肠镜下施行的胆管置管引流减压术,操作简便,床旁可实施,成功率高,并发症少。

2. 适应证

(1)急性化脓性胆管炎。

(2)原发或转移性肿瘤所致的胆管梗阻。

(3)肝胆管结石所致的胆管梗阻。

(4)胆源性胰腺炎。

(5)胆管良性狭窄。

(6)创伤性或医源性胆瘘。

3. 禁忌证

(1)有上消化道狭窄、梗阻,估计内镜不可能抵达十二指肠降段者。

(2)严重心、肺、肾、肝功能不全及精神病患者。

(3)急性胰腺炎或慢性胰腺炎急性发作者。

(4)胆管狭窄或梗阻,不具备胆管引流技术者。

(5)食管静脉重度曲张者。

4. 护理   .

(1)保证引流管的无菌、密闭、通畅、妥善固定,记录引流液的性状、量,并注意引流管周围皮肤的保护。

(2)妥善固定引流管,观察引流液颜色、量、性状正常,每日胆汁引流量为 500~800ml。若引流量减少,原因可能有以下情况。

①引流量逐渐减少,颜色变金黄色,浑浊度减轻,提示病情向好的方向发展,也可能由于引流后局部炎症的控制,胆管水肿减轻,胆管狭窄改善,胆管部分或完全通畅。

②引流量骤减或停止,并发右上腹疼痛、发热,排除引流管受压、扭曲,可用少量生理盐水 10~30ml 冲管后回抽。

③引流量少,色淡,黄疸色深,则可能是肝衰竭或引流管上方胆管阻塞。如引流量＞1000ml/d,则可间断夹管;将引流量控制在 1000ml/d 以内,并及时复查电解质,以防发生电解质紊乱。

五、经内镜逆行胰胆管造影术

1. 概述 是一种结合使用内镜检查和荧光检查技术来诊断和治疗胆管或胰管系统的某些问题的技术。通过内镜,医师可以看到胃和十二指肠的内部,并将造影剂注入胆管和胰腺的导管中,以便在 X 线照片上看到它们。

2. 适应证

(1)在内镜下行 Oddi 括约肌切开术。

(2)提取胆结石或其他胆汁碎屑。

(3)插入支架通过主要十二指肠乳头和 Vater 壶腹进入胆总管和(或)胰管。

(4)狭窄扩张,如原发性硬化性胆管炎、肝移植后吻合口狭窄。

3. 禁忌证

(1)对碘化造影剂过敏。

(2)碘化造影剂过敏反应的历史(尽管现在可以使用无碘造影剂)。

(3)急性胰腺炎(除非胆红素持续升高或升高提示持续梗阻)。

(4)如果计划进行括约肌切开术,(不可思议的)凝血功能障碍。

(5)最近的心肌梗死或肺栓塞。

(6)严重的心肺疾病或其他严重的疾病。

4. 护理要点及措施

(1)按肝胆外科术后一般护理常规。

(2)检查后平卧休息,避免剧烈咳嗽。

(3)必要时给予持续低流量吸氧。

(4)病情观察:密切观察患者的心、肺、肾、肝等重要器官的功能变化、生命体征和血清学指标变化。

(5)密切观察血尿淀粉酶,预防胰腺炎的发生。

(6)体液平衡的护理:准确记录 24h 出入水量。监测水、电解质,保持内环境稳定。

第五节　肝穿刺活检与护理

1. 概述　肝穿刺活检术指在彩色多普勒超声的实时引导下,使用专用穿刺探头进行肝穿刺的一种活检技术,穿刺活检获得组织病理学诊断结果是诊断肝占位的"金标准"。

2. 适应证

(1)肝大但判断不明者,肝穿刺有助于查找原因。

(2)鉴别引起黄疸的原因,临床上约有 15% 的黄疸患者仍不能准确判断,这时候做肝穿刺可能对确诊会有一定的帮助。

(3)原因不明的脾大,怀疑由肝内病变引起者,或肝脾均大而又原因不明者。

(4)了解肝病的演变过程,如确定肝炎为急性、慢性期;慢性肝炎的活动程度及是否演变成肝硬化或肝癌等。

(5)确定肿瘤的来源,通过肝穿刺来判断肝癌是原发的还是继发的;是肝细胞性还是胆管细胞性。

(6)有些不能明确诊断疾病,只有通过肝穿刺与临床症状相结合,才能做出诊断,如肝癌、淋巴瘤、结核、自身免疫性肝炎、原发性胆汁肝硬化等。

3. 禁忌证

(1)有出血倾向。

（2）重度黄疸，大量腹水，充血性肝大，右侧胸腔及膈下有急性炎症，疑有肝包虫病是肝穿刺活检术的禁忌证。

4. 穿刺前护理要点及措施

（1）全面评估患者：包括健康史及其相关因素、身体状况、生命体征，以及神志、精神状态、行动能力等。

（2）做好心理护理：通过交流和沟通，了解患者及其家属情绪和心理变化，采取诱导方法逐渐使其接受并正视现实；医护人员应热情、耐心、服务周到，对患者给予同情、理解、关心、帮助，告诉患者不良的心理状态会降低机体的抵抗力，不利于疾病的康复。解除患者的紧张情绪，更好地配合治疗和护理。

（3）观察腹部疼痛程度：遵医嘱给予镇痛药或采用镇痛治疗。

（4）饮食营养护理：指导患者进食高蛋白、高糖类、高维生素、低脂肪的普通饮食或半流饮食。必要时提供营养支持或补充蛋白等。

（5）做好术前指导。

5. 穿刺后护理要点及措施

（1）按肝胆外科术后一般护理常规。

（2）术后 6h 内应平卧休息，避免剧烈咳嗽。

（3）必要时给予持续低流量吸氧。

（4）密切观察患者的心、肺、肾、肝等重要器官的功能变化、生命体征和血清学指标变化。

（5）密切观察穿刺点有无渗血。

（6）体液平衡的护理：准确记录 24h 出入水量。监测水、电解质，保持内环境稳定。

第六节　肝胆胰外科专科用药及护理

一、肝胆胰外科常用化疗药物及护理

1. 常用化疗药物　氟尿嘧啶（5-fluorouracil，5-FU）是最早报道对胰腺癌具有杀癌活性药物。吉西他滨（Gemcitabine，GEM）单药，是阿糖胞苷类似物，属抗代谢类抗癌药。联合化疗常用方案 FAM（5-FU＋ADM＋MMC）。目前随着临床上新化疗药物的出现，联合化疗方案 GP（吉西他滨＋顺铂）、GEMOX（吉西他滨＋奥沙利铂）、OFF（奥沙利铂＋亚叶酸钙＋氟尿嘧啶）已显示出其独特的抗胰腺癌作用。

大部分胰腺癌患者随着病情进展和不同程度地出现严重疼痛、恶心、呕吐、黄疸、体重下降和全身虚弱情况，生存期短，化疗耐受性较差。因此，护理患者时需要更多的耐心。

2. 不良反应及护理　化疗期间的注意事项有：注意饮食、注意休息、防止并发症、定期复查、注意保暖等。

（1）注意饮食：化疗期间，由于药物对细胞的杀伤作用，会使人体的消化吸收功能减弱，导致营养不良。所以一定要注意饮食均衡，适当多吃蔬菜水果，补充优质蛋白食物。饮食要温热容易消化，不要吃生冷油腻食物，以免加重胃肠道负担。要多喝水，使药物尽快代谢。

（2）注意休息：化疗期间要注意休息，规律作息，不要熬夜，不要做剧烈活动，以提升身体免疫功能，更好地抵抗化疗药物带来的不良反应。

（3）防止并发症：一些化疗药物可能会有一些并发症出现，如口腔溃疡、牙龈肿痛等。要注意保持口腔卫生，勤刷牙，不要吃太多甜食。

（4）定期复查：化疗对于造血系统、免疫系统等有一定损伤，所以要定期进行相关的实验室检查，了解身体情况，以便能够适时地调整药物。

（5）注意保暖：化疗后身体免疫力降低，会更加容易引起感冒等疾病，要注意保暖，防止疾病发生。

二、肝胆胰外科常用免疫治疗药物及护理

1. 常用免疫治疗药物　临床上常用的免疫治疗药物包括阿替利珠单抗、信迪利单抗、纳武利尤单抗、帕博利珠单抗、度伐利尤单抗等药物。

（1）阿替利珠单抗：属于 PD-L1 单克隆抗体，可与 PD-L1 结合并阻断与 PD-1 受体的相互作用，通过抑制 PD-L1，从而解除肿瘤免疫微环境抑制状态和 T 细胞耗竭，促进肿瘤特异性 T 细胞活化、增殖和杀伤效应，实现肿瘤细胞的清除。

（2）信迪利单抗：是重组人源化 IgG1 单克隆抗体，通过与 VEGF 的结合，阻止 VEGF 与内皮细胞表面的受体相互作用，继而阻断其生物学活性，影响血管的渗透性、增生，以及内皮细胞迁移与存活，达到抑制肿瘤血管生成、生长及转移的效果。

（3）纳武利尤单抗、帕博利珠单抗：均是人类免疫球蛋白 G4（IgG4）单克隆抗体，对 PD-1 有很高的亲和力，可与 PD-1 受体结合，阻断 PD-1 通路介导的免疫抑制反应，抑制肿瘤生长。

（4）度伐利尤单抗：是一种人免疫球蛋白单克隆抗体，属于免疫靶向抗肿瘤药物。它是用于小细胞肺癌治疗的一线药物，也可以用于胰腺导管癌、肝细胞癌等疾病的治疗。度伐利尤单抗主要是通过 PD-1 和 CD80 相互作用，帮助降低 T 细胞的激活和活动，从而起到缩小肿瘤、有效缓解患者的临床症状，稳定病情，延长患者的生命的作用。

2. 不良反应及护理　我们知道，免疫治疗是通过激活人体的免疫系统来杀伤或消除肿瘤细胞的。但是，免疫治疗在增强细胞免疫抗肿瘤效应的同时，也有可能会使免疫系统过度激活，造成免疫细胞攻击自身正常的组织器官，从而出现免疫相关性不良反应（irAEs）。与化疗、靶向治疗等不良反应的发生时间不同，免疫相关性不良反应的发生时间很难预测。免疫相关性不良反应既可能发生在免疫治疗期间，也可能发生在停药以后，并且可能出现在任何组织或器官上。不同免疫治疗药物的不良反应发生率也不同，总体上，免疫相关性不良反应的发生率较低，多数为 1～2 级的轻度不良反应，且大部分可以逆转。

常见的免疫相关性不良反应包括皮疹、瘙痒、大疱性皮炎、甲状腺功能减退/亢进、垂体炎、原发性肾上腺功能减退、高血糖、腹泻/结肠炎、肝毒性、免疫相关性肺炎、肾毒性等。一般皮肤不良反应出现最早，治疗后几天或几周都可能出现，其他部位的不良反应随着治疗时间的延长而逐渐出现。临床上处理免疫相关性不良反应是按照分级原则进行的，一般分为 5 个级别：G1 为轻度毒性，G2 为中度毒性，G3 为重度毒性，G4 为危及生命的毒性，G5 为与毒性相关的死亡。通常情况下，1 级不良反应可继续免疫治疗，2 级不良反应需考虑暂停免疫治疗，并进行对症治疗，3～4 级不良反应可能要暂停或永久停用免疫治疗。

（1）皮肤不良反应：最常见的症状包括皮疹、瘙痒、水疱等，多为 1～2 级轻度不良反应。一般出现 1～2 级皮肤不良反应，可继续应用免疫治疗，并在医师指导下外用糖皮质激素及口服抗组胺药治疗，如治疗后症状持续 1～2 周仍未好转，则需要口服或静脉应用糖皮质激素；若出

现 3 级不良反应,应暂停使用免疫治疗,并予以治疗,必要时请皮肤科医师会诊。

一旦出现 Stevens-Johnson 综合征/中毒性表皮坏死松解症等严重不良反应,建议停用免疫治疗,并住院治疗。在日常护理中,要保护好出现改变的皮肤,尽量不要抓挠,洗澡时动作要轻柔,尽量使用无乙醇、无刺激的洗浴用品和护肤品,尽量选择舒适松软的衣服(如纯棉材质),不要穿着紧身的衣服,不要日照强烈时出门,外出时做好防晒措施,建议采取物理防晒措施(如遮阳伞)。

(2)胃肠道不良反应:主要为腹泻或结肠炎。一般 1 级腹泻可继续免疫治疗,必要时给予补液及抗胃肠动力药(如洛哌丁胺)等对症支持治疗;2 级腹泻或结肠炎可予对症支持治疗,同时暂停免疫治疗,直至不良反应好转至 1 级或以下,若 48～72h 后仍未好转,可考虑使用增加激素剂量或加用英夫利昔单抗;3～4 级腹泻或结肠炎,应暂停或永久停用免疫治疗,并积极治疗。出现腹泻的患者,在日常生活中要保证足够的饮水量(1500～2000ml),尽量吃易于消化的食物,少吃多餐,适当吃些钾、钠含量高的食物,以维持体内电解质平衡。同时,患者应注意监测自己的腹泻、腹痛、大便有黏液或带血的情况,并及时和医师沟通。

(3)肝毒性:一般没有特征性临床表现,主要表现为丙氨酸氨基转移酶和(或)天门冬氨酸氨基转移酶升高,伴有或不伴胆红素升高。根据相关指标,如出现 1 级肝毒性,可继续免疫治疗,但要每周监测肝功能;2 级肝毒性,需暂停免疫治疗,口服泼尼松 0.5～1mg/kg 进行治疗,如肝功能好转,在医师指导下缓慢减量,并定期监测肝功能;3～4 级肝毒性,需暂停或考虑永久停用免疫治疗,并进行住院治疗。在日常生活中,患者应减少或停用引起肝损伤的药物和食物,多进食富含维生素的食物,如水果蔬菜,避免高脂肪饮食。此外,还要定期进行肝功能监测,出现异常及时和医师沟通。

(4)内分泌系统不良反应:主要包括甲状腺功能减退/亢进、垂体炎、原发性肾上腺功能减退、高血糖。对于甲状腺功能异常,如果无症状,只需要临床观察,暂时无须治疗;如果出现症状,则需要在医师指导下使用甲状腺激素治疗;如果症状非常严重,患者个人自理能力受限或危及生命,可能需要住院治疗或紧急干预。如出现垂体炎、原发性肾上腺功能减退,一般要暂停免疫治疗,并在医师指导下进行对症治疗,直至症状缓解。如出现高血糖,应注意鉴别是否有 2 型糖尿病病史或糖尿病酮症酸中毒,在医师指导下动态监测血糖水平,必要时使用胰岛素治疗。在日常生活中,患者应注意规律作息,调整饮食和生活方式。如出现乏力、体重增加、毛发脱落、畏寒、便秘、抑郁、心悸、出汗、进食和便次增多、体重减少等症状,及时和医师沟通。

(5)免疫相关性肺炎:是一种罕见但有致命威胁的不良反应,一旦出现,不容忽视。若患者出现上呼吸道感染的症状或咳嗽、喘憋、血氧饱和度低于 90%,需警惕免疫相关性肺炎,可到医院就诊并明确诊断。一般,1 级免疫相关性肺炎需密切随访,加强监测;如影像学好转,密切随访即可;如影像学进展,需暂停免疫治疗,并积极治疗。2 级免疫相关性肺炎暂停免疫治疗,积极进行治疗,直至降至≤1 级,评估后可继续免疫治疗。3～4 级免疫相关性肺炎永久停用免疫治疗,并进行住院治疗。

三、肝胆胰外科常用靶向治疗药物及护理

1. 常用靶向治疗药物　临床上常用的靶向治疗药物有贝伐珠单抗、索拉非尼、仑伐替尼、安罗替尼等药物。

(1)贝伐珠单抗:是重组人源化 IgG1 单克隆抗体,通过与 VEGF 的结合,阻止 VEGF 与内

皮细胞表面的受体相互作用,继而阻断其生物学活性,影响血管的渗透性、增生,以及内皮细胞迁移与存活,达到抑制肿瘤血管生成、生长及转移的效果。

(2)索拉非尼:是一种新型的用来治疗肿瘤的多靶向性口服药物,常用的制剂为甲苯磺酸索拉非尼。该药物能抑制患者体内由基因突变引起的酪氨酸激酶,发挥抗癌的功效。具有不良反应小、效率高的特点,适用于大多数晚期肝癌患者,效果良好。

(3)仑伐替尼:能够抑制激酶,主要是针对血管生成因子进行控制,刺激肿瘤的微环境,诱导细胞毒性 T 细胞,从而促进抗 PD-1 的抗肿瘤活性,也就是能够促进免疫治疗的活性,所以仑伐替尼与 PD-1 药物结合治疗的时候,效果可能会比较良好一些。

(4)安罗替尼:属于 VEGFR 血管抑制药靶向药物,通过抑制肿瘤细胞周围的血管生成,达到改善肿瘤微环境的目的。

所谓靶向药物治疗,通俗地讲,就是有针对性地瞄准一个靶位,在肿瘤分子治疗方面指的就是针对某种癌细胞,或者是针对癌细胞的某一个蛋白、某一个分子进行治疗。它分为三个层次,第一种是针对某个器官叫器官靶向;第二种叫细胞靶向,指的是只针对某种类别的种类细胞;第三种是分子靶向,指的是针对肿瘤细胞里面的某一个蛋白家族的某部分分子,或者是指一个核苷酸的片段,或者一个基因产物进行治疗。分子靶向治疗是目前肿瘤治疗最常用的靶向治疗,凭着它的特异性和有效性,已取得很大成功,是目前国内外治疗的"热点"。口服靶向药物不可与食物同服,应在进食 1h 前或进食 2h 后服药;若忘记服药,下一次服药时也无须加大剂量。用药期间禁高脂饮食。

2. 常见的不良反应　在应用靶向药物尤其是第一次使用时,应严格观察有无过敏反应。医师会在用药前适当应用抗过敏药物。另外,会用心电监测来监护患者的状态,如有不适症状应立即通知医护人员。

(1)手足皮肤反应及皮疹:是指在治疗过程中出现的影响到手和(或)足的一系列症状的组合:包括麻木感、麻刺感、烧灼感、红斑、肿胀、皮肤变硬或者起茧、起疱、发干/皲裂、脱屑和(或)皲裂。另外,还包括出现在脸部的皮疹及身体上的斑丘疹等。鼓励患者穿宽松的衣服,穿软底鞋或网球鞋时,应穿棉袜或者软垫以防止足部受压;不宜长时间站立;使用去头皮屑的洗发水;避免热水沐浴及直接日晒,可适当使用防晒霜;服药前、沐浴后或睡觉前在皮肤上涂抹保湿霜;使用含尿素软膏或乳液涂抹在脚上,每日 2 次或涂上厚厚一层,穿棉袜保持整晚;将硫酸镁溶于温水中,浸泡皮肤患处。

(2)胃肠道不良反应:如腹泻、恶心呕吐、胃炎及口腔黏膜炎、消化不良、食欲减退、便秘、胃食管反流、胰腺炎等。大多数胃肠道症状是易于控制的,可以对症处理。鼓励患者进食高蛋白高热量清淡的食物,少量多餐,避免油腻饮食,餐中或餐后 1h 内避免饮水。如出现恶心、呕吐,可适当口服止吐药,如出现腹泻,可适当应用止泻药物如洛哌丁胺,脱水严重时要补充液体及电解质。

(3)全身症状:如疲劳、发热、虚弱、疼痛、体重减轻、声音嘶哑等,这是常见的反应,不代表治疗无效,可适当休息,必要时给予对症及支持治疗。

(4)其他:如高血压、血液系统不良反应等,一般不需要特别处理,定期监测最为重要,严重时可对症处理。

(5)少见的不良反应:如影响伤口愈合、血栓形成、胃肠穿孔、出血、高血压危象、肾病综合征、充血性心力衰竭等,在用药过程中,请患者严格遵医嘱服药,一旦出现任何其他不适症状,随时复诊。

四、肝胆胰外科常用解痉药物及护理

1. 常用解痉药物　肝胆外科常用解痉药物为胃肠解痉药物,包括抗胆碱能药物阿托品、山莨菪碱等。

2. 护理　解痉类药物会导致患者出现口渴、发热的症状,有时还会出现膀胱过度膨隆、不能自主排尿的情况,这些都是解痉镇痛药物的不良反应。在使用这类药物时,出现上述症状不要担心,当药效消失后,上述症状也会逐渐得到缓解直至消失。需要注意,如果长时间不能自主排尿,需要插尿管导尿,以防膀胱过度扩张导致破裂。

第4章

肝胆胰外科微创技术与护理

第一节 达芬奇机器人技术

一、机器人在肝胆胰外科术中的应用与发展趋势

1. 机器人肝胆胰外科手术的应用　外科手术的微创化是 21 世纪的主旋律,如何最大限度减少患者手术创伤、获得最大手术收益,是当代医学及所有外科医师不断的追求及努力的方向。20 世纪 80 年代,腹腔镜外科技术的出现,开启了外科手术的"微创化"新时代,取得了诸多可喜成就。但腹腔镜设备有着自身的局限性,如手术器械活动角度受限、长时间手术术者及助手疲劳、二维的手术视野等。虽然在当前发展了 3D 腹腔镜技术,但在伪 3D 视野下的操作,仍有着一定程度手术视野的拉伸、变形,影响到术中对手术视野深度的判定。

肝胆胰脾外科手术因其解剖结构及解剖位置特殊、手术复杂、学习曲线较长等特点,相对其他学科专业,发展缓慢。经过一代又一代肝胆外科医师的不断探索与追求,腹腔镜技术在肝胆胰外科手术领域有了成果,但在胆管外科精细手术、胰十二指肠切除消化道重建等术中,仍有着较多"瓶颈"难以克服。

机器人手术的出现,以其全新的理念与效果,被外科医师所接受,并给外科手术微创化带来再一次历史性的革命,已经逐渐成为 21 世纪微创外科手术的新潮流。肝癌的手术治疗,多数诊疗中心仍以开放性手术治疗为主,特别是对于半肝切除及较大肝肿瘤切除。而腹腔镜肝切除主要集中在大的诊疗中心。机器人手术的出现,弥补了腹腔镜肝切除中器械的灵活度受限、操作精细度不足等缺点,手术机器人的机器臂为仿真手,能够模仿人手进行灵活旋转,可以进行肝段切除。

2. 机器人在肝胆胰外科术中的发展趋势　21 世纪是以生命科学为主导的新世纪,外科学领域正面临着前所未有的发展良机。手术的微创化、个体化,更加重视功能的保留和生活质量的提高,是目前手术治疗的发展方向和目标,微创外科作为外科领域的技术革命迅速风靡全球。关于微创外科的定义,黄志强院士认为,微创外科的目的是使患者达到最佳的内环境稳定状态、最小的手术切口、最轻的全身炎症反应、最少的瘢痕愈合、更好的医疗效果、更短的医疗时间及更好的心理效应。腹腔镜外科是微创外科领域发展最快的技术之一,它通过腹腔镜胆囊切除而进入外科领域,带来了里程碑式的外科技术革命,今天腹腔镜技术已在很多外科疾病治疗中占主导地位。然而,腹腔镜外科却受到诸如二维空间图像、需要助手控制术野等因素的制约。腹腔镜手术使用的多为直杆器械,缺乏类似于人类手腕的关节运动;由助手控制摄像的

二维图像,使医师失去了视觉的深度感和平稳直观的术野,削弱了外科医师的眼功能,因而降低了手眼的协调性,增加了缝合等操作的难度。

达芬奇手术机器人系统是近年发展的一项微创外科新技术,是传统腹腔镜技术的延伸和突破。机器人手术系统的出现和广泛的临床应用,为微创手术带来了革命性的变革。

手术还同时涉及机器人下半肝切除、肝三叶切除、肝门部胆管癌根治术、胆囊癌根治术等诸多肝胆胰手术方式,将机器人手术推广至肝胆胰外科的所有手术领域。尽管达芬奇手术机器人优势明显,但是其内在缺陷短期内不可能被克服,尚不能代替所有传统的腹腔镜及开腹手术。

二、机器人设备组成、常用手术器械、手术室布局

1. 机器人设备组成　da Vinci Si 内镜手术器械控制系统是一种完备的机械手平台,设计用于通过微创技术实现复杂的外科手术。包括三个主要组件,如图 4-1 所示,从左至右分别为:医师控制台、患者手术平台和影像处理平台。

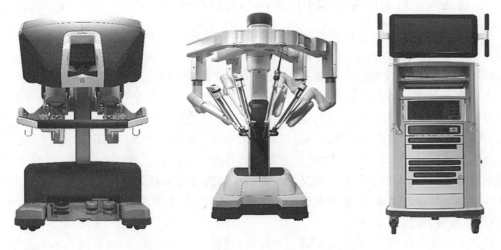

图 4-1　da Vinci Si 内镜手术器械控制系统

(1)医师控制台:为 da Vinci Si 系统控制中心。主刀医师坐在医师控制台无菌区外,利用眼、手和脚,通过两个主控制器和脚踏板控制 3D 内镜和 Endo Wrist 器械(如图 4-2)。

正如在立体观察器中所见,器械头看起来与外科医师在主控制器上的手对齐。这一设计用意是模拟开放式外科术中眼、手和器械的自然对准情况。而自然对准也有助于使手眼协调达到最佳。这就是说,da Vinci Si 系统可以使医师在微创手术中达到与开放外科手术相当的灵巧程度。它还通过运动缩放和防抖提供了进一步的控制能力,使自然的手抖动或意外运动的影响降到最低。医师控制台操作员还可以选择将视图从全屏模式改变为多影像模式,在多影像模式下,显示手术视野 3D 影像及辅助输入提供的最多两幅额外影像。最后,医师控制台有几个人体工程学调整装置,可以适应各种不同的体型,在实施外科手术时可提供最大的舒适性。

(2)患者手术平台:为 da Vinci Si 系统操作组件,其主要功能为支持器械臂和摄像机臂(图 4-3)。

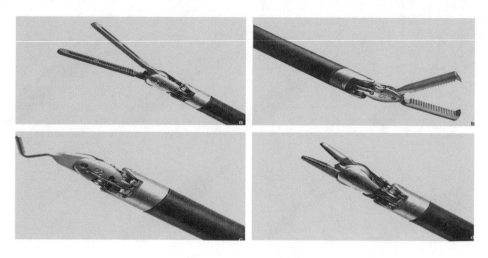

图 4-2　Endo Wrist 器械

da Vinci Si 系统采用了遥控中心技术。遥控中心是患者手术平台臂移动所包围的空间里一个固定点。通过遥控中心技术，系统就可以操纵手术位置的器械和内镜，而此时对患者体壁所施加的力变得非常小。助手医师在无菌区域工作，通过切换器械、内镜及进行其他的手术器械的操作工作，辅助主刀医师完成手术。为了能确保患者安全，助手医师的手术操作动作优先级高于主刀医师的手术动作。也就是说，手术台上，助手医师进行器械及机械臂操作时，主刀医师在控制台上的手术操作动作是被锁止的，不能进行任何有效动作。

（3）Endo Wrist 器械：与无辅助措施的人手相比，EndoWrist 器械能让外科医师达到天然的灵活性，而运动范围则优于天然的运动范围。这样，可以在微创环境操作时达到更高的精度。通过设计，EndoWrist 器械与 da Vinci Si 系统一起使用时，可以实现所有外科平台所能达到的最迅速和最准确的缝合、解剖和组织调整。

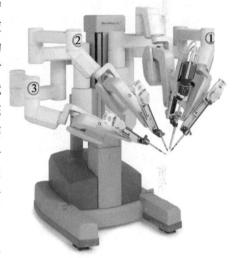

图 4-3　da Vinci Si 系统操作组件

机器人肝胆胰脾常用机器人手术操作机械主要为机器人下双极电凝、无创抓钳、超声刀、电凝钩、电剪刀及 Hemolock 抓钳等（图 4-4）。

（4）影像处理平台：影像处理平台内装系统的中心处理和影像观察设备，包括一个 24 英寸触摸屏监视器，还提供一个可调设备架，用于安放外科辅助设备选件，如电外科设备（electricity surgical unit，ESU）和气腹机。外科术中，音像观察车架由非无菌人员操作。

2. 达芬奇肝胆胰术中常用的 Endo Wrist 手术器械　单极电凝钩、圆形双极电凝钳、无创圆形抓钳、超声刀、单极电剪刀、中号钛夹钳、持针器大号及持针器小号等。要熟悉每种器械的特点与使用技巧情况，且根据术中需要及时更换设备，便于手术过程中的合理使用。

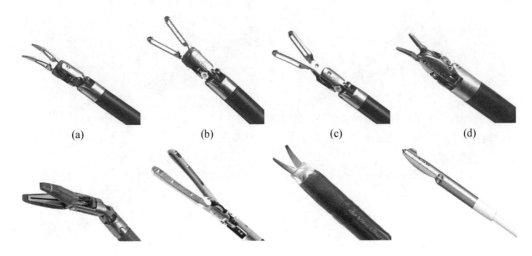

图 4-4　Endo Wrist 器械

3. **手术室布局**　当前多数中心建立机器人一体化手术室,常规配备了机器人手术及腹腔镜微创手术所需要的各种设备。但机器人手术间对空间要求很大,建议面积在 $40m^2$ 以上。墙面可以安装多个显像系统,便于助手及其他参与人员、参观学习人员的学习使用,也可以建立远程手术观摩室,进行远程学习使用(图 4-5)。

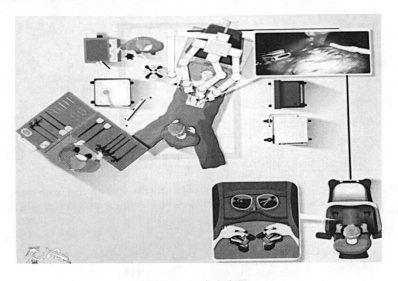

图 4-5　手术室布局

达芬奇机器人主控制台可以远离操作间,但一般情况下,仍建议放置在同一手术间,以利于主刀医师观察助手手术台上情况,同时也便于主刀与助手的沟通。

三、机器人手术患者围术期的管理

1. **术前评估**

(1)一般基础状况评估:对入院患者完成基本身体状况及家庭状况的评估,包含基础疾病及经济条件的评估。

（2）营养风险评估：对入院患者完成营养评估，尤其是肿瘤患者。营养风险筛查 2002（NRS2002）是目前最广泛的筛查工具。

（3）疼痛评估：是疼痛管理的重要环节。只有客观、全面地评估和记录疼痛情况，才能最终达到有效缓解疼痛的目的。疼痛评估必须全面，包括疼痛的部位、性质、程度和持续时间等。

（4）心理状态评估：在我国综合医院住院患者中有 25%～35% 的患者伴有不同程度的精神心理问题，其中以抑郁、焦虑及躯体化症状最为常见。入院时可采用"华西心晴指数筛查量表"对患者进行心理评估，同时加强与患者的沟通与交流，耐心听取患者的诉说。术前责任护士进行术前健康教育，让患者了解术前、术中、术后过程，术前、术后注意事项及康复内容，帮助患者减轻焦虑及恐惧情绪。

（5）睡眠呼吸障碍筛查：睡眠不足者比睡眠充足者会产生更多的身心健康问题。睡眠缺失会导致人体免疫系统功能下降，引发不良情绪、行为问题，使个体处于亚健康状态。

（6）肺功能评估：术前评估有助于为患者制订个性化的锻炼方案，并提供基本情况用于干预实施前后对比，还可以预测术后肺部并发症发生的风险。运动试验有助于评估患者运动的安全性，确定运动的限制因素，从而制订合适的运动处方。呼吸功能 Borg 评分为 4～6 分通常被视为目标训练强度，评分≥7 分时应考虑中断运动训练。肺康复项目开始前应详细询问患者的病史和体格检查，个体化评估每例患者的肺功能、运动耐力、并存疾病（尤其是心脏、肌肉骨骼和神经系统疾病）及认知-语言-心理社会问题。检查结果有助于为康复项目制订恰当的锻炼方案。

（7）血栓风险评估：下肢深静脉血栓形成及肺栓塞评估后，中高风险患者及时给予物理预防及健康教育，及时配合医师制订方案，是否需要早期抗凝治疗。

2. 术前准备

（1）患者准备

①心理睡眠干预：心理支持疗法主要指心理工作者运用积极关注、支持性倾听、鼓励、重复、共情、解释及指导等方式，提供所需的信息，及时解惑答疑，给予患者无形的支持。

②呼吸道准备：主要措施是戒烟、呼吸训练及有效排痰法的锻炼。常用方法包括腹式呼吸、缩唇呼吸、吹气球训练、节段呼吸训练、使用呼吸功能训练器等。

③胃肠道准备：肝胆胰患者在无结肠联合切除术时，术前可不必提前更改为流质饮食。仅需术前一天行肠道准备。对于禁食水的患者，可行清洁灌肠处理。

④皮肤准备：目的是清除皮肤上微生物，预防切口感染。一般术前一天进行，患者应沐浴、剪指甲，男性应刮胡须，备皮的范围要在大于预定的切口范围，重点是脐孔及其周围皮肤的清洁消毒。

⑤血栓防控：评估后，术前对高凝患者可使用低分子肝素每日皮下注射预防血栓。术前应用加压弹力袜（GCS）或者间歇充气加压泵（IPC）预防，直至恢复（相对于正常活动没有显著减少），使用 GCS 患者，医护人员应指导患者正确使用并检查穿戴情况，若未正确穿戴，应给予帮助。

⑥术日晨准备：测量生命体征，询问患者状况，如有发热、女性月经来潮等，及时通知医师。根据疾病及手术需要留置各导管。排尿、取下义齿、眼镜、手表、首饰等，同时要将所需物品如病历、术中用药、影像学资料等带入手术室。准备术后床单位，按麻醉、手术的需要在床边备好

术后所需用物。

⑦其他：根据手术大小备血，做好药物过敏试验，预防性使用抗生素。

（2）常规器械准备：达芬奇外科手术机器人系统有其配套的固定操作设备：手术控制台、床旁机械臂系统、成像系统。需要外科医师准备的就是如何熟练地操作各种器械，熟知各种配套手术器械的特点、优劣和使用范围等。

3. 术中注意事项

（1）麻醉管理：机器人手术与传统腹腔镜手术都属于微创手术范畴，均需要在人工气腹条件下进行镜下的精细手术操作。麻醉方式采用气管插管全麻，麻醉总过程无异于腹腔镜气腹状态。但麻醉机与机器人手术床旁操作系统的摆放需相互协调，不能影响各机械臂的操作活动范围。气腹压常在 12～14mmHg，但在肝切除术中，低中心静脉压时，气腹压也可相应减少。麻醉过程中应严密监测患者动脉血气、呼吸峰值压力和分钟通气量。

（2）手术管理

①手术体位：最大限度保证患者的舒适与安全。充分显露手术区域，减少不必要的裸露，肢体及关节不能悬空。保证呼吸和血液循环通畅。常用的手术体位有仰（平）卧位、侧卧位、俯卧位、颈仰卧位、膀胱截石位、半坐卧位。

②严格明确区分有菌、无菌的概念；保持无菌物品的无菌状态。保护皮肤切口；正确传递物品和调换位置。保持洁净效果、减少空气污染。

4. 术后快速康复　术后早期禁食，禁食期间给予肠外营养支持。护士需密切观察患者营养液输入过程中的反应，同时配合胰岛素泵入，避免血糖发生大幅度波动。使用鼻肠管进行肠内营养滴注时，需注意浓度由低到高逐渐过渡，滴注速度应由慢到快，从 20ml/h 逐渐增加至100～120ml/h，温度维持在 37℃左右。护士需要根据患者的耐受性动态调整滴注速度。待其逐步恢复饮食后，需遵循少食多餐、由稀到稠的原则，进食高蛋白、高维生素、低脂、清淡、易吸收的食物。护士在此期间应密切观察进食后的反应，将其不适主诉及时报告医师。观察实验室检查结果，维持水、电解质平衡，必要时输注人血白蛋白。拔除胃管后，由流质、半流质饮食，逐渐过渡至正常饮食，在此期间护士应密切观察患者进食后的反应，将其不适主诉及时报告医师。

（1）疼痛护理：加速康复外科的疼痛管理主张预防性镇痛、按时镇痛、多模式镇痛三者相结合。关注患者主诉，了解疼痛的部位和性质，并根据主诉，进行疼痛的动态评估及记录。采用超前、多模式及个性化结合镇痛策略，对使用镇痛药物及镇痛泵的效果进行观察、评估并积极治疗恶心、呕吐、腹胀、肠麻痹等不良反应。指导患者放松及分散注意力的方法，保证充分休息。

（2）心理与睡眠护理：向患者讲解手术的相关知识，加强交流可改善悲观情绪，使其调整好心态积极面对手术。术后及时告知手术效果，对术后的逐渐恢复给予肯定和鼓励。当出现并发症、住院时间增加时，护士应积极做好心理疏导，讲解康复及配合治疗的措施及重要性，减轻压力，增强其战胜疾病的信心，以便其配合完成后续治疗。术后部分患者疼痛、焦虑等，严重影响其正常睡眠。为了促进睡眠的正常化，护士应采取相应的护理措施。准确评估疼痛，遵医嘱使用镇痛药物或镇痛泵为患者创造良好的睡眠环境。在患者入睡时关灯，只有在需要时才打开床头灯；安排好治疗操作时间，尽量集中，病室内说话注意音量，减少噪声，必要时根据患者情况遵医嘱使用安眠药物。

（3）肺功能锻炼：首先保持呼吸道通畅，对存在高危因素，如有长期大量吸烟史、高龄、肥胖，合并 COPD、哮喘等基础性肺疾病或伴糖尿病等并发症的患者，即使无痰液，也要预防性应用氨溴索以减少术后肺部并发症的发生风险。护士应尽早指导患者进行呼吸锻炼，协助患者翻身、拍背、鼓励咳痰、深呼吸，予以雾化吸入及振动排痰，每天 2 次，预防肺部感染。

（4）管路护理：正确、稳妥地固定各种管道，对于特殊管道（如胃管、PICC 等），要有安置长度的记录，并做好管道名称标识、安置时间及更换引流装置时间的记录。在进行各种治疗护理及搬动患者之前，先整理管道，保证管道安全，向患者及家属解释安置管道的目的及重要性，指导其改变体位及带管活动时保护管道。对不清醒、不配合和烦躁等的患者，进行合理的必要约束，防止躁动拔管或扯脱管道，必要时进行合理镇静、镇痛处理。护士应加强巡视，及时满足患者合理需要，严密观察、动态评估患者拔管风险因素，及时发现问题并处理。一旦发生导管脱落，立即采取非计划性拔管紧急处理。

（5）血糖管理：术后在复苏室内每 1～2h 监测血糖 1 次。术后如无法进食，予静脉或皮下胰岛素治疗，每 1～2h 监测血糖 1 次。术后若饮食恢复到正常的一半，予常规胰岛素或口服降糖药治疗，每 2h 监测血糖 1 次。出院前逐渐将静脉胰岛素治疗转为皮下胰岛素或口服降糖药治疗，每天监测血糖 2～4 次。

（6）血栓防控管理：手术创伤、术后长时间卧床、血液淤滞、血液高凝状态均为术后血栓诱因。下肢静脉血栓常表现为下肢疼痛与肿胀，尤其是两侧肢体症状不对称性肿胀，注意观察患者肢体活动及皮肤黏膜情况。术后运用静脉血栓风险评估表对患者的风险指数进行评估，卧床期间指导患者在床上活动翻身，行双下肢屈伸、踝关节旋转运动，协助穿戴弹力袜，做双下肢间歇式充气压力泵治疗。若病情允许，协助患者早期下床活动。观察患者血小板、凝血功能检查结果，必要时遵医嘱使用低分子肝素、依诺肝素等药物预防血栓。一旦发现患者可疑血栓表现，及时行肢体静脉彩超确诊，并指导患者抬高患肢 30°以利于静脉回流，减轻水肿。在护理过程中要避免撞碰患肢，禁止局部推拿、按摩，要注意观察下肢肤色、温度、感觉、肿胀程度及周径的变化，遵医嘱进行溶栓治疗。

（7）出院随访：所有患者出院即建立随访档案，由主管医师或主管护士根据患者的疾病严重程度及手术方式等分别在患者出院后一周、两周、一个月、三个月、半年、一年各进行一次随访，并记录每次随访内容，特殊、慢性病患者等可以延长随访时间和增加随访次数。了解出院患者的康复情况，是否能按医嘱正确服药，指导患者继续进行康复训练；进行健康教育，使患者对自己的病情及有关知识有所了解，知道如何保健，防止疾病复发，自觉改变不良的卫生行为与生活方式。如此可增强自我保护意识，明显提高生活质量。

5. 术后并发症的管理　相比传统腹腔镜，达芬奇机器人手术解剖更加精细，操作更为精准，患者围术期并发症发生率低，术后恢复快，但部分患者在术后的恢复的过程中，仍然存在一些并发症。

（1）术后呼吸困难：机器人手术气腹或气胸压力高，长时间的过度头低位会加重头面部组织的水肿，气管和声门也不例外。临床发现，患者拔管后再次出现呼吸困难的原因可能是气管和声门的水肿，严重者需要再次气管插管。因此，对于术后出现明显的眼周组织肿胀者，可能合并气道水肿、声门和舌体的肿胀，此时拔管需要小心，应该在组织水肿消除后，患者呼吸功能恢复正常后，方可拔除气管导管。在拔除气管导管前，需要释放导管套囊内的气体，避免加重损伤。

(2)人工二氧化碳气腹相关并发症：人工二氧化碳气腹有益于机器人辅助腹腔镜手术操作空间的建立和维持，二氧化碳重吸收所造成的并发症主要包括皮下气肿和高碳酸血症，而心包气肿、纵隔气肿及气体栓塞等较少见。皮下气肿的发生多由于术中穿刺切口缝合不紧，气体顺切口薄弱处进入皮肤、皮下疏松结缔组织所致。此外，术中气腹压过高，以及手术操作时间过长等也可导致皮下气肿的发生，多数皮下气肿可在术后自行消退。由于二氧化碳气腹导致的高碳酸血症多发生于心肺功能不佳的老年患者，对于手术时间长、存在阻塞性通气障碍等可能导致高碳酸血症风险的患者，麻醉医师和手术医师可根据患者的生命体征、血气分析结果及时调整治疗策略，如增加潮气量、减低气腹压，必要时可暂时停止手术。

(3)术后躁动和谵妄：长时间的机器人手术患者术后躁动和谵妄的发生率较高，这是由于手术期间二氧化碳大量溶解在组织内，其排出速度相对缓慢。此外，通过过度通气法将二氧化碳快速排出体外，会相对收缩脑血管，降低脑血流量，不利于吸入麻醉药物排出体外，这些都是术后躁动和谵妄的原因。因此，术后仍然需要通过控制通气或辅助通气，将体内过多的二氧化碳排出体外，避免快速过度通气导致的矫枉过正。对于严重躁动者，需要排除喉头、气道肿胀导致的呼吸困难，以及纵隔气肿、术中气胸导致的肺不张，甚至是心包积气等严重并发症。

(4)术后出血：机器人手术本身不会导致大量出血，但是由于对血管走行解剖判断的失误，以及目前的机器人缺乏外科医师手指的触摸感，有机械臂误伤血管造成大出血的报道。在一定的气胸(气腹)压力下，小的血管可能暂时关闭，当气胸(气腹)压力解除，缝合欠佳、未完全封闭的血管会再次出血，此时如果还是采用机器人腹腔镜技术进行术后探查，则可能会影响出血点的寻找。有报道指出术后出血的部位来自于放置摄像头、手术机械臂等器械进入腹膜的部位，因此需要手术医师做到严密止血。

(5)术后疼痛：机器人手术因为切口小，术后疼痛较传统开腹手术轻，尤其是新型的经自然腔道手术。但是患者对微创手术的期待，以及对术后快速恢复的要求，使得其对术后镇痛的要求更高。可以采用多模式镇痛的方式，联合外周区域神经阻滞技术、手术切口的局麻药物浸润等技术治疗术后疼痛。如机器人胸科和心脏手术可以采用椎旁神经阻滞，有研究认为，其效果优于硬膜外术后镇痛，或者是胸膜腔注射局麻药物等。对于气胸(气腹)手术，术后二氧化碳没有排出完全的情况下，也会存在患者术后的肩背部疼痛，此时可以使用非甾体类抗炎镇痛药物。

第二节　微创技术在肝胆胰系统疾病中的应用技术

一、微创技术在肝疾病中的应用与护理

1. 概述　原发性肝癌的手术治疗，多数诊疗中心仍以开放性手术治疗为主，特别是对于半肝切除及较大肝肿瘤切除时，而腹腔镜肝切除主要集中在大的诊疗中心。自 1991 年首次报道腹腔镜肝切除以来，腹腔镜在肝肿瘤切除中的应用发展迅速，已经取得良好效果。

在 2002 年 Giulianotti 教授完成了第一例的机器人肝切除手术，开始了机器人肝外科手术的新时代。机器人手术的出现，弥补了腹腔镜肝切除中器械的灵活度受限、操作精细度不足等缺点。在国内，机器人肝切除发展相对缓慢，可能与两方面因素有关：一方面，机器人高昂的费用，相对常规手术，费用明显增加；另一方面，常规腹腔镜肝切除已经达到良好效果，腹腔镜下

肝叶切除、半肝切除等在手术时间、出血量、预后等方面,有着与达芬奇机器人手术同等的疗效。个别腹腔镜肝切除甚至明显优于机器人肝切除技术,如腹腔镜下模式化肝左外叶切除,报道的最短手术时间为 20min,且可以实现零出血情况。

2011 年,Giulianotti 等采用达芬奇机器人完成了世界首例活体右肝移植术,意大利更是于 2012 年完成全球首次达芬奇机器人部分肝移植手术。而我国复旦大学附属中山医院樊嘉教授团队,于 2014 年完成亚洲首例达芬奇手术机器人辅助下成人-幼儿肝移植术。机器人在肝外科手术领域推动了肝移植外科向微创化方向的进展。

2. 适应证

(1)肿瘤位于单独的肝段内或相邻两个肝段内,不累及其他肝段。

(2)肿瘤未侵犯第一和第二肝门,未侵犯主要肝静脉及门静脉。

(3)患者肝功能要求 Child-Pugh 分级在 B 级以上,其他脏器无严重器质性病变,剩余肝能够满足患者的生理需要。

(4)无上腹部复杂手术史,无腹水、黄疸,无严重肝硬化及门静脉高压症。

(5)肝脏肿瘤无远处转移,且包膜完整性好,边界清楚。

3. 禁忌证

(1)肿瘤侵犯第一肝门、下腔静脉或肝静脉根部,显露困难,不易控制出血。

(2)肿瘤合并肝内或远处转移、门静脉瘤栓、肝门淋巴结转移或肿瘤边界不清。

(3)有上腹部复杂手术史,腹腔粘连严重。

(4)严重肝硬化、腹水、黄疸,门静脉高压者为相对禁忌证。

(5)肝功能分级 Child-Pugh C 级,或合并其他重要脏器功能不全。

(6)肝脏病变影响第一和第二肝门显露和分离。

(7)全身状况较差,难以承受较大手术和麻醉。

4. 常见并发症的护理

(1)腹腔内出血:密切观察患者神志、意识、生命体征的变化及腹腔引流情况。若腹腔引流管持续或短时间内血性液体增多,颜色鲜红,应警惕腹腔内出血。需注意的是,并非所有腹腔内出血时腹腔引流管都能引流出鲜血性液,有时由于引流管被血凝块堵塞,血液潴留在腹腔内未引流出,患者出现烦躁或神志淡漠、四肢湿冷、血压进行性下降、心率增快(或>120/min)、脉搏细速等失血性休克表现,应考虑腹腔内出血。若明确为凝血机制障碍性出血,可遵医嘱输注凝血酶原复合物、凝血因子、全血或血浆。若经输血、输液,患者血压、脉搏仍不稳定,应做好再次手术止血的准备。

(2)肝衰竭:行半肝以上切除术者,以及原发性肝癌合并严重肝硬化、门静脉高压患者,行肝切除后易发生肝衰竭。患者主要表现为大量腹水、氨基转移酶升高、凝血机制障碍、黄疸,甚至出现肝性脑病。一旦出现肝衰竭,应积极进行肝支持治疗,如医嘱输注人血白蛋白、合理使用护肝药物等。

(3)膈下积液及脓肿:多发生在术后 1 周左右,若患者术后体温在正常后再度升高,或术后体温持续上升,同时伴有上腹部或右季肋部胀痛、呃逆、脉快、白细胞增多、中性粒细胞达 90%以上等表现时,应疑有膈下积液或膈下脓肿。若已形成膈下脓肿,协助医师行超声引导下穿刺抽脓,对穿刺后置入引流管者,加强冲洗和引流护理。遵医嘱合理使用抗生素,加强营养支持。

(4)胆漏:严密观察患者切口和引流管的情况,及时发现胆漏。若切口敷料有胆汁样液体渗出或引流管引流出胆汁样液体,方可考虑胆漏。一旦发生胆漏,应保持引流通畅,早期进行充分的引流,胆漏通常会自行停止,不会引起严重后果。密切观察患者腹部体征及体温,若患者出现发热、腹痛和腹膜刺激征,应高度怀疑弥漫性胆汁性腹膜炎。

(5)肺部并发症:告知患者术前戒烟。术后给予充分镇痛,术后第一天开始指导患者深呼吸、咳嗽、咳痰,保持气道通畅。合并肺部感染高危因素(高龄、长期吸烟、合并慢性肺部疾病等)或痰多、痰液黏稠的患者,遵医嘱给予呼吸训练、雾化吸入和振动排痰。

(6)静脉血栓栓塞症:卧床期间宜适当抬高下肢,指导患者进行踝泵运动,或使用间歇式压力充气泵以预防深静脉血栓形成。若病情允许,鼓励患者早期下床活动。对血栓形成高危患者,可使用低分子量肝素抗凝治疗,抗凝治疗期间定期监测凝血功能,观察患者有无出血倾向。若患者出现下肢肿胀、疼痛,及时告知医师,下肢血管超声可明确诊断。

(7)腹腔感染:密切观察患者是否出现高热不退、腹痛、腹肌紧张等症状,腹腔引流管引流液是否浑浊或呈脓性,是否出现全身中毒症状或伴有呃逆,配合医师,采取全身营养支持、呼吸道管理、加强健康指导、手卫生、遵医嘱应用抗生素等措施预防感染。若出现上述症状者应行B超检查及时做出诊断。

二、微创技术在胆管疾病中的应用与护理

1. 概述　微创外科是以传统外科为基础,融合信息科学、材料科学和机械工程学等,使外科诊断与治疗达到微创化、微型化、智能化和数字化,是现代科技发展与外科创新结合而形成的一种新的医学领域。其目标是以最小的损伤达到最佳的外科治疗效果。随着临床医师腹腔镜外科技术的不断提高及经验的不断积累,微创外科手术已成为治疗胆管疾病的重要手段。达芬奇机器人手术是目前外科技术发展的新成果,可能会给外科手术带来革命性的变化。它具有先进的成像技术、远超人手活动范围的灵活手腕及滤除颤抖的精细操作,克服了传统腹腔镜在视野及器械操作灵活性等方面的障碍,显著提高了微创手术的精度,适合肝门部胆管整形重建等精细操作,已逐渐成为微创外科的热点。国内外均有报道,应用手术机器人完成胆管癌根治、胆肠 Roux-en-Y 吻合、胆总管切开探查,以及肝部分切除和胰十二指肠切除术等。目前,总的来看,达芬奇机器人手术还处于发展阶段,加之肝胆胰区域操作空间狭小、解剖结构复杂及器械、技术局限等,机器人手术尚不能完全代替传统腔镜手术和开腹手术。

治疗疾病应遵循个体化的原则。首先,要严格把握传统手术和微创手术的适应证,盲目使用任何方法都可能导致严重后果。其次,必须重视微创手术种类和时机的选择。以微小的创伤完成治疗始终是外科医师的追求目标,然而,实现这一目标不能以牺牲整体效果为代价,新技术的应用必须以超过或等同于传统外科的远近期疗效为前提条件。只有把创伤控制与整体效果综合考虑才是对微创化理念的完整理解。传统外科知识是外科学发展基石,外科医师学习到一定程度之后,才开始微创化学习,只有医师掌握和了解两方面知识和适应证,才能更好地为患者选择适合、安全的术式。

微创化是 21 世纪外科发展的趋势,它符合患者的最高利益需求。由于胆管的特殊结构,微创技术在胆管外科诊断、治疗中的应用日益广泛、成熟。微创胆管外科已成为最能代表外科微创化趋势的新兴学科,其发展不仅以我们对此学科的认识为基础,更重要的是要以现代科技为依托。特别是近年来手术机器人及虚拟、远程技术在微创胆管外科的诊断、治疗及医师培训方面的应用,为微创胆管外科的发展翻开了新篇章。这些技术的成熟最终会给患者带来福音。

胆管外科疾病的微创治疗必将迎来美好的明天。

2. 适应证

(1)胆囊结石:微创胆囊切除术是治疗胆囊结石的首选方法。这种方法具有创伤小、恢复快、住院时间短等优点。

(2)胆管结石:微创胆管结石取出术是治疗胆管结石的一种有效方法。通过内镜技术,可以直接进入胆管内部将结石取出,避免了传统手术需要开大腹部带来的创伤。

(3)胆囊息肉:微创胆囊切除术也可以治疗胆囊息肉。相比于传统手术,微创手术对胆囊的损伤更小,术后恢复更快。

(4)胆管肿瘤:微创胆管探查术可以用于诊断和治疗胆管肿瘤。它可以通过内镜技术直接观察胆管内部的情况,并进行必要的治疗。

总之,胆管微创技术在胆管疾病的治疗中有着广泛的应用,能够减轻患者的痛苦,缩短恢复期,提高治疗效果。但是,在选择微创术前,医师会根据患者的具体情况进行综合评估,确定手术是否适合。

3. 禁忌证

(1)急性胆囊炎伴有局部腹膜炎症状,如高热、恶心、呕吐等。此时应先进行抗感染治疗,控制炎症后再考虑进行微创手术。

(2)胆囊癌或其他恶性肿瘤患者不适合进行微创手术。

(3)胆管结石过大或位置异常,无法采用微创技术取出。

(4)患者存在严重的心、肺等基础疾病,不能承受麻醉和手术的影响。

(5)孕妇不适宜进行微创手术。

(6)其他身体状况不适宜进行微创手术的情况,如凝血功能障碍,肝、肾功能严重受损等。

4. 常见并发症的护理

(1)出血:多发生于术后 24～48h,出血部位通常在腹腔、胆管内或胆肠吻合口。可能与术中血管结扎线脱落、凝血功能障碍有关;胆管内或胆肠吻合口出血多因结石、炎症引起血管壁糜烂、溃疡或术中操作不慎引起。可见腹腔引流管引流出的血性液体超过 100ml/h,持续 3h以上,伴有心率增快、血压波动;胆管内或胆肠吻合口出血在术后早期或后期均可发生,表现为“T”形管引流出血性胆汁或鲜血,粪便呈柏油样,可伴有心率增快、血压下降等。护理:严密观察生命体征、腹部体征、末梢循环、引流管尤其是腹腔引流管的引流情况,每小时观察并记录引流液的颜色、性状及量。一旦发现出血征兆,及时报告医师并采取相应措施,防止发生低血容量性休克。

(2)胆漏:术后第 3～5 天为高发期,由术中胆管损伤、胆总管下端梗阻、“T”形管脱出所致。临床表现为发热、腹胀、腹痛、腹膜刺激征等,或腹腔引流液呈黄绿色胆汁样;严重者可出现心率增快、血压下降、休克。应密切观察腹部体征及引流情况,一旦发现异常,及时报告医师并协助处理,保持引流管通畅在位,遵医嘱使用抗生素、维持水电解质平衡,引流管周围皮肤给予氧化锌软膏保护。

(3)胰漏:术中伤及胰管,反复发生的炎症可引起胆总管下端瘢痕样狭窄,胆管囊肿的远侧残端关闭后也可发生。若引流液不多或逐渐减少,大多可在 3～6 个月自愈,如为主胰管损伤,引流量较多,大多需再次手术。表现为发热、腹痛、腹腔引流液增多,腹腔引流液淀粉酶升高,大于血清淀粉酶,遵医嘱予禁食、胃肠减压、胰酶抑制药、抗感染及营养支持治疗。

（4）胆汁反流、胆管感染：表现为腹痛、发热、黄疸，严重者有感染性休克表现。保持引流通畅，观察引流颜色性质和量，遵医嘱合理使用抗生素。

（5）吻合口狭窄：多发生于术后6个月以后，是内引流术后最常见的并发症，表现为腹部疼痛、畏寒、发热、恶心呕吐，严重者可有感染性休克的表现。要严密观察生命体征和腹部体征的变化，保持引流的通畅，遵医嘱合理使用抗生素。

（6）急性肝衰竭：避免使用对肝有损害的药物，应适当地应用保肝药物和营养支持疗法，尽量减少术中的创伤并缩短手术时间，术后密切观察神志、尿量、肝功能指标，补足血容量，纠正低蛋白血症，防治感染，给予止血药物，纠正电解质和酸碱平衡紊乱，进行营养支持治疗。

三、微创技术在胰脾疾病中的应用与护理

1. 概述 由于胰腺解剖学位置上的特殊性及其兼有内外分泌生理功能的复杂性，胰腺外科多数疾病的研究进展缓慢，落后于腹部其他脏器疾病的研究。21世纪以来，随着中国医疗卫生事业的快速发展，作为普通外科领域最复杂和手术难度最大的亚专业之胰腺外科有了显著的发展。新理念的诞生、新技术的应用和对胰腺疾病发生、发展的深入研究，均对胰腺外科人员提出了更高的要求。目前，胰腺外科的快速发展主要体现在微创技术、ERAS理念和MDT模式三个方面。近年来，随着腹腔镜器械和机器人辅助手术系统的诞生及应用微创技术在胰腺外科领域取得了显著的进步，微创化、精细化及个体化的理念已深入人心。

1991年，DeLaitre等首次开展了腹腔镜下脾切除术。此后，腹腔镜下脾切除术、单孔腹腔镜下脾切除术、腹腔镜下脾部分切除术、机器人脾切除术等相继开展。甚至一度被认为是禁忌证的腹腔镜下门静脉高压脾切除术也出现了许多成功开展的案例。但腹腔镜手术并不等同于微创，微创也并不意味着完全取缔开放手术。盲目追求小切口和高速度而不注重整体效果，反而与微创观念背道而驰。合理应用微创器械，理性选择手术方式，将损伤控制与治疗效果有机结合，追求相似或更佳疗效下的整体微创才是微创观念的根本，新时代的脾外科面临的问题，不仅仅是切除与保留与否的问题，更是如何更好地切除与保留的问题，这要求我们既要传承与积累，更要改进与创新，不断探索脾的未知功能，借助微创技术的发展，实现脾外科更快、更好地发展。

2. 适应证

（1）壶腹部良性肿瘤或交界性胰头十二指肠区域疾病，病变直径≤10cm；门静脉-肠系膜上静脉局限性侵犯，受侵犯长度≤4cm。

（2）机器人脾切除的手术适应证主要为一些血液性疾病，如特发性血小板减少性紫癜、遗传性球形细胞增多症、自身免疫性溶血性贫血等，脾脏血管瘤病、脾脏错构瘤等良性疾病，脾恶性肿瘤或转移性肿瘤，脾囊肿或脾脓肿，脾外伤，病情稳定患者。对于伴有门静脉高压的脾脏切除，为相对适应证。

3. 禁忌证 全身状况差，不耐受长时间气腹患者；既往有复杂上腹部手术史患者；合并严重胰腺炎或胆管炎患者；肿瘤体积较大，直径＞10cm，影响镜下显露的患者；门静脉-肠系膜上静脉受侵犯长＞4cm，存在可能的血管置换患者；肿瘤侵犯肠系膜上动脉患者；肿瘤已经远处转移患者；还有一些特殊部位恶性疾病患者；不能纠正凝血的血小板减少性紫癜患者；脾的体积直径≥20cm的患者。

4. 常见并发症的护理

（1）出血：严密观察患者的症状和体征，有无呕血、心悸、面色苍白、血压下降、脉搏细速等

症状,早发现,早处理。要妥善固定引流管,防止滑脱、打折,保持通畅,观察并记录引流液的颜色、性状和量,了解有无腹腔内出血的发生。另外,对应激性溃疡者,应注意观察胃肠减压引流液的颜色是否正常,患者有无呕血、血便或黑便,一旦发现,及时处理。

(2)胰瘘:患者出现腹痛、持续腹胀、发热、腹腔引流管或切口流出无色清亮液体时,警惕发生胰瘘。若发生胰瘘,应告知患者半卧位休息,根据胰瘘程度,采取禁食、胃肠减压、静脉泵入生长抑素等措施;严密观察引流液颜色、量和性状,准确记录,必要时做腹腔灌洗引流,防止胰液积聚侵蚀内脏、继发感染或腐蚀大血管;保护腹壁瘘口周围皮肤,用凡士林纱布覆盖或氧化锌软膏涂抹。

(3)肠瘘:患者出现明显腹膜刺激征,引流出粪便样液体或输入的肠内营养液时,应考虑肠瘘。若出现肠瘘,应配合医师进行持续灌洗,低负压吸引,保持引流通畅,纠正水、电解质紊乱,加强营养支持;指导患者正确使用造口袋,保护造口周围皮肤。

(4)腹胀:全身麻醉后患者胃肠道功能受到抑制,肠腔内积气过多,肠蠕动下降,易引起腹胀。指导患者术后积极进行早期活动,病情允许的情况下,当天术后 6h 可下床活动,腹胀严重时可遵医嘱给予口服或肛入通便药物。

(5)感染:应密切观察患者生命体征及时巡视病房,倾听患者主观感受,定期复查血常规,观察有无体温升高、血压下降等感染迹象。

(6)胃瘫:观察胃管引流液颜色、量、性状并准确记录,密切观察患者胃肠功能恢复情况,若患者上腹有饱胀感,频繁呕吐,每天胃液引流量>800ml,应警惕胃瘫。

参 考 文 献

[1]　龚仁蓉,许瑞华,冯金华.肝胆胰脾外科护理[M].北京:科学出版社,2022.
[2]　龚仁蓉,许瑞华.肝胆胰脾外科护理新进展[M].成都:四川大学出版社,2021.
[3]　刘荣.肝胆胰脾机器人外科手术学[M].北京:人民卫生出版社,2019.
[4]　白雪莉,梁廷波.肝胆胰外科术后加速康复专家共识(2015 版)[J].中华消化外科杂志,2016,15(1):1-6.
[5]　陈孝平,汪建平,赵继宗,外科学(9 版)[M].北京:人民卫生出版社,2018.
[6]　陈莉明,陈伟,陈燕燕,等.成人围手术期血糖监测专家共识[J].中国糖尿病杂志,2021,29(2):81-85.

第 5 章

肝胆胰外科手术麻醉与护理(概述)

第一节 肝胆胰外科手术麻醉方式及手术配合

一、肝手术术中配合

(一)开腹左半肝切除术

1. 解剖学基础

(1)肝的位置:大部分位于右季肋区和腹上区,小部分位于左季肋区。

(2)肝的功能:肝是人体内脏里最大的器官,是人体最大的消化腺,具有化解细菌、乙醇和其他毒素的功能。

(3)Couinaud 肝段:根据 Glisson 系统和肝静脉的走行分成左、右半肝,五叶,八段(图 5-1)。

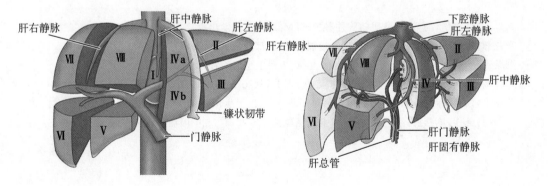

图 5-1 Couinaud 肝段

2. 适应证与禁忌证

(1)适应证

①病变位于 Couinaud Ⅱ、Ⅲ、Ⅳ 段。

②病变侵犯范围不影响第一肝门、第二肝门正常解剖;或未侵犯血管主干根部,良性病变通常不超过 15cm,恶性肿瘤通常不超过 10cm。

③肝功能 Child-Pugh B 级以上。

④活体肝移植供肝切取。

(2)禁忌证

①病变侵犯下腔静脉或肝静脉根部。

②肝恶性肿瘤合并肝内转移、门静脉瘤栓、肝门淋巴结转移或肿瘤边界不清。

③既往上腹部手术史致腹内粘连严重、严重肝硬化、门静脉高压者,为相对禁忌证。

④肝功能分级 Child-Pugh C 级,或其他重要脏器功能不全。

⑤病变位于第一和第二肝门,影响其显露和分离。

3. 麻醉方式及手术体位

(1)麻醉方式:全麻气管插管。

(2)手术体位:平卧位。

4. 物品准备

(1)器械:开腹＋肝叶＋大拉钩。

(2)敷料:主包＋副包＋四件手术衣＋大单＋中单＋碗盘。

(3)一次性物品:纱布,纱垫,吸引器皮管,消毒纱球,各号手套,导尿包,尿管,负极板,60×45 贴膜,冲洗球,22♯、10♯刀片,0、1、4、7 号丝线,大圆针,大脚针,粗乳胶。

(4)高值耗材:超声刀头,各号 Prolene 线,金、紫、绿外科夹,连发钛夹,止血材料,爱泽引流管,关腹线,皮钉。

(5)单消物品:超声刀线,金、紫、绿外科夹钳,氩气,吸针板,灯把,血管吊带。

5. 消毒铺单

(1)消毒:上至两乳头连线,下至耻骨联合,两侧至腋后线。

(2)铺单:右侧塞一中单,其余同开腹铺单。

6. 手术步骤及配合

手术步骤	护理配合
切皮	递 22 号刀片纱布,右上腹反"L"形切口
逐层切开腹壁入腹腔	电刀,中弯逐层入腹腔
腹腔探查	上小碗水,主刀医师湿润双手后探查腹腔有无腹水,肿瘤大小及部位,决定手术方式后上腹腔大拉钩
游离并切除肝周韧带	超声刀离断肝圆韧带、镰状韧带、左冠状韧带、左三角韧带、肝胃韧带
解剖第一肝门	电刀先游离并显露肝总动脉,沿肝总动脉顺序,解剖肝固有动脉至左右肝动脉,根据主刀习惯用电刀或超声刀,游离出左肝动脉,外科夹夹闭、超声刀离断左肝动脉后,后方解剖及显露门脉左支,根据主刀习惯外科夹双重夹闭离断,断端给予 Prolene 线缝扎,丝线结扎门脉,后面断肝后离断,分离开后直接切割闭合器离断门静脉
处理第二肝门	电刀游离肝静脉组织,显露左肝静脉,血管吊带悬吊左肝静脉
肝实质的离断	一般会阻断第一肝门,用 8 号尿管勒紧后中号外科夹阻断,电刀标记切除线,超声刀沿缺血线将肝实质切开,切割闭合器离断左半肝肝蒂,超声刀游离肝实质至第二肝门处,再次以切割闭合器离断左肝静脉,完整切除左半肝
肝断面止血	电刀喷凝模式止血或用氩气止血,较大血管电凝不够或有胆漏时,4-0 Prolene 线予以缝合,助手温生理盐水反复冲洗,确定无出血点及胆漏后,放置 1961 覆盖肝断面
放置引流管	粗乳胶或爱泽引流管放置在左肝断面达脾窝处,2-0 8 根针固定
关闭腹腔	清点无误后,根据医师习惯肌肉线或鱼骨线关闭腹膜及肌肉筋膜层,2-0 8 根针皮下缝合,皮钉钉皮,切口覆盖纱布垫

(二)腹腔镜左半肝切除术

1. 手术体位　平卧分腿位(或小截石位),头高足低,右侧抬高。

2. 物品准备

(1)器械开腹+切肝腔镜。

(2)敷料主包+副包+四件手术衣+大单×2+中单+碗盘。

(3)一次性物品,纱布、小方纱、输血器、吸引器皮管、消毒纱球、各号手套、导尿包、尿管、负极板、11♯刀片、4号,7号丝线、粗乳胶。

(4)高值耗材,长超声刀头,各号 Prolene 线,金、紫、绿外科夹,止血材料,引流管,关腹线,取物袋,连发钛夹。

(5)单消物品,超声刀线,金、紫、绿外科夹钳,氩气,百克双极。

3. 手术步骤及配合

手术步骤	护理配合
线路固定	递气腹管、单极线、百科钳、吸引器皮管、超声刀线、30°镜头
建立气腹	递 11 号刀、纱布、布巾钳 2 把,气腹针,气腹压控制在 14mmHg
穿刺孔的位置	5 孔法操作,C(camera,镜头)位于脐右侧(12mm Trocar),A(assitant 助手)位于脐上,R1 位于锁骨中线内侧,剑突与脐中间水平(12mm Trocar),R2 位于右侧腋前线肋缘下,R3 Trocar 置于左侧肋缘下结肠旁沟(8mm Trocar)
腹腔探查	递助手 30°镜头探查腹腔、盆腔、肝、系膜表面、膈肌有无淋巴结转移病灶
第一肝门解剖及左肝入肝血流阻断	递主刀右手超声刀,左手无创钳;递助手右手吸引器,左手百科钳。展露第一肝门。电凝钩显露肝总动脉,解剖肝固有动脉、左右肝动脉、左肝动脉,外科夹夹闭并用超声刀直接离断。递主刀持针器,绕门静脉左支,丝线或外科夹夹闭
肝周韧带游离	递主刀超声刀离断肝圆韧带、镰状韧带、左冠状韧带及部分右冠状韧带、左三角韧带、肝胃韧带
第二肝门解剖	递主刀电凝钩游离肝静脉周围组织,显露左肝静脉,2/0♯10cm 丝线结扎,也可用 8 号硅胶尿管预阻断,待肝实质离断至第二肝门时将左肝静脉与肝实质一并用切割器电动枪 PSEE60A 离断
肝实质离断	递电凝钩进行标志线,也可根据左半肝缺血线制定肝实质离断切面,也可采用荧光显影技术进行标定左半肝切除线。递超声刀离断肝血管,递外科夹夹闭离断,或递血管枪离断左肝蒂及左肝静脉。递取物袋将标本放好于助手孔
肝断面止血	递电钩或氩气对肝脏断面喷凝止血,对于活动性动脉出血或肝静脉出血,10cm 5-0Prolene 缝合止血。确认无出血及胆漏断面放止血纱布,取出所有止血小方纱,清点数目
取出标本	递取物袋取标本,严格遵循无瘤技术,于辅助孔或操作孔另做一小切口取出
冲洗腹腔、放置引流管	使用生理盐水反复冲洗肝断面,检查无活动性出血及消化道漏后,于肝断面下放置引流管 1 根,从 Trocar 孔引出,Δ9×24 针 2/0♯丝线固定于皮肤
逐层关闭切口,Trocar 孔及小切口	递艾丽斯牵拉切口,用 2-0 8 根针关闭小切口及缝合皮下组织,用 Vic3/0♯快吸收线缝合皮肤。Trocar 孔用鱼骨线针关闭内层,Vic3/0♯快吸收线缝合皮肤

(三)机器人左半肝切除术

1. 手术体位　截石位,头高足低 15°,左侧抬高 10°或平卧位。

2. 手术配合

(1)物品准备

基础物品	敷料	主包×2、副包、四件手术衣、中单、大单
	一次物品	手套、皮管×2、11 号刀片、纱布、小方纱、大角针、4♯线美敷(小号×5、中号×1)
	单消物品	保温杯、超声刀线、外科夹钳(金、紫、绿)
达芬奇物品	保护套	手臂套 470015×4、中心立柱 470340、密封圈 4000774
	手臂	470049 抓钳、电钩 470183、双极 470205、超声刀 470008、针持 470006(备用)
	器械	Ⅹ肝胆机器人器械、Ⅺ肝胆 30°镜头
高值物品	开台用	12mm 穿刺器、金夹、紫夹、绿夹×2
	止血类	1961、弘建膜或粘克
	切割器	PSEE60A+6OW 或 PVE35A(血管枪)+35 钉仓
	其他	取物袋 HSD130、引流管 F19、404×1、751D×1、蛋白线×2(备) 4-2PL/8761×1 (备) 5-0Prolene/8556×1(备)

(2)机器人左半肝切除手术配合

手术步骤	护理配合
线路固定	递气腹管、单极线、双极线、吸引器皮管、超声刀线、机器人 30°镜头 55℃热水(提前预热)
建立气腹	递 11 号刀、纱布、布巾钳 2 把、气腹针、气腹压控制在 14mmHg
穿刺器的位置	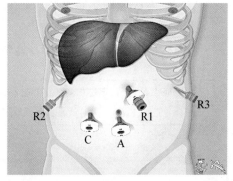 5 孔法操作,C(camera,镜头)位于脐右侧(12mm Trocar),A(assitant 助手)位于脐上,R1 位于锁骨中线内侧,剑突与脐中间水平(12mm Trocar),R2 位于右侧腋前线肋缘下,R3 Trocar 置于左侧肋缘下结肠旁沟(8mm Trocar)

（续　表）

手术步骤	护理配合
床旁手术系统车放置	巡回护士将手术平台推到手术台周围合适位置，吊臂移动时确保不接触周围物体，移动激光光标与内镜穿刺孔重叠
安装机器人手臂	与助手配合调整对焦，将机械手臂与腹壁穿刺器妥善连接并适度微调
	R1 安装超声刀或者电钩，R2 双极钳，R3 carider 钳 C 镜头，A 吸引器、剪刀、分离（鸭嘴）钳、切割闭合器
探查	探查腹腔、盆腔、肝脏、系膜表面、膈肌有无淋巴结转移病灶
肝门解剖及左肝入肝血流阻断	递吸引器给助手，显露肝门，递外科夹结扎入肝血流，超声刀离断。机器人 R3 臂牵拉肝圆韧带，显露第一肝门。电凝钩解剖固有动脉、左右肝动脉，显露左肝动脉，递外科夹夹闭，超声刀离断左肝动脉。显露门静脉左支，R1 臂用机器人下持针器，绕门静脉左支，2/0# 号 10cm 丝线或外科夹夹闭
肝周韧带游离	机器人 1 号操作臂超声刀离断肝圆韧带、镰状韧带、左冠状韧带及部分右冠状韧带、左三角韧带、肝胃韧带
第二肝门解剖	机器人 1 号操作臂电凝钩游离肝静脉周围组织，显露左肝静脉，2/0# 10cm 丝线结扎，也可用 8 号硅胶尿管预阻断，待肝实质离断至第二肝门时将左肝静脉与肝实质一并用切割器电动枪 PSEE60A 离断
肝实质离断	采用模式化半肝切除方法，可根据左半肝缺血线制定肝实质离断切面，也可采用荧光显影技术进行标定左半肝切除线。用超声刀离断肝脏，血管用外科夹夹闭离断，或血管枪离断左肝蒂及左肝静脉。取物袋将标本放好于助手孔
肝断面止血	肝断面用电刀喷凝止血，对于活动性动脉出血或肝静脉出血，10cm 5-0Prolene 缝合止血。确认无出血及胆漏断面放止血纱布。清点所有小方纱，确定数目无误
冲洗腹腔、放置引流管	使用生理盐水反复冲洗肝断面，检查无活动性出血及消化道漏后，于肝断面下放置引流管 1 根，从 Trocar 孔引出，△9×24 针 2/0# 丝线固定于皮肤
撤离机器人	助手将所有机器人手臂取出，撤出穿刺器，收好机器人手臂。器械护士收机器耗材（检查完整性）递电刀、拉钩；巡回护士撤机，连接电刀（由喷凝调节为电凝）、关气腹、撤机器、调床、开灯
取出标本	严格遵循无瘤技术，使用取物袋套取标本，于辅助孔或经副操作孔另做一小切口取出
逐层关闭切口，Trocar 孔及小切口	递艾丽斯牵拉切口，用 2-0 8 根针关闭小切口及缝合皮下组织，用 Vic3/0# 快吸收线缝合皮肤。Trocar 孔用鱼骨线针关闭内层，Vic3/0# 快吸收线缝合皮肤

（四）开腹右半肝切除术

1. 适应证与禁忌证

（1）适应证

①病变位于 Couinaud Ⅴ、Ⅵ、Ⅶ、Ⅷ段。

②良性病变通常不超过 15cm，恶性肿瘤通常不超过 10cm。

③肝功能分级应在 Child-Pugh 分级 A 级以上，其他脏器无严重器质性病变，肝功能储备

良好。

④活体肝移植供肝切取。

(2)禁忌证

①病变侵犯下腔静脉或肝静脉根部。

②病变位于第一和第二肝门,影响其显露和分离。

③肝癌合并肝内转移,门静脉瘤栓、肝门淋巴结转移或肿瘤边界不清。

④有腹部手术史且腹内粘连严重、严重肝硬化、门静脉高压者。

⑤肝功能分级 Child-Pugh B、C 级,或其他重要脏器功能不全。

2. 手术体位　平卧位。

3. 手术步骤及配合

手术步骤	护理配合
切皮	递 22 号刀片、纱布,右上腹反"L"型切口
逐层切开腹壁入腹腔	电刀,中弯逐层入腹腔
腹腔探查	上小碗水,主刀医师湿润手后探查腹腔有无腹水、肿瘤的位置及大小,决定手术方式后上腹腔大拉钩
胆囊切除	解剖胆囊三角,游离胆囊管和胆囊动脉,给予外科夹夹闭,超声刀游离切除胆囊
游离并切除肝周韧带	超声刀离断肝圆韧带、镰状韧带、右冠状韧带、右三角韧带、肝肾韧带
解剖第一肝门	电刀或超声刀解剖出右肝动脉,外科夹夹闭,超声刀离断右肝动脉。游离出门静脉右支结扎
处理第二肝门	电刀游离肝静脉组织,显露右肝静脉,血管吊带悬吊右肝静脉
肝实质的离断	超声刀,血管镊,汤氏血管钳,精细直角钳游离,递血管钳带线结扎,妥善处理数支肝短静脉,电刀标记切除线,超声刀沿缺血线将肝实质切开,切割闭合器离断右肝肝蒂,超声刀游离右肝至第二肝门处,再次以切割闭合器离断右肝静脉,完整切除右半肝
肝断面止血	电刀喷凝模式或氩气电凝止血,较大血管电凝不够或有胆漏,4-0Prolene 线予以缝合,助手反复冲洗断面,主刀反复电凝,确定无出血点及胆漏点,1961 覆盖肝断面
放置引流管	粗乳胶或 19 爱泽引流管,2-0 8 根针固定
关腹	清点无误后,根据医师习惯肌肉线或鱼骨线关闭腹膜及肌肉筋膜层,2-0 8 根针皮下缝合,皮钉钉皮,纱布垫覆盖切口

(五)腹腔镜右半肝切除手术配合

手术步骤	护理配合
线路固定	递气腹管、单极线、百科钳、吸引器皮管、超声刀线、机器人 30
建立气腹	递 11 号刀、纱布、布巾钳 2 把、气腹针、气腹压控制在 14mmHg 5 孔法操作,C(camera,镜头)位于脐右侧(12mm Trocar),A(assitant 助手)位于脐上,R1 位于锁骨中线内侧,剑突与脐中间水平(12mm Trocar),R2 位于右侧腋前线肋缘下,R3 Trocar 置于左侧肋缘下结肠旁沟(8mm Trocar)

（续　表）

手术步骤	护理配合
腹腔探查	递助手30°镜头探查腹腔、盆腔、肝、系膜表面、膈肌有无淋巴结转移病灶
胆囊切除	递主刀电凝钩和抓钳，解剖胆囊三角，游离胆囊管、胆囊动脉，分别递可吸收夹夹闭胆囊管，hem-o-lok夹闭胆囊动脉，递剪刀剪断胆囊管。电钩将胆囊从胆囊床剥离
第一肝门解剖及右肝入肝血流阻断	递主刀右手超声刀，左手无创钳；递助手右手吸引器，左手百科钳。超声刀解剖肝门，显露右肝动脉，递外科夹夹闭，超声刀离断右肝动脉。显露门静脉右支、右侧肝管，递主刀持针器，2/0$^\#$号10cm丝线或外科夹夹闭
肝周韧带游离	递主刀超声刀离断肝圆韧带、镰状韧带、右冠状韧带、右三角韧带、肝肾韧带
第二肝门解剖	递主刀电凝钩游离肝静脉周围组织，显露右肝静脉，2/0$^\#$10cm丝线结扎，也可用8号硅胶尿管预阻断，待肝实质离断至第二肝门时将右肝静脉与肝实质一并用切割器电动枪PSEE60A离断
肝实质离断	递电凝钩进行标志线，也可根据右半肝缺血线制定肝实质离断切面，也可采用荧光显影技术进行标定右半肝切除线。递超声刀离断肝血管，递外科夹夹闭离断，或递血管枪离断右肝蒂及右肝静脉。递取物袋将标本放好于助手孔
肝断面止血	递电钩或氩气对肝断面喷凝止血，对于活动性动脉出血或肝静脉出血，10cm 5-0Prolene缝合止血。确认无出血及胆漏断面放置止血纱布，取出所有止血小方纱，清点数目
取出标本	递取物袋取标本，严格遵循无瘤技术，于辅助孔或操作孔另做一小切口取出
冲洗腹腔、放置引流管	使用生理盐水反复冲洗肝断面，检查无活动性出血及消化道漏后，于肝断面下放置引流管1根，从Trocar孔引出，Δ9×24针2/0$^\#$丝线固定于皮肤
逐层关闭切口，Trocar孔及小切口	递艾丽斯牵拉切口，用2-0 8根针关闭小切口及缝合皮下组织，用Vic3/0$^\#$快吸收线缝合皮肤。Trocar孔用鱼骨线针关闭内层，Vic3/0$^\#$快吸收线缝合皮肤

（六）机器人右半肝切除术

手术步骤	护理配合
线路固定	递气腹管、单极线、双极线、吸引器皮管、超声刀线、机器人30°镜头55℃热水（提前预热）
建立气腹	递11号刀、纱布、布巾钳2把、气腹针、气腹压控制在14mmHg
穿刺器的位置	

（续　表）

手术步骤	护理配合
穿刺器的位置	5 孔法操作,C(camera,镜头)位于脐右侧(12mm Trocar),A(assitant 助手)位于脐上,R1 位于锁骨中线内侧,剑突与脐中间水平(12mm Trocar),R2 位于右侧腋前线肋缘下,R3 Trocar 置于左侧肋缘下结肠旁沟(8mm Trocar)
床旁手术系统车放置	巡回护士将手术平台推到手术台周围合适位置,吊臂移动时确保不接触周围物体,移动激光光标与内镜穿刺孔重叠
安装机器人手臂	与助手配合调整对焦,将机械手臂与腹壁穿刺器妥善连接并适度微调
	R1 安装超声刀或者电钩,R2 双极钳,R3 carider 钳 C 镜头,A 吸引器、剪刀、分离(鸭嘴)钳、切割闭合器
探查	探查腹腔、盆腔、肝、系膜表面、膈肌有无淋巴结转移病灶
胆囊切除	解剖胆囊三角,游离胆囊管、胆囊动脉,分别递可吸收夹闭胆囊管,hem-o-lok 夹闭胆囊动脉,递剪刀剪断胆囊管。电钩将胆囊从胆囊床剥离
第一肝门解剖及入肝血流阻断	递吸引器给助手,机器人 R3 臂将肝向上抬起,显露第一肝门。电凝钩或超声刀解剖肝门,显露右肝动脉,递外科夹夹闭,超声刀离断右肝动脉。显露门静脉右支、右侧肝管,R1 臂用机器人下持针器,2/0# 号 10cm 丝线或外科夹夹闭
肝周韧带游离	机器人 1 号操作臂超声刀离断肝圆韧带、镰状韧带,电钩离断右冠状韧带、右三角韧带、肝肾韧带
肝短静脉游离	机器人 3 号臂将右侧肝抬高,显露第三肝门及肝后下腔静脉,经第一肝门逐步向上游离,递外科夹夹闭及结扎、离断肝短静脉
第二肝门解剖	机器人 1 号操作臂电凝钩游离肝静脉周围组织,显露右肝静脉,2/0# 10cm 丝线结扎,也可用 8 号硅胶尿管预阻断,待肝实质离断至第二肝门时将右肝静脉与肝实质一并用切割器电动枪 PSEE60A 离断肝
肝实质离断	采用模式化半肝切除方法,可根据右半肝缺血线制定肝实质离断切面,也可采用荧光显影技术进行标定右半肝切除线。用超声刀离断肝,血管用外科夹夹闭离断,或血管枪离断右肝蒂及右肝静脉。取物袋将标本放好于助手孔
肝断面止血	肝断面用电刀喷凝止血,对于活动性动脉出血或肝静脉出血,10cm 5-0Prolene 缝合止血。确认无出血及胆漏断面放止血纱布。清点所有小方纱,确定数目无误
冲洗腹腔、放置引流管	使用生理盐水反复冲洗肝断面,检查无活动性出血及消化道漏后,于肝断面下放置引流管 1 根,从 Trocar 孔引出,Δ9×24 针 2/0# 丝线固定于皮肤
撤离机器人	助手将所有机器人手臂取出,撤出穿刺器,收好机器人手臂。器械护士收机器耗材(检查完整性),递电刀、拉钩;巡回护士撤机,连接电刀(由喷凝调节为电凝)、关气腹、撤机器、调床、开灯
取出标本	严格遵循无瘤技术,使用取物袋套取标本,于辅助孔或经副操作孔另做一小切口取出
逐层关闭切口,Trocar 孔及小切口	递艾丽斯牵拉切口,用 2-0 8 根针关闭小切口及缝合皮下组织,用 Vic3/0# 快吸收线缝合皮肤。Trocar 孔用鱼骨线针关闭内层,Vic3/0# 快吸收线缝合皮肤

(七)切肝手术并发症及配合要点

1. 常见术后并发症

(1)出血:是切肝手术最常见的并发症,也是机器人中转开腹最主要的原因。第二肝门发生出血时,一般是分离时损伤了肝静脉或者下腔静脉。二氧化碳随肝静脉进入心脏导致二氧化碳气体栓塞,麻醉需要关注血压是否下降,心率是否增快,血氧饱和度是否下降,呼气末二氧化碳增高。心脏循环出现呼吸性酸中毒,需要关注钾是否增高。

(2)胆漏:肝切除术后胆漏主要是术中胆管的损伤未发现或胆管结扎不牢及结扎线脱落导致。要及时检查小方纱是否黄色胆汁。

(3)肝衰竭:术后肝衰竭是肝右三叶最常见并发症。术前精准评估剩余肝体积及检测吲哚菁绿15min滞留率尤为重要。

2. 配合要点

(1)切肝手术缺血线不明显,可采用术中吲哚菁绿荧光显影技术。术中遵医嘱静脉打入吲哚菁绿,显影为肿瘤,荧光显影半肝切除线显示缺血区域和正常肝之间的界限。

(2)切肝手术出血多、限制输液,容易引起循环血量不足,血压下降,心率增快。巡回护士关注液体的速度及患者生命体征。

(3)术中随时可能会血管破裂,无论是"缝"还是"扎",手术用物的传递做到准确快速。进入腹腔的纱布做到心中有数,缝针每次使用过后,要检查完整性,防止遗留体腔。

(4)阻断肝门时,应准确记录阻断时间,一般单次阻断不超过15~20min,如需二次阻断,中间应间隔3~5min。

(5)开腹手术术野大,随时注意缝针及用物的去向。

(6)肝门阻断时间短,要求与术者密切配合。提前准备好止血耗材,止血缝线,肝实质离断后主动将电刀改为喷凝模式。

(7)肝血流阻断期间,巡回护士绝对不能远离手术台,要密切观察手术进展,及时提供所需物品,做好输血准备。

二、胰腺手术术中配合

(一)开腹胰十二指肠切除术

1. 解剖学基础

(1)胰腺解剖:胰是一个狭长的腺体,横置于腹后壁1~2腰椎体平面,质地柔软,呈灰红色(图5-2)。呈长条状,分胰头、胰体、胰尾三部分。胰头宽大被十二指肠包绕,后面有门静脉和胆总管通过。胰体为胰的中间大部分,横跨下腔静脉和腹主动脉。胰尾伸向左上方,与脾门接触。胰管位于胰腺内与胰长轴平行,起自胰尾,右行离开胰头与胆总管合并,共同开口于十二指肠大乳头。

(2)胆囊解剖:胆囊位于右肋骨下肝后方的梨形囊袋构造,有浓缩和储存胆汁的作用。正常胆囊长8~12cm,宽3~5cm,容量30~60ml。分为底、体、颈、管四部,颈部连胆囊管。胆囊管与肝总管汇接至十二指肠乳头为胆总管(图5-3)。

(3)十二指肠解剖:十二指肠介于胃与空肠之间,是小肠中长度最短、管径最大、位置最深且最为固定的部分。整体呈"C"形,包绕胰头,可分为上部、降部、水平部和升部。既接受胃液,又接受胰液和胆汁,因此十二指肠的消化功能十分重要(图5-4)。

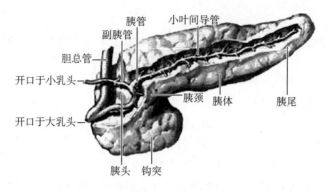

图 5-2　胰腺解剖

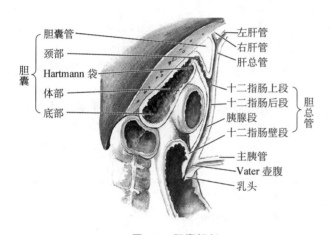

图 5-3　胆囊解剖

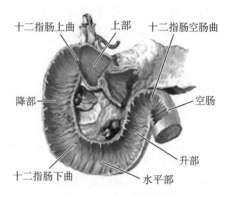

图 5-4　十二指肠解剖

2. 适应证

(1)壶腹部癌。

(2)胆总管下端癌。

(3)十二指肠部肿瘤。

(4)胰头癌及其他恶性肿瘤。

(5)胰十二指肠良性肿瘤。

(6)胰头部肿块型慢性胰腺炎不排除癌变。

(7)其他肿瘤的继发性侵犯。

3. 禁忌证

(1)腹腔内已有广泛转移。

(2)肿瘤侵犯肠系膜上血管。

(3)严重营养不良,全身情况差。

(4)重度梗阻性黄疸。

(5)重要器官功能衰退,不能耐受。

4. 麻醉方式及手术体位

(1)麻醉:气管插管全身麻醉,术中保持肌肉松弛。

(2)体位:平卧位。

(3)切口:右侧旁正中切口或腹直肌切口或右侧肋缘下弧形反"L"形切口。

5. 术前物品准备

(1)器械:开腹器械、肝叶器械、助手脾拉钩。

(2)敷料:主包、副包、手术衣、大单。

(3)一次性物品:22♯刀片,10♯刀片,纱布×2,纱垫×1,消毒纱球×1,皮管×1,w586×2,w570×2,1、4、7、号线各2,60×45贴膜×1,冲洗球×1。

(4)特殊用品:氩气刀、中长电刀头、超声刀线、各号胰管。

(5)消毒:范围以肚脐为中心,左至腋中线,右至腋后线,上至剑突10cm、下至脐下10cm。

(6)铺单

①传递一块中单铺于患者身体右侧。

②传递4块治疗巾,前3块折边向着手术助手递上,第4块折边向着自己递上。

③铺第1块治疗巾覆盖手术切口下方,然后按照顺序铺置对侧、头侧、同侧。

④术野上方铺1块双折大单覆盖头部至头架、术野下方至托盘平铺1块双折大单,托盘上铺一块双折大单。

⑤术野两侧各铺1块双折中单,手术野下方至托盘平铺1块双折中单,托盘上铺一块双折中单、手术野下方至右侧大腿上铺1块双折中单,头侧拉一块单层中单隔绝麻醉机。

6. 手术步骤及护理配合

手术步骤	护理配合
开腹	贴膜、固定电刀、超声刀、吸引器、皮刀、纱布、电刀、艾利斯、中弯
探查	一般性探查
	判断腹腔有无转移上大拉钩、湿纱布
	悬吊肝圆韧带
	解剖性探查
	判断肿瘤是否侵犯下腔静脉
	肠系膜上静脉及门静脉,上隔离盘、电刀、长血管镊、汤氏钳、精细直角、中长血管剪刀、1或4号线结扎
切除病变	显露十二指肠降部及胰头,游离结肠肝曲,切开胃结肠韧带、肝胃韧带及肝十二指肠韧带,切开十二指肠降部外侧腹膜,向左侧翻起十二指肠降部及胰头,于胰腺下缘靠近胰头部切开后腹膜寻找、显露肠系膜上静脉,初步判断肿物及肠系膜上静脉的关系,于胰腺上缘靠近胰头部切开肝十二指肠韧带,分离胆总管,结扎胃右动脉及胃十二指肠动脉,显露肝动脉、门动脉。门静脉前壁与胰腺间若无肿瘤浸润可通过一个手指,最后判定胰十二指肠切除术
消化道重建	分为三吻:胰肠、胃肠、胆肠
	胰腺空肠吻合:可采用端侧、端-端侧或套入式吻合,目前多使用4-0或5-0Prolene线吻合。胆管空肠吻合:可采用端侧吻合,目前多使用4-0或5-0单股可吸收线吻合。胃空肠吻合:目前多使用切割闭合器吻合,使用4-0或5-0Prolene线吻合
腹腔引流	腹腔引流在胰十二指肠术后对减少并发症有十分重要的作用。内引流放在胆肠吻合及胰肠吻合周围及胃肠吻合的后壁(各用1根粗潘氏或粗乳胶引流管在腹腔内路),均为最短距离
缝合伤口	目前最多采用w9236或1A404缝合肌肉腹膜层
	皮下多采用vcp751D或大角针中线
	皮肤用皮钉顶皮

7. 护理要点

(1)熟知术者习惯,物品准备齐全。

(2)术中注意污染手术的配合及无菌原则,抗菌药应在术前 30min 输入。

(3)术前注意患者皮肤的保护,在骨突处垫海绵垫并涂液状石蜡保护皮肤。

(4)胰十二指肠切除手术时间长、创伤大,可术前在患者身下铺水毯,术中给予温水冲洗来预防患者体温过低。

(5)肝肿瘤、肝癌等。

(6)急性重症肝炎。

(二)开腹胰腺中段切除术

1. 概述　临床上,胰腺中段切除术通常指胰腺颈部及体部胰腺组织。能够在切除病灶的同时最大限度地保留正常胰腺组织,尤其是术前合并自身胰腺功能障碍的患者来说有着重要的意义。

2. 适应证

(1)胰腺颈部或体部良性或低度恶性肿瘤,如胰岛细胞瘤、神经内分泌肿瘤囊腺瘤、实性假乳头状瘤、胰腺真性或假性囊肿、胰腺导管内乳头状瘤等。

(2)肿瘤直径≤6cm,残留胰腺体尾部长度建议在≥5cm。

(3)胰腺颈部肿瘤紧邻主胰管,或局部切除有肿瘤残存风险。

(4)胰腺颈部病灶性病变,如局限性胰管狭窄、胰管结石等。

(5)非肿瘤性囊性病变,如淋巴上皮囊肿、皮样囊肿、包虫囊肿等。

3. 禁忌证

(1)合并严重心肺疾病,不能耐受麻醉及手术。

(2)肿瘤较大,中段切除后胰腺远端残留胰腺过少。

(3)胰腺颈部恶性肿瘤存在严重血管侵犯或邻近脏器侵犯。

4. 麻醉方式　全麻。

5. 手术配合

手术步骤	护理配合
摆放体位	平卧位
消毒铺单	递卵圆钳持安尔碘纱球消毒皮肤,常规消毒铺单
腹部 L 切口	贴手术膜。递皮刀、电刀、甲状腺拉钩
腹腔探查	安装床旁拉钩
打开胃结肠韧带,充分显露胰腺肿瘤	递超声刀,及时清理。游离组织,及时准备结扎线
游离胰腺体部上下缘,使之完全游离	
分离并离断脾动、静脉与胰腺及肿瘤间的分支	
胰头侧距肿瘤 1cm 处横断胰腺	
离断、结扎主胰管并间断褥式缝合胰头侧断端	使用超声刀或切割闭合器
提起远端含肿瘤的胰腺断端,由胰体部向胰尾部方向	严格执行无瘤操作
分离脾动、静脉的每一分支血管,至完整切除病灶	

手术步骤	护理配合
消化道重建:胰空肠 Roux-en-Y 吻合术	
放置腹腔引流管	
清点手术物品,逐层关闭切口	

(三)腔镜胰十二指肠切除术

1. **解剖学基础**　同开腹。

2. **适应证与禁忌证**　同开腹。

3. **麻醉方式及手术体位**

(1)麻醉:气管插管全身麻醉,术中保持肌肉松弛。

(2)体位:平卧分腿,头高脚低 15°,左侧抬高 5°。

(3)切口:见图 5-5。

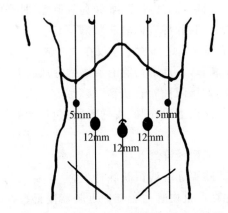

图 5-5　腔镜胰十二指肠切除术切口位置

4. **术前物品准备**

(1)器械:开腹器械、肝胆胰腔镜切肝。

(2)敷料:主包、副包、手术衣。

(3)一次性物品:11♯刀片,纱布×2,纱垫×1,皮管×1,消毒纱球×1,1、4、7 号线各 1,导尿包×1,成人导尿管×1,负极板×1。

(4)特殊用品:氩气刀、百克钳、超声刀线、保温杯、各号胰管。

(5)消毒:范围以肚脐为中心,左至腋中线,右至右后线,上至剑突 10cm、下至脐下 10cm。

(6)铺单:传递一块中单铺于患者身体右侧与左侧各一块,其余同开腹。

5. **手术步骤及护理配合**

手术步骤	护理配合
建立气腹	建立气腹至气腹压 12～14mmHg
套管锥穿刺,建立镜头孔,在	镜头孔:10mm Trocar,或 12mm Trocar 根据主刀习惯
监视下腔镜	递腔镜镜头

手术步骤	护理配合
辅助孔,取五孔法操作	观察孔一般位于脐下 2cm,右侧主操作孔,锁骨中线与脐水平,右侧辅助孔于肋缘下腋前线水平。左侧 2 孔位置在右侧对应位置可少偏向中线方向。每孔间距一拳左右
探查	探查腹腔、盆腔有无淋巴结转移
离断胃结肠韧带	游离结肠肝区进入腹腔后,用超声刀离断胃结肠韧带,递吸引器或无损伤抓钳给一助
解剖门脉及胰颈	更换电钩并连接单极电凝线
游离十二指肠周围组织	做 Kocher 切口,用超声刀游离,清扫淋巴结
离断胆管,切除胆囊	更换电钩或者超声刀
游离肝动脉,显露肝总动脉	更换电钩或者超声刀解剖,解剖显露肝动脉全程
解剖出胃右动脉、胃十二指肠动脉予以结扎和离断	线结扎时递 10cm 无针缝线,同时更换持针器,并递剪刀给一助离断动脉和剪线,递分离钳取出多余线头。钛夹钳结扎时递直径合适的钛夹钳结扎
游离门静脉	沿门静脉仔细游离、解剖,显露门静脉全程
离断胰颈	根据原发疾病,确定离断线。更换电钩或者超声刀,注意胰腺后方门静脉汇合处小静脉,准备 12cm 长 Pro5/0# 或 6/0# 缝扎小血管,并更换持针器
离断 Treitz 韧带及游离空肠	以电钩仔细离断 Treitz 韧带,结扎离断肠系膜上动脉左侧的胰十二指肠下动脉。游离近端空肠,递腔内切割缝合器 Endo-GIA 60-3.5 蓝钉距离 Treitz 韧带 10cm 处横断空肠
离断胰腺钩突	更换电钩,自上而下横断胰腺钩突。遇到粗大静脉及时递钛夹钳钳夹,另备 12cm 长 Pro5/0# 或 6/0# 缝扎缝扎小血管
取出标本	递腔镜用取标本袋套取标本,做小切口取出标本,注意无瘤技术
胰-肠吻合	对胰腺残端进行双层、端侧、导管对黏膜的胰-空肠吻合。R1 更换持针器,递 35cm 长 Pro3/0# 缝合外层半圈;R1 更换电钩打开空肠黏膜;根据胰管直径置入相应直径的硅胶管以支撑胰管,并将硅胶管口剪成斜面;递 25cm 长 Pro6/0# 缝合内层;最后 Pro3/0# 缝合余下外层半圈
胆-肠吻合	R1 更换电钩打开肠管开口。R1 更换持针器,根据胆管直径决定缝合方式:胆管直径<5mm,行间断缝合,递 18cm 长 PDS-Ⅱ5/0# 或 Pro5/0# 间断缝合;胆管直径>5mm,行连续缝合,递 25cm 长 PDS-Ⅱ5/0# 或 Pro5/0# 连续缝合
胃-肠吻合	更换超声刀分离胃大弯侧血管,递腔内切割缝合器 Endo-GIA 60-3.5 蓝钉切断远端胃,R1 更换持针器,递 35cm 长 Vic5/0# 可吸收线做胃大弯侧与近端空肠吻合
冲洗腹腔、放置引流管	使用腹腔镜吸引冲洗器冲洗腹腔,检查无活动性出血及消化道漏后,于右肝下胆-肠吻合口下方、胰-肠吻合口上方各置双腔引流管 1 根,管尖置于肝尾叶与胃贲门之间,管侧孔靠近胰-肠吻合口上方,协助从 Trocar 孔引出,Δ9×24 针 3/0# 丝线固定于皮肤
解除气腹,移去机器人机械臂系统;逐层关闭 Trocar 孔及小切口	用 Vic1# 线关闭小切口及缝合皮下组织,用 Vic3/0# 快吸收线缝合皮肤。Trocar 孔用 Vic0# 鱼钩针关闭内层,Vic3/0# 快吸收线缝合皮肤

6. 护理要点 同开腹。

(四)腹腔镜胰腺中段切除术

手术步骤	护理配合
摆放体位	平卧分腿位
消毒铺单	递卵圆钳持安尔碘纱球消毒皮肤,常规消毒铺单
五孔法建立操作孔	递巾钳、皮刀、纱布、气腹针、穿刺器
打开胃结肠韧带,充分显露胰腺肿瘤	递超声刀、镜下双极、电钩给术者。递无创钳给
游离胰腺体部上下缘,使之完全游离	第一助手。及时清理电外科器械的血痂
分离并离断脾动、静脉与胰腺及肿瘤间的分支	如遇出血,备 5-0/6-0 血管缝线
胰头侧距肿瘤 1cm 处横断胰腺	使用超声刀或腔内切割闭合器
离断、结扎主胰管并间断褥式缝合胰头侧断端	
提起远端含肿瘤的胰腺断端,由胰体部向胰尾部方向分离脾动、静脉的每一分支血管,至完整切除病灶	严格无瘤操作,使用取物袋装取标本,于辅助孔取出
消化道重建:胰空肠 Roux-en-Y 吻合术	
放置腹腔引流管	冲洗腹腔,检查有无活动性出血
清点手术物品,逐层关闭切口	清点无误

(五)机器人胰十二指肠切除术

1. 解剖学基础 同开腹。

2. 适应证与禁忌证 同开腹。

3. 麻醉方式及手术体位

(1)麻醉:气管插管全身麻醉,术中保持肌肉松弛。

(2)体位:平卧分腿,头高脚低 15°,左侧抬高 5°。

(3)切口:见图 5-6。

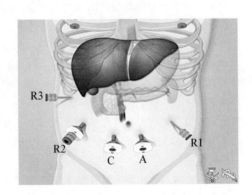

图 5-6 机器人胰十二指肠切除术切口位置

4. 术前物品准备

(1)器械:Xi 机器人器械或 Si 机器人器械。

(2)敷料:主包、副包、手术衣。

(3)一次性物品:11♯刀片,纱布×1,皮管×1,1、4、7 号线各 1,导尿包×1,导尿管×1,小方纱×2,负极板×1。

（4）特殊用品：Xi 机器人手臂或 Si 机器人手臂、Xi 机器人镜头或 Si 机器人镜头超声刀线、保温杯、各号胰管。

（5）消毒：范围以肚脐为中心,左至腋中线,右至腋后线,上至剑突 10cm、下至脐下 10cm。

（6）铺单：同腔镜。

5. **手术步骤及护理配合**

手术步骤	护理配合
建立气腹	建立气腹至气腹压 12～15mmHg
套管锥穿刺,建立镜头孔,在监视下穿刺建立机器人机械臂孔（R1、R2、R3)及辅助孔	镜头孔:12mmTrocar,递 up 镜头,机器人机械臂 R1、R3 孔:8mmTrocar,机器人机械臂 R2 孔为 Trocar in Trocar 孔:12mmTrocar 套、8mmTrocar 辅助孔:12mmTrocar 位置 胰十二指肠切除 镜头孔:脐孔区域或脐孔右侧 2～3cm 处 R1、R2:镜头孔偏头侧 2～3cm 近锁骨中线处 R3:右上腹肋缘下旁正中线处或左上腹肋缘下旁正中线处 辅助孔:镜头孔偏下肢侧 4～5cm 锁骨中线处
探查	探查腹腔、盆腔有无淋巴结转移
离断胃结肠韧带	游离结肠肝区进入腹腔后,用超声刀离断胃结肠韧带,递吸引器或无损伤抓钳给一助手
解剖门脉及胰颈	更换电钩并连接单极电凝线
游离十二指肠周围组织	做 Kocher 切口,用超声刀游离,清扫淋巴结
离断胆管,切除胆囊	更换电钩或者超声刀
游离肝动脉,显露肝总动脉	更换电钩或者超声刀解剖,解剖显露肝动脉全程
解剖出胃右动脉、胃十二指肠动脉予以结扎和离断	线结扎时递 10cm 无针缝线,同时更换持针器,并递剪刀给一助离断动脉和剪线,递分离钳取出多余线头。钛夹钳结扎时递直径合适的钛夹钳结扎
游离门静脉	沿门静脉仔细游离、解剖,显露门静脉全程
离断胰颈	根据原发疾病,确定离断线。更换电钩或者超声刀,注意胰腺后方门静脉汇合处小静脉,准备 12cm 长 Pro5/0# 或 6/0# 缝扎小血管,并更换持针器
离断 Treitz 韧带及游离空肠	以电钩仔细离断 Treitz 韧带,结扎离断肠系膜上动脉左侧的胰十二指肠下动脉。游离近端空肠,递腔内切割缝合器 Endo-GIA 60-3.5 蓝钉距离 Treitz 韧带 10cm 处横断空肠
离断胰腺钩突	更换电钩,自上而下离断胰腺钩突。遇到粗大静脉及时递钛夹钳钳夹,另备 12cm 长 Pro5/0# 或 6/0# 缝扎小血管
取出标本	递腔镜用取标本袋套取标本,做小切口取出标本,注意无瘤技术
胰-肠吻合	对胰腺残端进行双层、端侧、导管对黏膜的胰-空肠吻合。R1 更换持针器,递 35cm 长 Pro3/0# 缝合外层半圈;R1 更换电钩打开空肠黏膜;根据胰管直径置入相应直径的硅胶管以支撑胰管,并将硅胶管口剪成斜面;递 25cm 长 Pro6/0# 缝合内层;最后 Pro3/0# 缝合余下外层半圈

（续　表）

手术步骤	护理配合
胆-肠吻合	R1 更换电钩打开肠管开口。R1 更换持针器，根据胆管直径决定缝合方式：胆管直径<5mm，行间断缝合，递 18cm 长 PDS-Ⅱ5/0# 或 Pro5/0# 间断缝合；胆管直径>5mm，行连续缝合，递 25cm 长 PDS-Ⅱ5/0# 或 Pro5/0# 连续缝合
胃-肠吻合	更换超声刀分离胃大弯侧血管，递腔内切割缝合器 Endo-GIA 60-3.5 蓝钉切断远端胃，R1 更换持针器，递 35cm 长 Vic5/0# 可吸收线做胃大弯侧与近端空肠吻合
冲洗腹腔、放置引流管	使用腹腔镜吸引冲洗器冲洗腹腔，检查无活动性出血及消化道漏后，于右肝下胆-肠吻合口下方、胰-肠吻合口上方各置双腔引流管 1 根，管尖置于肝尾叶与胃贲门之间，管侧孔靠近胰-肠吻合口上方，协助从 Trocar 孔引出，Δ9×24 针 3/0# 丝线固定于皮肤
解除气腹，移去机器人机械臂系统；逐层关闭 Trocar 孔及小切口	用 Vic1# 线关闭小切口及缝合皮下组织，用 Vic3/0# 快吸收线缝合皮肤。Trocar 孔用 Vic0# 鱼钩针关闭内层，Vic3/0# 快吸收线缝合皮肤

6. **护理要点**　同开腹。

(六)机器人胰腺中段切除术

手术步骤	护理配合
摆放体位	小截石位
消毒铺单	递卵圆钳持安尔碘纱球消毒皮肤，常规消毒铺单
建立气腹	递巾钳、皮刀、纱布、气腹针
穿刺操作孔	镜头孔递 12mm 穿刺器，递镜头。机器人器械臂孔递 8mm 穿刺器，辅助孔 12mm 穿刺器
探查腹腔、盆腔有无淋巴结转移，充分显露胰腺肿瘤	递吸引器或无损伤抓钳给一助，打开胃结肠韧带，探查肿瘤
游离胰腺体部上下缘，使之完全游离	显露肠系膜上静脉，如遇出血，备 5-0/6-0 血管缝线。如需缝合，将机器人操作孔超声刀更换为持针器，将线剪至 10～15cm，递分离钳给一助夹持缝线送入穿刺器，缝合后递剪刀给第一助手离断血管和剪断缝线。递分离钳取出多余线头
分离并离断脾动、静脉与胰腺及肿瘤间的分支	使用超声刀、电钩或腔内切割缝合器离断胰腺
胰头侧距肿瘤 1cm 处横断胰腺	更换持针器，缝扎胰腺残面
离断、结扎主胰管并间断褥式缝合胰头侧断端	严格无瘤操作，使用取物袋装取标本，于辅助孔取出
提起远端含肿瘤的胰腺断端，由胰体部向胰尾部方向分离脾动、静脉的每一分支血管，至完整切除病灶	
消化道重建：胰空肠 Roux-en-Y 吻合术	递缝线、针持固定引流管
放置腹腔引流管	
关闭气腹，移开机器人床旁机械臂	
清点手术物品，逐层关闭切口	清点无误

三、胆管手术

(一)概述

1. 解剖学基础

(1)胆管为输送胆汁的管道。储存在胆囊里的胆汁通过它流入十二指肠。胆管的开口:将十二指肠拉开,在肝的背侧,可见到两条管道,找出左侧的肝总管和右侧的胆囊管,汇入胆总管,与主胰管一起开口于十二指肠降部的十二指肠乳头。

(2)胆总管长 4~8cm,直径 0.6~0.8cm,由肝总管和胆囊管汇合而成,在肝十二指肠韧带内下行于肝固有动脉的右侧、肝门静脉的前方,向下经十二指肠上部的后方,降至胰头后方,再转向十二指肠降部中份,在此处的十二指肠后内侧壁内与胰管汇合,形成一略膨大的共同管道称肝胰壶腹,开口于十二指肠大乳头。在肝胰壶腹周围有肝胰壶腹括约肌包绕。在胆总管与胰管的末段也均有少量平滑肌包绕,分别称胆总管括约肌和胰管括约肌。肝胰壶腹括约肌保持收缩状态,由肝分泌的胆汁,经肝左、右管、肝总管、胆囊管进入胆囊贮存;进食后,尤其进高脂肪食物,在神经体液因素调节下,胆囊收缩,肝胰壶腹括约肌舒张,胆囊内的胆汁自胆囊经胆囊管、胆总管、肝胰壶腹、十二指肠大乳头,排入十二指肠腔内(图 5-7)。

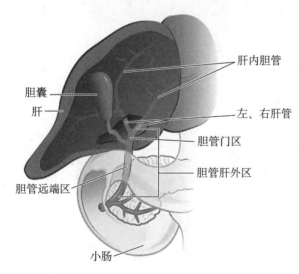

图 5-7　胆总管解剖

2. 适应证

(1)继发性胆(总)管结石:指结石原发于胆囊,在胆囊结石病发生发展的过程中的细小结石,通过胆囊管降入胆总管或胆囊管管径较为粗大,较大的结石也可先后进入胆总管。进入胆总管的结石,少数可以通过胆总管下端排入十二指肠,而不滞留在胆总管内,这是一个"自然排石"过程,这往往只在细心筛洗患者粪便时找到经化学分析认定的胆石而得到证实。滞留在胆总管内的结石多数会引起各种有时是很凶险的病理损害,这实际上是胆囊结石病的较严重的并发症。

(2)原发性胆(总)管结石:是原发性胆管结石的组成部分,可以原发于胆总管,可以与肝内胆管结石同时发生,有时也可能由肝内胆管下降。单纯的原发性胆总管结石可以引起严重的胆管并发症,若与肝胆管结石合并存在,病理损害更加严重。

(3)胆管细胞癌(也称胆管癌):起源于肝内胆管和肝外胆管的上皮细胞,其中肝内胆管癌起源于肝内细胆管(称为周围型胆管细胞癌),或左右肝管分叉处近端的肝内大胆管。肝外胆管分为肝门部(包括汇合处本身)和远段,其分界点为十二指肠后方、胆囊管汇入胆总管处的近端。无论胆管癌起源于胆管系统的肝内还是肝外部分,只要累及肝总管分叉处,都称为Klatskin瘤或肝门部胆管细胞癌。大部分胆管细胞癌为腺癌,可分为结节型、硬化型和乳头状型。胆管细胞癌的症状因其受累部位不同而不同,肝外胆管细胞癌通常在肿瘤阻塞胆管引流系统时出现黄疸、瘙痒、白陶土样粪便和尿色加深等症状,仅累及肝内胆管的胆管细胞癌一般不出现黄疸,可能表现为右上腹部钝痛、体重减轻和碱性磷酸酶升高的病史。部分患者无症状,其病变在影像学检查时偶然发现。经腹超声可用于明确有无胆管扩张和确定梗阻水平。

根据肝管累及情况,可分为四种类型(Bismuth-Corlette分型法):①肿瘤低于左右肝管汇合处(Ⅰ型);②肿瘤累及左右肝管汇合处(Ⅱ型);③肿瘤闭塞肝总管和右肝管(Ⅲa型)或左肝管(Ⅲb型);④肿瘤为多中心分布,或累及左肝管和右肝管及其汇合处(Ⅳ型)(图5-8)。

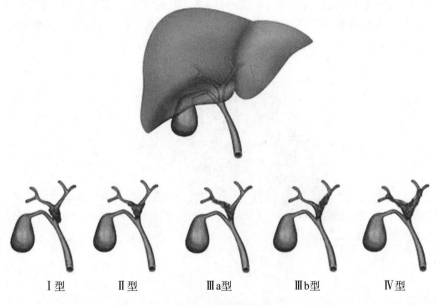

| Ⅰ型 | Ⅱ型 | Ⅲa型 | Ⅲb型 | Ⅳ型 |

图5-8　肝管分型

(4)胆管扩张症:为较常见的先天性胆道畸形,以往认为是一种局限于胆总管的病变,因此称为先天性胆总管囊肿。于1723年Vater首例报道。一个多世纪以来,随着对本病认识的加深,通过胆管造影发现扩张病变可以发生在肝内、肝外胆管的任何部位,根据其部位形态、数目等有多种类型,临床表现亦有所不同。

(5)腹腔镜及机器人肝门部胆管癌根治性切除手术的适应证严格,应结合术前CT、MRCP、CT血管造影或磁共振血管成像以明确肿瘤与肝动脉、门静脉关系及有无侵犯等,其适应证包括Bismuth-Corlette Ⅰ型、Ⅱ型、部分Ⅲ型和部分Ⅳ型(无门静脉及肝动脉侵犯者)。

3. 麻醉方式及手术体位

(1)麻醉方式:气管内插管全身麻醉。

(2)手术体位

①开放手术:平卧位。

②腹腔镜及机器人手术:平卧分腿位,根据术中情况调整头高脚低角度。

(二)开腹肝门部胆管癌手术(Ⅲb型)

1. 物品准备

(1)手术敷料:常规腹部手术敷料包。

(2)手术器械:开腹器械,肝叶器械,腹腔大拉钩。

(3)电外科设备,超声刀,氩气刀等。

(4)一次性物品:纱布,纱垫,吸引器皮管,消毒纱球,各号手套,导尿包,尿管,负极板,60×45贴膜,冲洗球,22♯、10♯刀片,0、1、4、7号丝线,大圆针,大角针,粗乳胶。

(5)高值耗材:短超声刀头,各号 Prolene 血管缝线、各种可吸收缝线、金、紫、绿外科夹,连发钛夹,止血材料,爱泽引流管,关腹线,皮钉。

(6)单消物品:超声刀线,金、紫、绿外科夹钳,氩气,吸针板,灯把,血管吊带,肝门阻断带。

2. 消毒铺单

(1)消毒上至两乳头连线,下至耻骨联合,两侧至腋中线。

(2)铺单右侧塞一中单,其余同开腹铺单。

3. 手术步骤及护理配合

手术步骤	护理配合
切皮	递22号刀片,纱布,取右上腹反"L"形切口,长约25cm
逐层切开腹壁入腹腔	单极电刀逐层切开,甲状腺拉钩牵开,打开腹膜
腹腔探查	递生理盐水小碗,主刀医师及助手湿润双手探查腹腔,递腹壁拉钩牵开腹壁,必要时单极电刀或超声刀分离粘连,决定手术方式后递腹腔大拉钩。探查见肿瘤位于肝右前叶并侵犯肝门部胆管及门静脉右支。肝十二指肠韧带可扪及多发增大淋巴结、质韧。腹壁和盆腔未触及转移结节
解剖第一肝门,骨骼化肝十二指肠韧带	递血管镊,汤氏血管钳,精细直角钳显露并清扫13、16组淋巴结,超声刀解剖并骨骼化肝十二指肠韧带,清扫8、9、12、13组淋巴结,显露肝固有动脉,左、中、右肝动脉。递血管钳带线离断肝右动脉。离断并递血管缝合线缝扎门脉右支
处理韧带,游离肝脏	递超声刀离断肝周韧带,递血管镊,汤氏血管钳,精细直角钳游离,递血管钳带线结扎,充分游离肝
离断胆总管	显露左肝管及尾叶胆管分支,距离肿瘤安全距离,电刀切开左肝管最远质软处,缝扎并离断尾状叶胆管。于胰腺上缘缝扎离断胆总管。将左肝管切缘与胆总管下端切缘取活检。病理回报:(左肝管切缘、胆总管下切缘)未见明确癌
完整切除右半肝及全尾叶	递超声刀,血管镊,汤氏血管钳,精细直角钳游离,递血管钳带线结扎,妥善处理数支肝短静脉。根据半肝缺血线用电刀划定切除线,采取钳榨法离断肝实质,1mm以上口径血管递结扎线结扎后离断,肝蒂分支及粗大静脉分支递血管缝合线缝扎后离断,见肝中静脉主干被肿瘤侵犯,给予切除。肝实质离断至第二肝门处递切割闭合器离断肝右静脉
8. 胆肠,肠肠吻合	距屈氏韧带15cm左右结扎切断空肠系膜血管弓,递直线切割闭合器切断空肠,近端空肠与距离空肠盲襻55cm处游离空肠以直线切割闭合器行空肠对系膜缘空肠侧侧吻合,丝线缝闭空肠系膜间隙。在横结肠中动脉右侧肠系膜上的无血管区做小切口,将空肠盲襻经结肠后提至肝门部。以5-0可吸收线行胆管-空肠吻合。吻合满意。缝合镰状韧带,固定肝

(续 表)

手术步骤	护理配合
冲洗腹腔,放置引流	温无菌生理盐水冲洗术野,肝断面氩气止血,止血材料覆盖,确认无出血及胆漏后,于肝断面及胆肠吻合口后分别放置引流管一根,于切口下方分别戳孔引出
关闭腹腔	清点用物无误后,关闭腹膜及肌肉筋膜层,无菌生理盐水冲洗切口,递缝合线逐层缝合关闭切口,覆盖无菌伤口敷料覆盖切口

(三)腹腔镜肝门部胆管癌手术(Ⅲb型)

1. 物品准备

(1)手术敷料:常规腹部手术敷料包。

(2)手术器械:开腹器械,肝胆外科腹腔镜器械,肝叶器械(备品),腹腔大拉钩(备品)。

(3)手术设备:电外科设备(单极、双极),超声刀,氩气刀,蛇牌腹腔镜主机等。

(4)一次性物品:纱布,纱垫,吸引器皮管,输血器,消毒纱球,各号手套,导尿包,尿管,负极板,60×45贴膜,冲洗球,22♯、11♯刀片,4号、7号丝线,粗乳胶。

(5)高值耗材:13mm穿刺器×2,长超声刀头,各号Prolene血管缝线,各种可吸收缝线,金、紫、绿外科夹,连发钛夹,止血材料,爱泽引流管,关腹线,皮钉,HSD130取物袋。

(6)单消物品:3D30°蛇牌腹腔镜镜头,保温杯,超声刀线,双极百克钳,金、紫、绿外科夹钳,氩气刀,灯把,血管吊带,肝门阻断管。

2. 消毒铺单 同开腹。

3. 手术步骤及护理配合

手术步骤	护理配合
线路固定	气腹管、单极线、百克钳、吸引器皮管、超声刀线、30°镜头
建立气腹	脐上正中切口,11♯手术刀,纱布,布巾钳2把,气腹针,气腹压控制在14mmHg,12mm穿刺器建立镜头孔
腹腔探查	递助手30°镜头腹腔镜镜头360°旋转查看腹腔、盆腔、肝、系膜表面、膈肌有无淋巴结转移病灶
确定手术,建立操作孔	5孔法操作,C(camera,镜头)位于脐右侧(12mm Trocar),A(assitant助手)位于脐上,R1位于锁骨中线内侧,剑突与脐中间水平(12mm Trocar),R2位于右侧腋前线肋缘下,R3 Trocar置于左侧肋缘下结肠旁沟(8mm Trocar)
游离肝韧带	主刀单极电钩、无创钳,助手无创钳、吸引器,共同协作离断肝圆韧带及镰状韧带
游离切除冰冻标本	主刀超声刀游离胆囊、解剖并离断胆总管,切缘送冷冻快速病理。离断胆总管,超声刀游离并用血管吊带悬吊肝脏固有动脉,血管骨骼化,清扫淋巴结,离断胆囊,离断肝左动脉,门静脉左支,离断右肝前后叶胆管交汇处,切缘快速冰冻送病理
游离切除肝	主刀用单极电钩游离标记左半肝缺血线,用14号尿管剪半肝门部阻断,超声刀游离切除Spiegel叶,按照单极标记肝缺血线及肝中静脉切肝,切割闭合器离断肝左静脉,肝中静脉缝扎加固。标本用HSD130取物袋固定腹腔

（续　表）

手术步骤	护理配合
胆肠、肠肠吻合	距屈氏韧带 15cm 左右结扎切断空肠系膜血管弓，递切割闭合器切断空肠，近端空肠与距离空肠盲襻 55cm 处游离空肠以直线切割闭合器行空肠对系膜缘空肠侧侧吻合，关闭空肠系膜间隙。在横结肠中动脉右侧肠系膜上的无血管区做小切口，将空肠盲襻经结肠后提至肝门部。以 5-0 可吸收线行胆管-空肠吻合。吻合满意。缝合镰状韧带，固定肝
取出标本	严格遵循隔离技术，于辅助孔及操作孔另做一小切口取出标本
冲洗腹腔，放置引流管	温无菌生理盐水冲洗术野，肝断面氩气止血，止血材料覆盖，确认无出血及胆漏后，于肝断面及胆肠吻合口后分别放置引流管 1 根，于切口下方分别戳孔引出
关闭腹腔	清点用物无误后递艾丽斯牵拉取标本切口，Trocar 孔用 2-0 8 根针全层缝合，鱼骨线针关闭腹膜及肌肉筋膜层，无菌生理盐水冲洗切口，用 2-0 8 根针缝合皮下组织，Vic3/0# 快吸收线缝合皮肤。伤口覆盖无菌伤口敷料

(四)机器人肝门部胆管癌手术物品准备(Ⅲb 型)

1. 物品准备

(1)手术敷料:常规腹部手术敷料包。

(2)手术器械:肝胆外科机器人 Xi 器械,开腹器械(备品),肝叶器械(备品),腹腔大拉钩(备品)。

(3)手术设备:电外科设备(单极、双极),超声刀,Xi 机器人设备等。

(4)一次性物品:纱布,纱垫,吸引器皮管,输血器,消毒纱球,各号手套,导尿包,尿管,负极板,22#、11# 刀片,4 号、7 号丝线,粗乳胶。

(5)高值耗材:12mm 穿刺器,13mm 穿刺器,各号 Prolene 血管缝线,各种可吸收缝线,金、紫、绿外科夹,连发钛夹,止血材料,F19 引流管,关腹线,皮钉,HSD130 取物袋。

(6)单消物品:机器人 Xi30°镜头,超声刀线,金、紫、绿外科夹钳,灯把,血管吊带,肝门阻断管。

(7)Xi 达芬奇物品:中心立柱套×1,手臂套×4,密封圈×3,机器人手臂(抓钳、电钩、双极、超声刀、针持×2)。

2. 消毒铺单　同开腹。

3. 手术步骤及护理配合

手术步骤	护理配合
线路固定	气腹管、单极线、双极线、吸引器皮管、超声刀线、机器人 30°镜头 55℃热水（提前预热）
建立气腹	镜头孔取肚脐右下方:11# 手术刀,纱布,布巾钳 2 把,气腹针,气腹压控制在 14mmHg,13mm 穿刺器建立镜头孔,镜头孔(C)选取肚脐右下方:(12 mm Trocar)

（续　表）

手术步骤	护理配合
腹腔探查	助手 30°镜头腹腔镜镜头 360°旋转查看腹腔、盆腔、肝、系膜表面、膈肌有无淋巴结转移病灶
确定手术，建立操作孔	1 臂(R1)位于左侧锁骨中线脐水平 R1（8 mm Trocar）；3 臂(R3)位于右侧肋缘下腋前线外侧（8 mm Trocar）；2 臂(R2)位于 3 臂和镜头孔连线中点，术中使用 Trocar in Trocar 技术；助手孔(A)位于肚脐左下方：（12 mm Trocar）
床旁手术系统车放置	巡回护士将手术平台推到手术台周围合适位置，吊臂移动时确保不接触周围物体，移动激光光标与内镜穿刺孔重叠
安装机器人手臂	与助手配合调整对焦，将机械手臂与腹壁穿刺器妥善连接并适度微调。R1 安装超声刀或者电钩，R2 双极钳，R3 carider 钳 C 镜头，A 吸引器、剪刀、分离（鸭嘴）钳、外科夹钳、切割闭合器
探查肝门部	机器人下超声刀显露胆总管腹侧部分，初步判断肿瘤范围及肝门区域淋巴结转移情况，解剖并骨骼化肝十二指肠韧带，并清扫区域淋巴结
游离切除冷冻标本	超声刀显露肝固有动脉、肝总动脉、左右肝动脉及门静脉，明确是否侵犯左右肝动脉及门静脉。逆行切除胆囊，游离出远端胆管至胰腺段后离断，下端切缘行冷冻病理学检查，逆行游离胆管直至于肿瘤上方正常胆管位置离断保留侧胆管，切缘送冷冻病理学检查
游离切除肝	主刀用单极电钩游离标记左半肝缺血线，用 14 号尿管剪半肝门部阻断，超声刀游离切除 Spiegel 叶，按照单极标记肝缺血线及肝中静脉切开，切割闭合器离断肝左静脉，肝中静脉缝扎加固。标本切除后放入一次性 HSD130 取物袋，置于助手孔旁待取出。肝断面用电刀喷凝止血，对于活动性动脉出血或肝静脉出血，10cm 5-0Prolene 缝合止血
胆管成型，胆肠、肠肠吻合	使用 5-0 可吸收线行肝门部胆管成型。超声刀继续打开胃结肠韧带，结肠中血管左侧无血管区打开结肠系膜（L 孔），上提空肠，切割闭合器离断空肠，超声刀离断空肠系膜直至根部，使用直线切割闭合器行肠肠侧侧吻合，上提肠襻，行结肠后胆肠吻合术。常规清扫第 5、8、9、12 和 13 组淋巴结。标本放入一次性 HSD130 取物袋

（续　表）

手术步骤	护理配合
冲洗腹腔，放置引流管	术毕温无菌生理盐水冲洗术野，肝断面氩气止血，止血材料覆盖，确认无出血及胆漏后，于胆肠吻合口后方放置粗乳胶引流管 1 根，自 R3 臂 Trocar 处引出体外。清点所有小方纱，确定数目无误
撤离机器人	助手将所有机器人手臂取出，撤出穿刺器，收好机器人手臂。器械护士收机器耗材（检查完整性）递电刀、拉钩；巡回护士撤机，连接电刀（由喷凝调节为电凝）、关气腹、撤机器、调床、开灯
取出标本	严格遵循隔离技术，于辅助孔及操作孔另做一小切口取出标本
关闭腹腔	清点用物无误后递艾丽斯牵拉取标本切口，Trocar 孔用 2-0 8 根针全层缝合，鱼骨线针关闭腹膜及肌肉筋膜层，无菌生理盐水冲洗切口，用 2-0 8 根针缝合皮下组织，Vic3/0♯快吸收线缝合皮肤。伤口覆盖无菌伤口敷料

4. 手术配合要点

（1）术中随时可能会血管破裂，无论是"缝"还是"扎"，手术用物的传递做到准确快速。

（2）进入腹腔的纱布做到心中有数，缝针每次使用过后，要检查完整性，防止遗留体腔。

（3）阻断肝门时，应准确记录阻断时间，一般单次阻断不超过 15～20min，如需二次阻断，中间应间隔 3～5min。肝门阻断时间，要求与术者密切配合。

（4）手术术野大，随时注意缝针及用物的去向。

（5）密切观察手术进展，及时提供所需物品。

第二节　日间手术管理

1. 日间手术的医疗质量管理　日间手术最早于 1909 年由英国儿科医师 James H. Nicoll 提出，随着医疗技术和诊疗理念的进步，以日间手术为代表的日间医疗模式在全世界范围内迅速发展。长期的实践证明，其能够有效提高医疗资源利用效率。日间手术定义为患者在同一个工作日完成手术或操作并出院的，不包括那些在诊所或门诊进行的手术或操作。如果需要过夜观察的患者，称之为"日间手术——延期恢复患者"。

2015 年，国家卫健委印发《进一步改善医疗服务行动计划》，将"推行日间手术"作为改善医疗服务行动的重要措施。2016 年，开展三级医院日间手术试点。2018 年，卫健委在《进一步改善医疗服务行动计划（2018-2020 年）》中提出鼓励有条件的医院设置日间病房、日间治疗中心等，推行包括日间手术、日间化疗在内的多种日间医疗服务，惠及更多患者。但对日间医疗的质量管理缺乏统一的规范，导致各医疗机构开展日间医疗的质量参差不齐，既存在医疗质量安全风险，又不利于日间医疗的健康发展。2022 年 11 月 23 日，国家卫健委发布《医疗机构日间医疗质量管理暂行规定》，从机构运行规章、手术目录、基本资源配置、患者管理、病历记录书写管理、应急安全、培训管理等层面发布 20 余条管理规定规范。

开展日间医疗的二级以上的医院、妇幼保健院及专科疾病防治机构应当在医疗质量管理委员会下设日间医疗质量管理的专门组织，由医疗管理、质量控制、护理、医保、医院感染、病案、信息等相关管理人员和具有高级技术职务任职资格的临床专业人员组成。医疗机构应当明确日间医疗患者在住院前、住院期间、出院后等各个环节的诊疗内容,在住院前完成患者遴选、诊疗方案制订、预约与院前宣教等;住院期间完成手术/治疗前再评估、手术/治疗措施实施、出院前评估与宣教等;出院后及时对患者进行随访,并为患者提供预约复诊途径。日间手术人员患者应当在出院后24h内完成首次随访。日间病历应当包括住院病案首页、24h内入出院记录、术前讨论结论、手术/治疗记录、手术安全核查记录、手术清点记录、各类知情同意书、医嘱单、辅助检查检验报告单、体温单、护理记录单以及入院前完成的与本次诊疗相关的医疗文书资料等。24h内入出院记录内容中应当包括患者主诉、入院情况、入院前检查检验结果、治疗前评估、诊疗经过、治疗后评估、出院前评估、出院医嘱等内容。凡在手术/治疗前已完成的医疗行为应当在手术/治疗前完成相关文书书写或填写。

应加强日间医疗的数据收集、分析和反馈;运用医疗质量管理工具和信息化手段开展日间医疗质量管理,对日间医疗质量安全风险因素进行分析和预警,对存在问题采取有效干预措施并评估干预效果。医疗机构应当加强日间医疗的数据收集、分析和反馈;运用医疗质量管理工具和信息化手段开展日间医疗质量管理,对日间医疗质量安全风险因素进行分析和预警,对存在问题采取有效干预措施并评估干预效果。

2. 日间手术室的设计与布局 目前国内外日间手术中心一般有两种规划方案:第一种是日间手术与住院手术共用同一手术室,或从手术部划出几间手术室,供全院统一安排日间手术,术前准备和术后恢复区单独建立,部分住院病房兼作日间病房;第二种是医院内设立独立的日间手术室,术前准备和术后恢复区、日间病房单独建立,仅对日间手术患者开放。

日间手术功能分区按照医护人员的工作流程来划分,主要分为手术区、手术辅助区和办公生活区。手术区主要指手术室,手术辅助区包括恢复室、刷手区、换床(车)间、无菌物品库房、污物消毒处理间、家属等候区、洽谈室等功能用房;办公生活区主要包括医护办公室、会议室、示教室、值班室、用餐区等。各区域之间应确保路径短捷,减少迂回。洁污分区主要分为洁净区、污染区和半污染区,不同区域之间采取有效的隔离措施,并建立相应制度,限制人流、物流的相互干扰和影响。

日间手术室数量应根据医院类型、级别和自身需求来考虑,可按下式进行计算:A＝B×365/(W×N)

式中:

A——手术室数量。

B——日间病房总床位数(需要手术患者的总床数)。

W——手术室全年工作日,参考取值250天,或结合医院实际情况确定。

N——平均每个手术室每日工作台数,参考取值2～4,或结合医院实际情况确定。

手术室还应考虑层高和必要的机电技术空间。手术室的净高不应小于2.7m,这样才能满足吊塔等设备的安装要求;手术室侧墙内的技术夹层(墙)的宽度一般不小于0.5m,方可满足风管及器械柜的安装要求;吊顶上技术夹层的高度不小于1.5m,方可满足静压箱及各专业管线的安装要求;如在手术室上层设置设备层,其净高不应小于2.2m,才能满足空调机组及各专业管线的安装和检修要求。按照《医院洁净手术部建筑技术规范》的规定,手术用房级别设置为Ⅲ级用房,辅助用房可以设置为Ⅳ级用房,见表5-1。

表 5-1　手术室参考面积

规模类别	最小净面积(m²)	长(m)×宽(m)
特大型	40～45	7.5×5.7
大型	30～35	5.7×5.4
中型	25～30	5.4×4.8
小型	20～25	4.8×4.2

美国《医院与门诊设施设计与建造导则》中对各类手术室的面积提出了更加合理的参照标准。日间手术以前用于开展切口小、术后感染风险低的一些手术,如无痛人流术、包皮环切术、浅表肿物切除、息肉摘除、穿刺活检、男子节育、体外碎石等。随着日间手术的发展,国外发达国家日间手术已经占到总手术量 80%～90%,国内如全麻下胆囊切除、卵巢囊肿等多科手术都可采用日间手术模式。特殊的手术室要能够满足特殊手术的需求,如杂交手术、ERCP(经内镜逆行性胰胆管造影术)等。

手术中心应与外科重症监护单元邻近,并与血库、病理、供应中心等有便捷的联系。手术中心的布局是以手术室为核心展开的。手术室布局过程中应做到将不同洁净等级的手术室组团分区布置,洁净等级组别由高到低依次排列,洁净等级高的手术室布置在手术区尽端,尽量避免其他手术室的交叉干扰,方便组织净化系统,使其更加经济合理。日间手术室应该配置足够术前预约、术后回访人员。

考虑到医院麻醉师资源短缺,将介入手术室、内镜中心与手术中心合并布置,不失为提高麻醉科及 PACU 人员和设备利用率的好建议。手术护士的配置国内日间手术室尚无单独规定,遵循住院手术室,如三级甲等医院手术室人员与手术床至少满足 3:1。

3. 日间手术麻醉护理与恢复　日间手术术前评估主要目的是评估手术患者围术期风险,优化患者术前健康状态,改善围术期患者转归,防止高风险患者进入日间手术流程,降低患者风险和因麻醉原因导致的手术当日取消率。因此,日间手术患者需在麻醉科门诊进行术前病情评估和并发症风险评测,手术当日麻醉医师对患者再次进行评估。临床判断不足以预测围术期不良预后时,需要使用风险预测工具,如全美外科手术质量提高计划(National Surgical Quality Improvement Program,NSQIP)风险计算器、修正心脏风险指数(revised cardiac Risk Index,RCRI)等,来识别高危患者。对 ASA 分级≥Ⅲ级的患者,应进行代谢当量(metablic e-quivalent,MET)等检查综合评估患者心肺功能及对手术、麻醉的耐受能力。ASA 分级Ⅰ、Ⅱ级和并存疾病稳定 3 个月以上的患者,经过严格评估及准备的 ASA 分级Ⅲ级患者,可接受日间手术。MET 值<4 与术后不良心脏事件的发生率增加密切相关。上呼吸道感染等非预期事件、患者未按要求禁饮禁食或停用药物、合并的内科疾病恶化是最常见手术当日取消的麻醉原因,肥胖患者是否适合实施日间手术仍存在争议。患者是否适合进行日间手术主要依赖日间手术团队的人工判断,亟须开发预测工具进行智能化评估。

中国《日间手术麻醉专家共识》建议日间手术患者术前检查的内容与住院患者必需的检查项目一致。应根据每个患者和手术的具体情况决定必要的术前实验室检查,以在减少医疗费用和保障患者安全间取得平衡。随着加速康复外科理念下的日间手术围术期管理的发展,以及微创技术逐步成为外科主流,使得 3 类或 4 类手术也可以实施日间手术。

术后恢复(PACU)的设计需要同时与手术区主通道和医院内部员工通道有直接联系,方便患者快速转运。PACU 的数量与手术复杂程度和手术时间有关,如周转率高的门诊患者和停留时间长的 ICU 患者都将提高 PACU 需求数量。我国大多数医院 PACU 仅白天开放,与手术室的开放时间不匹配,综合医院 PACU 建议床位数与手术台的比例为 1:(1.5~2),或与全天手术之比为 1:4,标准较低。发达国家日间手术的准备和恢复分为三个区域:术前准备区、术后恢复区、二阶段恢复区,与手术室的比例(2~3):1,为满足早晨术前准备、下午 PACU 高峰期一般在设计过程中通常将术前准备与术后恢复放在一起不做区分,相互借用以提高使用效率和灵活度。并且设立第二区域,拔管后患者转移到二阶段恢复,家属可以陪同。考虑到术前准备与二阶段恢复都是清醒的患者,为了保护患者的隐私,一般采用单间或者隔间的形式,隔间 $7.4m^2$ 为宜,单间 $11.1m^2$ 为宜。

(1)麻醉恢复室患者转出标准

①中枢神经系统:神志清楚,有指令性动作;定向能力恢复,能辨认时间和地点。肌张力恢复,平卧抬头能持续 5s 以上。

②呼吸系统:能自行保持呼吸道通畅,吞咽及咳嗽反射恢复;通气功能正常,呼吸频率为每分钟 12~30 次,$PaCO_2$ 在正常范围或达到术前水平,面罩吸氧时 $PaO_2 > 9.33kPa$(70mmHg),$SpO_2 > 95\%$。

③循环系统:心率、血压不超过术前值的 $\pm 20\%$ 并稳定 30min 以上;心律正常或与术前无明显变化。

④椎管内麻醉后,感觉及运动神经阻滞已有恢复,交感神经阻滞已恢复;循环功能稳定,不需用升压药。

⑤术后用麻醉性镇痛药或镇静药后,观察 30min 无异常反应。

⑥无急性麻醉或手术并发症,如气胸、活动出血等。

⑦Steward 苏醒评分在 ≥4 分和清醒程度分级 ≥3 级,患者方能离开恢复室,特殊患者除外(脑部疾患、小儿等患者)。同时对患者的恶心呕吐、疼痛、体温等得到有效控制(表 5-2)。

表 5-2　Steward 苏醒评分

清醒程度	完全清醒	2分
	对刺激有反应	1分
	对刺激无反应	0分
呼吸道通畅程度	可按医师吩咐咳嗽	2分
	不用支持可以维持呼吸道通畅	1分
	呼吸道需要予以支持	0分
肢体活动度	肢体能做有意识的活动	2分
	肢体无意识活动	1分
	肢体无活动	0分

(2)清醒程度分级

①0 级:呼唤时无任何反应。

②1 级:呼唤时能睁眼,可移动颈部。

③2 级:有 1 级表现的同时可以张嘴伸舌。

④3 级:有 2 级表现的同时可以说出自己的名字。

⑤4 级:有 3 级表现的同时能认出自己所处的环境及环境中的人。

同时,疼痛和术后恶心呕吐是日间手术术后常见问题,需要针对不同术式的日间手术患者提供规范的个体化围术期管理方案。不受控制的术后疼痛会延迟恢复、抑制患者活动、增加术后慢性疼痛的风险,导致患者延迟出院;而术后良好的疼痛控制是医疗质量的改进指标。中华医学会麻醉学分会制定了《成人日间手术后镇痛专家共识》,为日间手术后的疼痛治疗提供了指导意见。神经阻滞是推荐的日间手术术后常用的镇痛技术,神经阻滞可减少术中阿片类药物用量,降低患者术后恶心呕吐和瘙痒风险、改善患者精神状态。

第三节　加速康复外科在肝胆胰外科的应用

1. **快速康复理念**　快速康复外科(fast track surgery,FTS)是指通过优化围术期处理的诸多措施,以缓解手术创伤应激反应,从而减少术后并发症,缩短住院时间,达到患者的快速康复。

(1)加速康复外科(ERAS)于 20 世纪 90 年代在丹麦提出,其核心是在术前、术中及术后应用各种已被证实有效的方法以减少患者的手术应激反应和并发症的发生。2007 年,黎介寿院士首次将加速康复外科理念引入中国,并在全世界率先开展了胃癌手术随机对照临床研究,结果显示,加速康复外科理念可使施行胃切除术的胃癌患者在围术期获益。

(2)任何手术都会造成患者机体的刺激,刺激越多,机体受损就越多,反应越大,患者恢复的时间就长。其实在外科手术中有很多手术理念和手术操作可以减轻患者应激的程度,帮助患者快速恢复。黎介寿说:"加速康复外科的核心理念就是利用先进的医疗设备、技术手段和理念,减少手术对患者的应激反应,减轻患者疼痛,加快患者从手术创伤中恢复过来,更快地康复。"

黎介寿举例补充道,在手术过程中,疼痛信息会通过神经传导至下丘脑发生神经内分泌反应,为阻断这一应激反应,镇痛方法可采用硬膜外镇痛。此外,再配合多模式镇痛、预防性镇痛等策略,让患者减轻疼痛,保持心情愉悦,就能更早下床活动、进行康复锻炼。

(3)对于术后营养的介入,黎介寿强调,加速康复的理念强调营养的早期介入。"以前,手术刚做完后,医师总说不能大补,要先吃些清淡的再补。而应用了 ERAS 后,患者在术后两个小时之内即可进行正常营养的摄入,量不一定多,一般是正常人营养的 1/3～1/4。"黎介寿解释:"这个时期补充营养,主要是帮助患者恢复代谢功能,从而帮助肠道早期恢复正常活动。"

(4)快速康复外科必须是一个多学科协作的过程,不仅包括外科医师、麻醉师、康复治疗师、护士,也包括患者及患者家属的配合。

2. **术前准备**

(1)术前宣教:目的是手术患者术前产生焦虑和恐惧,增加手术刺激产生应激反应和术后并发症。

①护士根据患者不同心理进行疏导。

②耐心倾听患者疑问与需求,予以解答,并进行充分的术前宣教。

(2)术前功能锻炼

①术前器官功能锻炼。

②吹气球,爬楼梯。

③针对营养不良进行肠内营养或肠外营养。

(3)禁食水要求:以往为防止发生吸入性肺水肿,常规禁食 12h,禁水 4h,带来诸多不便。FTS 认为,术前 2h 进水和糖类有利于患者康复,减少不良反应。

(4)营养支持:目的是探讨加速康复理念下胰十二指肠切除术患者围术期饮食管理方案的应用效果。对照组采用常规饮食方案,观察组术前 1 日不常规进行肠道准备,手术当天口服麦芽糊精果糖饮品。2 组患者均按照快速康复要求进行围术期护理。观察 2 组患者术前即刻、术后即刻血糖,评估患者主观舒适度,结果术前即刻血糖对照组(5.49±1.20)mmol/L,观察组(6.11±1.10)mmol/L,2 组差异有统计学意义($P<0.01$)。观察组术前即刻、术后 1 h 的口渴感、饥渴感、胃部不适方面的舒适度均优于对照组($P<0.01$)。结论:优化胰十二指肠切除患者术前饮食管理方案能够改善患者主观舒适度,降低术前低血糖的发生风险。

(5)肠道准备:术前予以导泻、灌肠,致使患者术前出现口渴、饥饿、低血糖等痛苦表现,增加患者心情紧张。

3. 术后恢复与观察

(1)早期活动:早期康复手术的心理护理,重点在于鼓励患者尽快地恢复正常饮食及下床活动。术后患者长期地卧床休息将增加肌肉丢失、降低肌肉强度、损害肺功能及组织氧化能力、加重静脉淤滞及血栓形成。

(2)早期进食

①早期恢复口服饮食可以减少腹部术后的感染并发症,缩短住院日,并不增加吻合口瘘的发生率。

②早期进行肠内营养,可以降低高分解代谢。通过有效地处理术后恶心、呕吐及肠麻痹可以更容易地进行早期肠内营养支持。

③肛门排气后进食 FTS。咀嚼口香糖的"假饲"治疗,可促进肠蠕动恢复,缩短术后肠麻痹时间。有研究表明,术后早期可恢复进食进水,无须等到肠道通气后。

(3)各种引流管的护理:在腹部择期手术时不需要常规使用鼻胃管减压引流。在胆囊切除、关节置换、结肠切除、甲状腺切除、子宫切除及胰腺切除中常规使用引流管没有好处,可能仅对乳腺切除术后控制积血有益处。因此,各类导管应选择性地使用,而不应作为常规使用。

(4)各种引流管的护理

①一般情况下,结肠切除术后 24h 不建议再使用导尿管,除非是直肠低位前切除。

②结肠及直肠术后的胃管和尿管在术后 24h 拔除。

③低位直肠手术应在术后 3 日拔管,减少患者术后心理障碍及影响躯体活动。

参 考 文 献

[1] 中国军网.

[2] 医药卫生科技,临床医学,加速康复外科理念下胰十二指肠切除术患者围手术期饮食管理.

[3] 中国日间手术合作联盟.日间手术手册[M].北京:人民卫生出版社,2015.

第6章

肝胆胰系统专科疾病护理

第一节　肝胆胰损伤患者的护理

一、肝损伤

(一)教学重点及难点

1. 教学重点　肝损伤的临床表现及健康教育。

2. 教学难点　肝损伤的处理原则及护理措施。

(二)概述

1. 肝损伤是指肝受到外界的因素出现肝功能异常,或是肝形态受到破坏。

2. 肝损伤在各种腹部损伤中的发生率占 20％～30％,右肝损伤较左肝为多,原有肝硬化与慢性肝病的肝更容易因受到损伤而破裂。

(三)病因

开放性肝损伤常见于刀刺伤、子弹穿透伤。其主要危险是刺破大血管引起内出血,死亡率约为1％。闭合性肝损伤常见于车祸撞击伤、坠落伤。右肝的后上段较厚,呈凸面,固定,易发生严重的星状损伤,常伴有较大范围的肝组织挫伤,尤其伤及大血管(肝主静脉及肝后下腔静脉)者,失血性休克是主要的死亡原因。同时,肝破裂后会引起胆汁渗漏而造成腹腔内感染,引起腹膜炎,导致严重后果。

(四)临床表现

1. 症状

(1)失血性表现:肝破裂后,以腹腔内或肝包膜下出血为主要症状,患者表现为面色苍白、脉率加快,严重时脉搏微弱、血压不稳、尿量减少,甚至出现休克。

(2)腹痛:多呈持续性,一般不剧烈,肩部放射痛常提示肝(右)或脾(左)损伤,在头低位数分钟后尤为明显。

2. 体征

(1)腹膜刺激征:不严重,但当肝受损导致胆管、胰管断裂,胆汁或胰液漏入腹腔时,可出现明显的腹痛和腹膜刺激征。

(2)移动性浊音(＋):是腹腔内出血的晚期体征,对早期诊断帮助不大。

(3)腹部肿块:肝包膜下破裂出血时,腹部触诊可扪及腹部肿块。

(五)辅助检查

1. 实验室检查　红细胞计数、血红蛋白及血细胞比容下降,白细胞计数及中性粒细胞比例升高。

2. 影像学检查

(1)X线检查:可观察腹内积液以及肝的大小、形态和位置的改变。

(2)B超检查:可探测肝破裂及腹腔内有无积血、积液。

(3)CT、MRI检查:可清晰显示腹腔和肝脏的情况。

3. 诊断性腹腔穿刺　腹腔内有血液。

(六)处理原则

1. 手术治疗　严重的肝外伤必须施行手术治疗,抢救的基本原则是及时诊断,加强复苏早期手术,彻底清创、止血,消除胆汁溢漏和建立通畅的引流,如肝单纯缝合术、肝部分切除术、肝动脉结扎术和选择性肝动脉结扎术等。对于严重肝脏损伤者可急诊施行肝移植术。

2. 非手术治疗　①入院时意识清楚;②血流动力学稳定,收缩压在90mmHg以上,脉率低于100次/分;③无腹膜炎体征;④B超或CT检查确定为轻度肝损伤,且无其他内脏合并伤,可在严密观察下进行非手术治疗。

(七)护理评估

1. 术前护理

(1)健康史

①一般资料:年龄、生活饮食习惯、营养状况等。

②发病史:患者伤情及受伤后病情发展经过,包括受伤时间、地点、暴力的性质、大小、速度和作用部位及就诊前的急救措施等。若伤员神志不清,应询问现场目击者及护送员。

(2)生理状态

①局部疼痛:部位、性质,有无腹膜刺激征,其程度和范围;有无肝浊音界变化或移动性浊音;有无肠鸣音减弱或消失,直肠指诊有无阳性发现。

②生命体征:全身受伤后意识状态、生命体征的变化,有无面色苍白、出冷汗、脉搏细速、血压不稳定等休克征象,有无合并伤等。

③辅助检查:血生化检查和B超、CT、X线检查和诊断性腹腔穿刺检查等。

(3)心理状态

①心理反应:肝损伤大多在意外情况下突然发生,伤口、出血等对视觉的刺激,造成伤者的恐惧和焦虑,有濒死感。伤者及家属对损伤后治疗和可能发生的并发症的知晓程度和心理、经济承受能力。

②认知情况:伤者及家属对伤情的发展、治疗、护理方法了解情况。

2. 术后护理

(1)手术情况:手术名称、麻醉方式、术中情况、引流情况。

(2)生理情况:生命体征、伤口情况、引流是否通畅、引流液的情况、有无并发症。

(3)心理情况:患者对术后康复知识的掌握情况、对术后不适的承受能力。

(八)常见护理诊断

1. 术前护理

(1)体液不足:与损伤后出血导致有效循环血量减少有关。表现为心悸、面色苍白、血压下降等症状。

（2）疼痛：与肝外伤有关。主要表现为腹部剧痛、腹肌紧张、腹部压痛。

（3）焦虑与恐惧：与意外创伤的刺激、担心伤情预后和剧烈疼痛有关。表现为情绪紧张、表情淡漠、烦躁不安等。

2. 术后护理

（1）舒适的改变：主诉疼痛，全身不适，与手术创伤、术后置管及体位不适有关。主要表现为痛苦面容、呼吸加快、血压升高等。

（2）体液不足：与创伤所致大量出血和手术时体液丢失等因素有关。主要表现为引流管有多量血液流出、血压低、心率快等。

（3）体温过高：与术后感染有关。

（4）知识缺乏：与缺乏肝损伤后相关知识有关。表现为反复询问和不能配合治疗、护理。

（5）潜在并发症：出血、感染、胆瘘、肝性脑病等。

（九）护理目标

1. 术前护理

（1）患者生命体征平稳，出血被控制。

（2）患者能配合完成应对疼痛的办法，自诉疼痛缓解或可以忍受。

（3）患者自诉恐惧或焦虑程度减轻或消失，情绪稳定。

2. 术后护理

（1）患者自诉疼痛缓解，感觉舒适，能掌握引流管的自护方法。

（2）患者体液保持平衡，生命体征稳定。

（3）患者能了解术后康复知识，如活动计划、术后饮食，配合治疗护理。

（4）患者术后未发生并发症或并发症得到及时发现和处理。

（十）护理措施

1. 术前护理

（1）急救：肝损伤特别是合并其他脏器损伤时，情况急、病情重，应迅速处理危及患者生命的情况，如心搏骤停、窒息、大出血、张力性气胸等。及时补液、输血是抢救严重肝外伤的重要措施，对已发生休克者，应迅速建立静脉通道，给予林格乳酸盐溶液，经中心静脉或大的肢体静脉输入，必要时建立两条静脉通道。因肝外伤可合并下腔静脉损伤，故输液通道应选择上肢静脉。由于低温不利于凝血，可使用加温器使液体升温至 40℃ 输入，血型确定后再输入全血。对开放性损伤者，应妥善处理伤口、及时止血和包扎固定。

（2）病情观察及护理

①严密观察生命体征的变化，每 15～30min 观察记录脉搏、呼吸、血压 1 次；及时判断有无意识障碍；注意有无脉压缩小、脉搏减弱，呼吸运动是否受限，有无发热、寒战、四肢湿冷等。

②每 30 分钟检查记录腹部的症状和体征，注意腹膜刺激征的程度和范围变化，有无恶心、呕吐等消化道症状及呕吐物的性状、数量、气味，肝浊音界有无缩小或消失，有无移动性浊音，有无排气、排便、肠鸣音变化等。

③注意观察患者排尿情况，记录尿的颜色、量及性质等。

④观察期间患者应绝对卧床休息，不随便搬动，待病情稳定后改为半卧位。同时禁用吗啡类镇痛药物，禁止灌肠，以免掩盖病情。

⑤配合医师动态观察红细胞计数、白细胞计数、血红蛋白和血细胞比容的变化,以判断腹腔有无活动性出血。

⑥观察期间如出现生命体征不稳定;持续剧烈腹痛,并进行性加重,同时伴恶心、呕吐等消化道症状;明显的腹膜刺激征;肝浊音界缩小或消失;腹胀、肠蠕动减弱或消失;腹部出现移动性浊音等情况,应通知医师,并做好紧急手术的准备。

⑦肝损伤初期应禁食,行胃肠减压,待病情稳定,肠蠕动恢复后可拔除胃管,进食流质饮食。禁食期间需及时补充液体,防止水、电解质和酸碱失衡。

⑧做好心理护理,解释手术的必要性、肝损伤后可能出现的并发症、相关的医疗和护理,以取得配合,稳定情绪,消除恐惧心理。

2. 术后护理

(1)术后给予平卧位,保持呼吸道通畅。行心电监护、给氧,肝动脉结扎及肝叶切除术后的患者要持续给氧24～72h。每30分钟观察记录脉搏、血压、呼吸的变化,平稳后1～2h测量记录1次。及时准确记录尿量,保持输液通畅,维持体液平衡。对危重患者尤应注意循环、呼吸、肾功能的监测和维护。

(2)加强巡视,倾听患者主诉,观察有无高热、肋缘下疼痛、呃逆等膈下脓肿的表现。循环稳定后给予半卧位,以利引流。

(3)根据病情给予舒适卧位,协助定时翻身拍背,指导有效咳嗽,预防肺部并发症。多活动,预防肠粘连和压疮,促进肠蠕动恢复。

(4)有效引流可以减少渗出血液及胆汁在腹腔内聚积所致的感染,可以减少无效腔的形成。各种引流管标记应清楚,妥善固定,保持通畅,避免扭曲、滑脱。引流管一般术后3～4日无渗出物时拔出,应密切观察引流液中有无血液、胆汁,并准确记录其颜色、数量、性状的变化。如引流管内引流液为大量鲜血或引流出胆汁,应及时通知医师处理。

(5)肝叶切除术后的患者,可能有不同程度的代谢紊乱、肝功能损害和凝血功能障碍,这与创伤程度、肝切除范围、失血量多少、休克时间长短和术后并发症有直接关系。因而术后5～7日应积极进行护肝治疗,防止出血、休克、感染、肠麻痹和肝衰竭。注意观察患者有无出血、水肿、意识改变等情况,补充维生素K和止血药物,必要时补充白蛋白、血浆或鲜血,有利于肝功能恢复。及时发现肝性脑病早期症状,给予谷氨酸钠或精氨酸,并控制蛋白的摄入。

(6)术后禁饮食期间,补充水、蛋白质,加强营养支持,维持酸碱平衡。肠功能恢复后,可给予高热能、高蛋白和易消化的饮食。

(十一)护理评价

1. 患者的血容量是否充足,生命体征是否稳定。

2. 患者对疼痛的处理是否满意,有无疼痛加剧。

3. 患者情绪是否稳定,是否配合治疗和护理。

4. 患者的舒适程度,术后疼痛是否缓解。

5. 患者体液平衡情况,有无水、电解质、酸碱失衡或休克表现。

6. 患者掌握术后康复知识的程度。

7. 术后并发症得到及时发现和处理。

(十二)健康教育

1. 注意休息,劳逸结合,避免过度劳累,避免剧烈运动,避免意外损伤的发生。术后早期不可剧烈运动。

2. 宜进食高热量、高蛋白、高维生素、易消化的食物,以保护肝功能。应避免刺激性食物,禁止饮酒、吸烟。

3. 普及各种急救知识,在发生意外事故时,能进行简单的急救或自救。

二、胆管损伤

(一)教学重点及难点

1. **教学重点**　胆管损伤的护理措施、临床表现。

2. **教学难点**　胆管损伤的处理原则。

(二)概述

胆管损伤(bile duct injury,BDI)是由创伤或腹部手术误伤引起的肝内、外胆管损伤,分为创伤性胆管损伤和医源性胆管损伤两类,后者占绝大多数。

创伤性胆管损伤常发生于交通事故、高处坠落、挤压伤、利器刺伤等情况,多合并上腹部其他器官或组织的复合伤,如肝内胆管损伤多伴有肝外伤,肝外胆管损伤多伴有十二指肠、胰腺损伤等。医源性胆管损伤是指在上腹部手术过程中造成肝外胆管的意外损伤,可分为胆管横断伤和部分损伤。90%以上发生于胆囊切除术中,最常见的是腹腔镜胆囊切除术,损伤部位常见的是右肝管和肝总管,占比 70%。

(三)病因

1. **解剖因素**　①胆囊变异,包括重复胆囊及异位胆囊;②胆囊管变异,胆囊管表现为过短或缺如、胆囊管形成及汇入等多种变异,临床上以后者较为多见;③肝管变异,主要表现为异常肝管的出现及肝管汇合的变异。

2. **病理因素**　各种胆管急、慢性炎症或胆管肿瘤致胆囊三角周边粘连和瘢痕形成。

3. **医源性因素**　医源性胆管损伤是胆管损伤的主要因素,与术者的外科操作技术及对手术操作潜在的危险认识程度密切相关。

(四)临床表现

1. **创伤性胆管损伤**　胆管破裂的主要表现是胆汁外溢,伤后早期伤口处流出胆汁或出现胆汁性腹膜炎,均为胆管损伤的典型表现。胆管损伤的后期症状,根据胆管损伤部位、程度及合并伤的不同而不同。大体表现为胆管感染、胆管狭窄梗阻性黄疸或胆管瘘等。

2. **医源性胆管损伤**

(1)早期胆管损伤

①胆漏:多见于胆管部分或完全被切断,或胆囊管残端漏的患者。胆管损伤的胆汁引流量大,持续时间长,若引流管放置不当,引流失败,患者多出现腹膜炎、肠麻痹,重者出现腹腔脓肿。

②梗阻性黄疸:多见于胆总管或肝总管部分或完全结扎或缝扎。患者常感到上腹部不适,尿液呈深黄色。

③胆总管十二指肠内瘘:术后"T"形管内流出大量发臭液体,内含棕黄色浑浊絮状物,有时甚至出现食物残渣。患者出现寒战、高热,但一般不出现黄疸或仅有轻度黄疸。

④感染:出现腹痛、发热、黄疸等症状,继发感染后也可引起弥漫性腹膜炎、膈下脓肿、盆腔脓肿等,并可出现肠麻痹等中毒症状。

(2)晚期胆管损伤:症状出现在首次术后的 3 个月至 1 年。临床表现为不明原因的梗阻性黄疸,黄疸程度持续加深,部分患者甚至出现右上腹疼痛并有黄疸、发热等症状。

(五)辅助检查

1. 实验室检查　白细胞计数增多及中性粒细胞比例升高。胆管狭窄会出现血清碱性磷酸酶水平升高,血清胆红素随症状波动。急性胆管炎发作时,血培养常呈阳性。

2. 影像学检查

(1)B超检查:表现为肝内胆管扩张,肝外胆管连续中断,胆总管显示不清。出现胆瘘时可见腹腔局部积液等。

(2)磁共振胰胆管造影:可以显示损伤近端胆管扩张、远端胆管正常,损伤的部位、范围等。

(六)处理原则

医源性胆管损伤及时发现、及时处理非常重要。处理方法应根据发现的时间、损伤的程度、损伤胆管及周围组织的炎症情况、肝功能及全身情况采取不同的治疗方法和手术方式。

1. 非手术治疗　对于损失不重,引流量不多或逐渐减少,局部症状逐步减轻或消失的患者,给予禁食、补液、抗感染、保肝支持治疗,保持腹腔引流管的通畅,有效地胃肠减压,密切观察生命体征、腹部体征和引流液的情况,并为需要再次手术者做好术前准备。

2. 手术治疗

(1)术中发现胆管损伤:①小裂伤(<3mm)一般可用5-0可吸收线或6-0无损伤线直接缝合修补,可不必放置内支撑管;较大裂伤或横断伤,胆管壁缺损长度<2cm,应争取施行胆管对端吻合术,并通过吻合口放置内支撑管6个月;②胆管损伤范围大、缺损长度>2cm,对端吻合张力大或组织缺血等,要进行肝门部胆管与空肠 Roux-en-Y 吻合,并放置吻合口内支撑管6个月以上。

(2)术后几小时或稍长时间发现胆汁外漏,48h 内腹腔引流量增加,出现胆汁性腹膜炎的症状、体征并有加重的趋势,应急诊手术探查,引流腹腔、引流胆管。

(3)术中没有发现的肝外胆管横断伤或结扎,术后出现梗阻性黄疸者,除合并胆汁性腹膜炎、腹痛、高热时需要急诊手术外,原则上应早期手术。若明确诊断,并做好了再次手术的准备,应于术后7~10日后再次手术,一般行肝总管与空肠 Roux-en-Y 吻合术。

(4)肝外胆管损伤所致的胆管狭窄需要进行手术处理。处理原则是解除狭窄、重建或恢复通畅的胆肠引流,建立大口、无张力的胆管空肠吻合术。

(七)护理评估

1. 手术情况　手术名称、麻醉方式、术中情况、引流情况。

2. 生理情况　生命体征、伤口情况、引流是否通畅、引流液的情况、有无并发症。

3. 心理情况　患者对术后康复知识的掌握情况、对术后不适的承受能力。

(八)常见护理诊断

1. 舒适的改变　主诉疼痛,全身不适,与手术创伤、术后置管及体位不适有关。主要表现为痛苦面容、呼吸加快、血压升高等。

2. 体液不足　与手术时体液丢失等因素有关。主要表现为引流管有多量血液流出、血压低、心率快等。

3. 体温过高　与术后感染有关。

4. 知识缺乏　与缺乏胆管损伤后相关知识有关。表现为反复询问和不能配合治疗。

5. 潜在并发症　出血、感染、胆瘘等。

（九）护理目标

1. 患者自诉疼痛缓解，感觉舒适，能掌握引流管的自护方法。

2. 患者体液保持平衡，生命体征稳定。

3. 患者能了解术后康复知识，如活动计划、术后饮食，配合治疗护理。

4. 患者术后未发生并发症或并发症得到及时发现和处理。

（十）护理措施

1. 监测　注意监测患者的生命体征、神志、皮肤温度、色泽、尿量、血氧饱和度。全身麻醉未醒时取去枕平卧位，头偏向一侧，给予 3L/min 氧气吸入及心电监护，保持呼吸道通畅，神志清楚，可采取低半卧位休息。

2. 伤口观察及护理　观察伤口有无渗血渗液，若有渗血，要及时通知医师处理并更换敷料。

3. 疼痛护理　进行疼痛评估，评估时需关注患者疼痛的主诉，了解疼痛的部位和性质，并根据患者主诉疼痛情况，进行动态评估及记录。同时评估术后疼痛治疗的效果，评估并积极治疗恶心呕吐、瘙痒、肠麻痹等不良反应，采用预防性、多模式及个性化结合镇痛策略。推荐使用非甾体抗炎镇痛药，同时动态观察患者疼痛评分，选择个性化镇痛方案。

4. 饮食护理　根据腹部和肠道功能情况，在腹膜炎症状未控制前应禁食，予肠外营养；在腹膜炎症状控制、腹部体征消失后，可通过空肠造瘘管进行肠内营养，或经口进食流质饮食，予高热能、高蛋白、高维生素、低脂、易消化流质饮食，少量多餐。如无异常，过渡到半流食、软食。进食早期应避免进食产气食物，如牛奶、豆浆等。

5. 提倡目标导向性输液　如果能正常进食肠内营养液，可根据病情状况，逐步停止补液；对于高龄、心肺功能不佳的患者，补液需输液泵匀速滴注。准确记录 24h 出入液量。

6. 其他　术后早期活动，深静脉血栓栓塞症的预防。

（十一）护理评价

1. 患者的舒适程度，术后疼痛是否缓解。

2. 患者体液平衡情况，有无水、电解质、酸碱失衡或休克表现。

3. 患者掌握术后康复知识的程度。

4. 术后并发症得到及时发现和处理。

（十二）健康教育

1. 选择低脂、高热能、高蛋白、高维生素、易消化饮食，忌油腻食物，忌饱餐。

2. 循序渐进，逐步过渡到正常活动，卧床期间指导患者床上活动，避免静脉血栓及压力性损伤的发生。

3. 指导患者保持乐观向上的心态，指导其自我调节情绪的方法。

4. 向带"T"形管或支撑管出院的患者解释带管的重要性，告知其出院后的注意事项，指导患者学会自我护理：①妥善固定引流管，保持引流通畅，勿牵拉、扭曲、折叠及脱落；②注意引流管周围的皮肤护理；③若发现胆汁引流量减少或增多，引流液浑浊或出血伴有腹痛，应及时就诊；④定期复查，若发现黄疸、发热、腹痛等症状，及时就诊。

三、胰腺损伤

（一）教学重点及难点

1. 教学重点　胰腺损伤的护理措施及健康教育。

2. 教学难点　胰腺损伤的临床表现及处理原则。

(二)概述

胰腺损伤通常定义为受到外力作用而引发的胰腺外伤,常见于腹部的开放性和闭合性外伤,以及手术过程中由不规范操作引起的损伤。

胰腺损伤占腹部外伤的 3%~5%,近年来,随着我国机动车应用率的增加,胰腺损伤的发病率呈增加的趋势。国内胰腺损伤的致伤原因主要为钝性伤,车祸伤居多,而国外主要为穿透性损伤,占胰腺损伤的 48%~75%。胰腺损伤的死亡率为 9%~34%,其中有 5%为直接由胰腺损伤引起死亡,此部分多见同时合并大血管损伤的病例。

(三)病因

上腹部遭受重物的碰撞压迫时,较软的胰腺组织被挤压到后部质硬的椎体,因缺少组织缓解冲击力,可致胰腺损伤甚至腺体开裂;左侧腹部撞击可致远端胰腺、脾和胃等脏器损伤;右侧腹部撞击可致近端胰腺、肝脏、胆囊及十二指肠损伤。

由于十二指肠和胰腺邻近包括主动脉、腔静脉及门静脉在内的重要血管结构,其损伤可导致足以致命的出血。10%的胰腺损伤患者存在腹腔大静脉受损,多数累及下腔静脉;7%的伤者存在大动脉受损,多数累及主动脉。穿入伤更可能导致血管损伤,37%的患者存在大血管损伤。在钝性十二指肠损伤患者中,20%的患者存在大静脉损伤,但并无合并存在的动脉损伤。

目前使用最广的胰腺创伤分级系统是由美国创伤外科协会(American Association for the Surgery of Trauma,AAST)制定的。虽然对损伤的处理并不完全与分级有关,但损伤分级可提供一种就损伤的严重程度进行沟通的实用方法。损伤的严重程度是根据 CT 或术中探查时的发现进行评估的。

Ⅰ级:轻微挫伤不伴胰管损伤,或浅表撕裂伤不伴胰管损伤。

Ⅱ级:严重挫伤不伴胰管损伤或组织缺失,或严重撕裂伤不伴胰管损伤或组织缺失。

Ⅲ级:胰腺远端横断或实质/胰管损伤。

Ⅳ级:胰腺近端横断或累及壶腹部的实质损伤。

Ⅴ级:胰头广泛断裂。

(四)临床表现

基于胰腺隐匿的解剖结构和特殊的生理作用,损伤时常合并多脏器损伤,而诊疗过程中并发症的发生率为 20%~35%。在疾病发展的过程中,累及胰管时会有胰液漏出,可出现感染性休克及腹膜刺激征表现,并于脐周或腰部出现 Grey-Turner 征。同时,胰腺损伤在临床上的早期表现及体征常常被其他腹腔脏器的多发伤所掩盖,致使延迟确诊或漏诊。当患者发生创伤后,下列临床症状和体征可能提示存在未被诊断出的十二指肠或胰腺损伤:①腹痛进行性加重;②腹部压痛进行性加重;③持续性呕吐或不能耐受经口进食;④不明原因的低血压;⑤白细胞进行性增多;⑥淀粉酶进行性增加;⑦近端小肠梗阻;⑧腹腔脓毒症。

(五)辅助检查

胰腺损伤的诊断是通过影像学检查(通常为腹部 CT)或剖腹探查(根据临床情况的提示)做出的。

1. 腹部彩色多普勒超声　腹部超声有使用便捷、无创及多次检测等优势,可呈现腺体的形态、大小及是否断裂,但同时容易受到胃肠气体的影响。

2. 腹部 CT　CT 为了解腹部外伤患者病情,判断胰腺损伤较多用的影像学手段,主要以无创、即时为特点,且不受积气的影响。腹部增强电子 CT 可以显示出胰腺密度不均、中断或血肿,周围的血肿或积液,腺体与脾静脉间积血,肾前筋膜增厚等情况,敏感度及特异度可达80%。实质期扫描可使敏感度进一步提升,有较大的临床诊断意义。然而,有文章指出损伤初期行电子 CT,其结果可以表现正常,且 CT 在判断胰管损伤方面的能力有待提高;外伤 12~24h 后,病灶变得更加明显,复查 CT 可进一步明确诊断。

3. ERCP 是明确主胰管是否损伤最有价值的医疗操作,可以清晰地呈现出损伤的位置及程度,并可进一步给予患者微创治疗,是公认的最佳检查手段,准确度及特异度均达 100%。ERCP 还具有治疗价值,可通过放置胰管支架或经鼻胰管置入行胰液引流治疗,避免非必需的创伤性探查,并降低术后胰瘘的并发率,但对严重创伤及病情危重患者,严禁行 ERCP。

4. MRCP 是评估损伤程度的重要手段之一,具有无创性,能呈现出胰腺断裂处远端的胰管形态,进一步判断胰腺腺体损伤、胰周积液部位和区域大小,能够与 ERCP 互补,从而避免了 ERCP 引起的医源性相关并发症,非侵入性 MRCP 已替代 ERCP 成为评估胰管的常用方式。MRCP 还能诊断胰腺损伤相关并发症,如假囊、胰管扩张或慢性炎症。

5. 血清淀粉酶及穿刺液 血清淀粉酶和脂肪酶通常作为常规创伤评估的一部分而进行。血清脂肪酶或淀粉酶不能用于排除或确定胰腺损伤的诊断。

(六)处理原则

1. 非手术治疗 对于发生胰腺(挫伤、表浅撕裂伤)Ⅰ级或Ⅱ级钝性伤的患者,非手术治疗是安全的。包括胃肠减压和营养支持(根据需要)。通过 CT 或胰胆管成像发现胰管损伤的患者不适合非手术治疗。

2. 手术治疗 普遍接受的胰腺损伤的手术处理原则如下:控制出血,充分引流以控制潜在的胰瘘。避免进行胰肠吻合术,在控制损伤的术中限制操作的范围。创伤外科医师唯一达成的共识可能是,应进行充分的闭合抽吸引流。当放置引流时,首先进行闭合抽吸引流,而不是直排引流,因为已证明后者脓毒性胰腺并发症的发生率较高。引流管需靠近胰腺横向放置。当治疗胰腺损伤时,至少应放置两根引流管,一根在胰腺上方,另一根在胰腺下方。

(1)不伴胰管损伤:根据损伤的分级,不伴胰管损伤的胰腺损伤的手术处理如下。

①Ⅰ级损伤是伴小血肿、轻度包膜损伤及创伤性胰腺炎的轻度挫伤。当在手术室确定轻度挫伤时,无须进行特殊干预(甚至无须引流)。

②Ⅱ级损伤是未累及主胰管的胰腺撕裂伤。胰腺实质的出血经常很明显。Ⅱ级损伤应通过局部清创和闭合抽吸引流进行治疗。

③高级别损伤(Ⅲ级、Ⅳ级、Ⅴ级)包括胰管损伤,且这些损伤经常合并十二指肠损伤。患者也经常合并多种其他创伤,因此有必要采取损伤控制措施。

(2)胰管损伤:如何处理胰管损伤取决于主胰管的受损部位在肠系膜上静脉右侧还是左侧。

①对于位于肠系膜上静脉左侧的胰腺横断或实质损伤,通过胰腺远端切除术进行治疗。胰腺远端切除术可保留脾,且不显著延长手术时间;单纯胰腺损伤且血流动力学稳定的患者,应考虑该手术。为保留脾,从远端至近端将脾动脉的分支及引流胰腺背侧面的静脉分支进行分离并结扎,之后切开胰腺。

②对于位于肠系膜上静脉右侧的胰管损伤的处理,取决于胰腺组织是否坏死及坏死的范围和程度,以及是否合并存在十二指肠损伤。治疗选择包括清创和充分抽吸引流、胰腺远端扩

大切除术,以及胰十二指肠切除术。

③由于当切除超过 90％的胰腺后,内分泌激素不足和糖尿病的发生率很高,某些学者主张对于横断近端胰管(即中段胰腺切除术)的患者,可进行远端胰空肠 Roux-en-Y 吻合术(近端段进行缝合)。与胰腺远端切除术或胰腺次全切除术相比,中段胰腺切除术在保留胰尾及其内分泌和外分泌功能,以及保留脾方面具有优势。但该手术发生吻合口漏及并发症的风险较高,有些学者认为应采取更保守的方法。

④如果可保留充足的胰腺实质,对于主胰管损伤伴胰头广泛损伤的患者,也可通过胰空肠 Roux-en-Y 前吻合口进行内引流治疗。然而,该操作后胰腺渗漏及脓肿形成的发生率较高。

(七)护理评估

1. 术后生命体征情况、安置的引流管是否通畅,引流液的色、质、量;切口愈合情况等。

2. 胰腺功能状况、术后功能恢复程度。

3. 心理和认知状态,患者及家属对术后健康教育内容的掌握程度和出院前的心理状态。

4. 预后判断,根据患者的临床症状、特殊检查、实际手术情况和术后病理学检查结果,评估预后。

(八)常见护理诊断

1. 疼痛 与手术所致的组织创伤、各种引流管刺激有关。

2. 营养失调:低于机体需要量 与术后禁食、术后外科热等引起机体代谢量增加有关。

3. 清理呼吸道无效 与疼痛怕咳或不能咳出呼吸道分泌物引起支气管阻塞,术后缺乏活动,肺血流量减少,血流速度减慢有关。

4. 活动无耐力 与患者术后体力下降;机体处于高代谢状态,如肿瘤、外科手术;长期卧床;身体虚弱、营养不良等有关。

5. 潜在并发症 出血、胰瘘、感染、肺部并发症等。

(九)护理目标

1. 患者疼痛缓解或减轻。

2. 患者营养状态有所恢复。

3. 患者能进行有效咳嗽和显示肺部气体交换的增加,未因痰液阻塞而发生窒息。

4. 患者活动耐力提高。

5. 患者未出现出血、感染、胰瘘等并发症。

(十)护理措施

1. 术后体位与活动管理 管道管理、疼痛管理、伤口护理、安全管理、呼吸功能管理和饮食管理。

2. 营养支持管理 早期术后禁食禁饮,给予肠外营养支持;拔除胃管之后经医师评估后方可进食,并逐步过渡至半流食、软食、普通饮食。饮食应清淡易消化,以低脂、高蛋白、高维生素、高纤维素为原则。对进食少、营养状况差者,可请营养科会诊,给予口服营养制剂。

3. 血栓预防管理 若胰腺损伤伴有骨折等外伤时,患者需要卧床休息,增加了患者发生下肢静脉血栓的风险。术后使用静脉血栓预防评估表对患者进行评估,高危患者应做好宣教、沟通,并指导患者在床上进行力所能及的活动;观察患者下肢有无明显肿痛伴皮温升高,必要时应给予下肢彩超以明确有无下肢静脉血栓的发生;同时可根据医嘱使用抗凝药物,同时监测患者凝血功能,观察有无出血征象。

4. 并发症的预防及护理

(1) 出血：①密切观察患者的神志、生命体征，有无呕血和黑便，腹腔引流液颜色、性状及量的变化。②给予平卧位或中凹卧位，保证重要器官的供血。③扩充血容量及抗休克。迅速建立静脉通道，必要时行中心静脉置管，配合医师迅速准确地实施补液、输血以维持循环稳定。准确记录 24h 出入液量，必要时监测 CVP 及每小时尿量。联合使用止血药、升压药等抢救措施。及时查明原因，便于早期发现、及时治疗。④禁食、胃肠减压。呕血患者应禁食、禁饮，保持胃肠减压的通畅，密切观察引流液的颜色、性状和量。⑤药物止血。静脉输入止血药物，使用巴曲酶、氨甲苯酸等药物止血。管喂药物止血：可使用生理盐水加凝血酶或云南白药，经胃管注入，每 2～4h 重复给药一次，给药后夹闭胃管 30～60min。

(2) 胰瘘：①观察生命体征和腹部体征，术后患者出现腹痛，持续腹胀、发热、腹腔引流液为无色清亮液体时应警惕胰瘘发生。发生胰瘘后，若引流通畅，出现腹腔内胰液积聚，则可能压迫周围器官，引起恶心、呕吐、腹胀等消化道症状；若合并感染，可出现寒战、发热等表现。②取半卧位，保持引流通畅。③腹腔引流管的护理，妥善固定引流管，防止堵管或脱落；保持引流管口与引流袋 60～70cm 的有效引流距离，引流袋位置低于引流管口平面，防止胰液的反流；观察引流液颜色、性状及量，当引流量突然减少时，应警惕有无堵管或管道脱出；定期监测引流液淀粉酶含量。④抑制胰液分泌，应用生长抑素和抑酸药物，减少胰液漏出量。⑤营养支持，监测营养指标，人血白蛋白水平、皮肤弹性、体重等。早期禁食时采用完全胃肠外营养，肠功能恢复后予肠内营养和部分肠外营养支持。进食差的患者也可经内镜插入鼻肠管至 Treitz 韧带以下，滴入肠内营养液。⑥控制感染，如患者出现腹痛、发热、白细胞计数增高，则需使用抗生素，预防胰瘘并发腹腔感染。⑦腹腔灌洗引流护理，腹腔灌洗引流的目的是防止胰液积聚侵蚀内脏、继发感染或腐蚀大血管。常用的灌洗液为生理盐水，冲洗速度以每分钟 20～30 滴为宜。冲洗过程中保持引流通畅，可持续低负压吸引，负压不宜过大，以免损伤内脏组织和血管。观察引流液颜色、性状和量，若引流液呈血性、伴随心率增快、血压下降，应考虑大血管受腐蚀、破裂引起出血，应立即通知医师处理。⑧保护腹壁瘘口周围皮肤，瘘口有渗液时及时更换敷料，避免胰液对瘘口周围皮肤的腐蚀，可用凡士林纱布覆盖或氧化锌软膏涂抹。

(3) 腹腔内感染：多发生在胰腺损伤部位附近，常与胰腺损伤的程度、合并胆管和胃肠损伤、腹腔引流不畅及胰瘘有关。主要表现为持续的体温高于 38℃，腹痛、压痛或可触及包块和呼吸困难等，通过监测白细胞变化，行超声或 CT 检查进行诊断，最有效的处理是保证引流管的通畅，并根据引流物细菌培养结果应用抗生素。如果非手术治疗不能控制感染，可行手术切开引流。

(4) 胰腺功能不全：较少见，主要是由胰腺组织损伤、坏死或切除范围过大所致（超过80%）。外分泌不足主要表现在腹胀、脂肪泻等，可通过口服胰酶制剂来进行治疗；内分泌不足可表现为高血糖、高尿糖。对于术后可疑将发生胰腺功能不全的患者，根据《中国成人住院患者高血糖管理目标专家共识》，建议血糖控制范围为 8～12mmol/L。患者入院后即开始监测血糖；术后患者每 4～6h 监测一次，开始进食后监测空腹及三餐后血糖；肠内营养输注应从低浓度、低速、小剂量开始，控制入量和速度，避免突然停用而发生低血糖。患者进食后，使用胰岛素三餐前及睡前皮下注射控制血糖，饮食应从流食逐渐过渡到普通饮食，指导患者少量多餐，保证适当的糖摄入量。

(5) 创伤性胰腺炎：胰腺损伤术后患者出现上腹疼痛，胃肠道功能持续不能恢复，出现麻痹性肠梗阻表现,血清及引流液中淀粉酶浓度持续增高,应考虑到创伤性胰腺炎的可能。

(6)胰腺假性囊肿:胰腺假性囊肿的形成往往是由于手术探查时未能发现主胰管的损伤,胰液渗入受损伤的胰腺实质组织中。偶尔也可由于胰液聚积于胰腺裂伤缝合后的胰腺组织间形成的潜在腔隙中而形成。

(7)腹腔内脓肿:发生率为 7%～18%。临床上有反复持续发热的体征。通过腹部平片、超声检查可以发现胰腺组织坏死,在坏死部位及其周围有气泡。脓肿一旦形成,可通过经皮穿刺引流治疗,一般无须进行外科开腹引流。在护理中应严密观察患者的体温变化及腹部体征,根据医嘱按时使用抗生素配合治疗。

(十一)护理评价

1. 患者疼痛是否减轻或缓解。

2. 患者营养状态是否改善,体重是否稳定或有所增加。

3. 患者神志是否清楚,生命体征是否平稳,尿量是否>30ml。

(十二)健康教育

1. 床上早期活动　因胰腺损伤患者一般还伴有骨折等外伤,只能卧床休息,增加了患者术后发生下肢静脉血栓的风险。因此,术后床上早期活动对于患者来说非常重要,术后早期活动主要强调各个关节的功能锻炼。同时,应该避开患者受损的关节及肢体,护士可在床旁指导并协助其进行锻炼;告知患者活动的目的和重要性,指导患者床上活动的方法。

2. 饮食　术前应禁食禁饮,术后待胃管拔除,可进食流食(水、米汤),术后第 2～3 天可进食半流质饮食(清粥),肛门排气后可进食普通饮食。饮食应低脂少油,减少动物脂肪、动物内脏的摄入。

3. 疼痛管理　告知患者疼痛管理的目的和意义,教会患者正确表达疼痛,协助医护人员进行疼痛程度的判断,教会患者正确使用自控式镇痛泵。

4. 肺功能锻炼　正确指导患者学会有效的深呼吸;教会患者使用计量式呼吸训练器及拍背、咳痰方法;掌握正确的雾化吸入方式,使药液充分到达支气管和肺组织,提高雾化有效性,雾化吸入后用温水漱口,防止药物在咽部聚积。

四、脾损伤

(一)教学重点及难点

1. 教学重点　脾损伤的处理原则、临床表现、健康教育。

2. 教学难点　脾损伤的护理措施。

(二)概述

脾是腹部内脏中最容易受损伤的器官,其发病率占各种腹部损伤的 40%～50%。有慢性病变(如血吸虫病、疟疾、黑热病、门静脉高压症、淋巴瘤等)的脾更易破裂。

(三)病因

损伤基本可以分为外伤性、自发性和医源性三大类,其中以外伤性脾损伤常见,约占85%,按病理解剖可分为:①中央型破裂,损伤在脾实质的深部;②包膜下破裂,损伤在脾实质的周边部位,但包膜完整;③真性破裂,损伤累及实质和包膜。临床上所见的外伤性脾损伤,约85%为真性破裂。破裂部位较多见于脾上极及膈面,有时在裂口对应部位有下位肋骨骨折存在。破裂如果发生在脏面,尤其是邻近脾门者,则可能撕裂脾蒂;少数为中央型或包膜下破裂,后者脾被膜尚且完整,仍可能在 1~2 周突然转为真性破裂而大出血的脾破裂,称为延迟性脾破裂。按病因分为开放性损伤和闭合性损伤。开放性损伤根据腹膜腔是否开放又分为穿透性和非穿透性两类:前者腹膜已被穿透,多数伴有腹内脏器损伤;后者腹壁受损,但腹壁完整,腹腔未与外界交通,但不排除内脏受伤可能;闭合性腹部外伤中,最容易受伤的内脏就是脾,脾破裂占其总数的 20%~46%。资料显示,闭合性脾外伤占所有脾外伤的 66%~75%,多为身体坠落、摔伤或者受到碰撞、冲击、挤压和爆震等钝性暴力因素导致,常见于车祸和运动伤。

(四)临床表现

1. 症状

(1)出血量少而慢者,症状轻微,左上腹轻度胀痛并可牵涉至左腰,腹胀,恶心,呕吐等;出血量多者,可出现低血容量性休克症状。

(2)被膜下破裂或中央破裂的患者,主要表现为左上腹疼痛,呼吸时可加重。

(3)破裂如发生在脏面,尤其是邻近脾门者,可撕裂脾蒂,导致大量出血,可迅速发生休克,甚至未及抢救而死亡。

2. 体征

(1)多有脾大、压痛,腹肌紧张一般不明显。

(2)腹内有大量血液积聚时,可有移动性浊音。

(3)脾被膜下破裂,腹部可触及肿块。

(五)辅助检查

1. 实验室检查　红细胞计数、血红蛋白及血细胞比容下降,白细胞计数及中性粒细胞比例升高。

2. 影像学检查

(1)X 线检查:可观察腹腔内积液及脾的大小、形态和位置的改变。

(2)B 超检查:可探测脾破裂及腹腔内是否有积液。

(3)CT、MRI 检查:可清晰显示腹腔和脾的情况。

3. 诊断性腹腔穿刺　可抽出不凝固的血液。

(六)处理原则

术前很难评估脾损伤的部位、程度。目前对疑似脾损伤患者,除无明显腹膜刺激征、病情较轻者可暂时非手术治疗和严密观察外,均需积极行手术探查。实践证明,手术探查能减少并发症,提高治愈率。术中可根据不同的损伤采取不同的治疗措施,尽可能施行保留脾手术。对严重的脾损伤已无法保留或多发损伤、病情严重者则采取全脾切除术,术中可同时施行自体脾脏移植术。

1. 非手术治疗　基本原则为"抢救生命第一、保留脾第二",即先保命后保脾。年龄越小越优先选择脾保留手术。根据脾损伤程度、类型选择最佳术式,联合应用几种术式更为安全实际。脾保留术后要注意严密观察和随访患者,遇有老龄、主要器官功能衰竭、严重感染、腹部复杂多发伤、凝血酶原时间显著延长者,为避免意外,可考虑行脾切除术。

2. 手术治疗　手术打开腹腔后,应注意:腹腔内积血及出血是否来源于脾;脾损伤的程度及范围;活动性出血较多者,术者应先钳夹脾蒂,压迫脾动脉止血;仔细探查是否有多脏器同时损伤,防止遗漏。

(1)脾修补术:适用于脾被膜裂伤或线形脾实质裂伤。轻微的损伤可用黏合剂止血,如效果不满意,可采用修补术。手术的关键步骤是先充分游离脾,使之能提出至切口外,缝扎活动性出血点后再缝合修补裂口。

(2)腹腔镜下外伤性脾切除:具有微创的优点,但其手术操作难度较大,主要是由于术中出血在腔镜下止血困难。采用手助式腹腔镜脾切除术易于显露手术野,有效控制出血,可显著减小开腹创伤。

(3)部分脾切除术:适用于单纯修补难以止血或受损的脾组织已失去活力,部分脾切除后有 50% 以上的脾实质能保留者。手术应在充分游离脾、控制脾蒂的情况下进行,切除所有失去活力的脾组织,分别结扎或缝扎各出血点,切面渗血用止血药贴敷及热盐水纱布压迫,最后用大网膜覆盖。部分脾切除术的手术难度和风险比全脾切除术更高,尤其在脾破裂危及患者生命时,此时应谨慎采用。

(4)全脾切除术:适用于脾严重破碎或脾蒂断裂而不适于修补或部分脾切除者。可输入适量的全血或液体以提高伤员对麻醉和手术的耐受性。控制活动性出血后,血压和脉搏得到改善,为进一步手术处理创造了条件。在血源困难的情况下,可收集腹腔内积血,经过滤后回输补充血容量。

(5)脾动脉栓塞术:具有创伤小、无须特殊麻醉、手术时间短、疗效显著及并发症少等特点。但目前对于介入治疗脾破裂的指征和适应证尚未达成统一,脾栓塞后伴随的不良反应也是限制其临床应用的原因之一。

(七)护理评估

1. 手术情况 手术名称、麻醉方式、术中情况、引流情况。

2. 生理情况 生命体征、伤口情况、引流是否通畅、引流液的情况、有无并发症。

3. 心理情况 患者对术后康复知识的掌握情况、对术后不适的承受能力。

(八)常见护理诊断

1. 舒适的改变 主诉疼痛,全身不适,与手术创伤、术后置管及体位不适有关。主要表现为痛苦面容、呼吸加快、血压升高等。

2. 体液不足 与创伤所致大量出血和手术时体液丢失等因素有关。主要表现为引流管有多量血液流出、血压低、心率快等。

3. 体温过高 与术后感染有关。

4. 知识缺乏 与缺乏脾损伤后相关知识有关。表现为反复询问和不能配合治疗、护理。

5. 潜在并发症 出血、感染等。

(九)护理目标

1. 患者自诉疼痛缓解,感觉舒适,能掌握引流管的自护方法。

2. 患者体液保持平衡,生命体征稳定。

3. 患者能了解术后康复知识,如活动计划、术后饮食,配合治疗护理。

4. 患者术后未发生并发症或并发症得到及时发现和处理。

(十)护理措施

1. 体位与活动 麻醉清醒前取去枕平卧位,头偏向一侧,避免患者呕吐引起误吸。麻醉清醒后,应抬高床头,取半卧位,以降低切口张力,有利于呼吸和引流。

2. 心电监护及吸氧 术后持续心电监护 1~2 日,每 2 小时记录生命体征及氧饱和度。

3. 疼痛护理 术后疼痛是常见的并发症之一。根据医嘱正确使用镇痛药物,采用电子镇痛泵或自控式镇痛泵,以增加患者的舒适度。术后 3 日,每日 2 次疼痛评估,当 VAS≥4 分或患者暴发疼痛时,应立即通知医师,积极采取镇痛措施,且须在患者口服给药 1h、肌内注射给药 30min、静脉给药 15min 后对患者进行再评估,并做好记录。

4. 伤口护理　脾切除术后应保持伤口敷料清洁、干燥、固定,通常每 3 日换药一次,若敷料脱落、污染应及时更换。术后 10～14 日切口愈合良好方可拆线。

5. 引流管的护理　①腹腔引流管标识清楚,采用棉性胶布高举平台法二次固定,避免引流管受压、扭曲和折叠,定时从近心端至远心端挤压引流管,保持引流通畅。准确记录 24h 引流液的颜色、量及性状。若引流量逐日减少,引流液颜色正常,应尽早拔除引流管。②脾部分切除术通常无须安置胃管。若留置胃管,应使用"工"形胶布固定,患者应禁食禁饮。每日 2 次口腔护理,若病情允许,可协助患者刷牙,以保持口腔清洁、湿润。若患者无消化道出血、梗阻、胃潴留等,应尽早拔除胃管。留置尿管者,每日 2 次尿道口护理,术后 1～2 日拔除。

6. 饮食与营养　术后予禁饮禁食,逐步给予流质饮食,之后逐步过渡至半流质、普通饮食。饮食应清淡易消化,以低脂、高蛋白、高维生素、高热能为原则。对进食少、营养状况差者,可请营养科会诊,给予口服营养制剂,必要时给予肠外营养支持。

7. 并发症的预防及护理

(1)腹腔内出血:密切观察患者神志、意识、生命体征的变化及腹腔引流情况。若腹腔引流管持续或短时间内血性液体增多,颜色鲜红或暗红,应警惕腹腔内出血。需注意的是,并非所有腹腔内出血时腹腔引流管都能引流出鲜血性液,有时由于引流管被血凝块堵塞,血液滞留在腹腔内未引流出,患者出现烦躁或神志淡漠、四肢湿冷、血压进行性下降、心率增快(或＞120 次/分)、脉搏细速等失血性休克表现,应考虑腹腔内出血。若明确为凝血机制障碍性出血,可遵医嘱输注凝血酶原复合物、凝血因子、全血或血浆。若经输血、输液,患者血压、脉搏仍不稳定,应做好再次手术止血的准备。

(2)肺部并发症:告知患者术前戒烟。术后给予充分镇痛,术后第 1 天开始指导患者深呼吸、咳嗽、咳痰,保持气道通畅。合并肺部感染高危因素(高龄、长期吸烟、合并慢性肺部疾病等)或痰多、痰液黏稠的患者,遵医嘱给予呼吸训练、雾化吸入和振动排痰。

(3)静脉血栓栓塞症:卧床期间宜适当抬高下肢,指导患者进行下肢肌肉锻炼,如踝泵运动,或使用间歇式压力充气泵以预防深静脉血栓形成,每日 2 次,每次 30min。若病情允许,鼓励患者早期下床活动。对血栓形成高危患者可使用低分子量肝素抗凝治疗,观察患者有无出血倾向,定期监测凝血功能。观察患者有无下肢肿胀,一旦发现,及时告知医师。下肢血管超声可明确诊断。

(4)胃瘘:禁食禁饮,保证胃肠减压引流通畅,准确记录引流液颜色、量及性状并妥善固定。必要时可静脉输注适量血浆、白蛋白、高营养、高维生素药物,提供患者所需的水、电解质和营养素,并应用抗生素预防感染。记录 24h 出入液量,为合理输液提供依据,以改善患者的营养状况。

(5)胰尾损伤:多发生于巨脾切除胰尾伸入脾门时,在处理脾门游离脾蒂时,采取脾蒂的集束大块结扎而导致胰尾损伤,特别是在大出血时,盲目用血管钳钳夹脾蒂更易损伤胰尾。若有严重的胰尾损伤,应将受损的胰尾切除,胰腺断端应仔细缝合并放置引流管。严密观察患者腹部体征及引流管引流液的颜色、性状和量。早期给予禁饮禁食,持续胃肠减压。静脉泵入生长抑素,减少胰腺的外分泌、降低酶活性。加强营养支持,维持水、电解质平衡。动态监测引流液标本淀粉酶的值,保持引流通畅,鼓励患者半卧位。保持伤口周围皮肤清洁干燥,避免胰液对周围皮肤的腐蚀。

(十一)护理评价

1. 患者的血容量是否充足,生命体征是否稳定。

2. 患者对疼痛的处理是否满意,有无疼痛加剧。

3. 患者情绪是否稳定,是否配合治疗和护理。

4. 患者的舒适程度,术后疼痛是否缓解。

5. 患者体液平衡情况,有无水、电解质、酸碱失衡或休克表现。

6. 患者掌握术后康复知识的程度。

7. 术后并发症得到及时发现和处理。

(十二)健康教育

1. **活动** 告知患者活动的目的和重要性,指导患者床上活动的方法,如踝泵运动,嘱患者伸展下肢,大腿放松,缓缓勾起脚尖,用力绷紧小腿部肌肉,持续 5~10s 后放松,每日至少 3 次,每次 5~10min。督促患者早期下床活动,活动量及时间应量力而行,循序渐进。离床活动时注意预防跌倒。

2. **饮食** 早期给予禁食禁饮,肛门排气后进食流食(水、米汤),逐步过渡到半流质饮食(清粥),乃至普通饮食。饮食应低脂少油,减少动物脂肪、动物内脏的摄入,进食优质蛋白(如蒸蛋、瘦肉丸子、鱼肉、鸡肉、猪肉、牛肉等),选择富含维生素和高热能的食物(如瓜果、根茎类蔬菜、新鲜水果)。烹调方式以炖、煨、烩为宜,清淡易消化。

3. **疼痛管理** 告知患者疼痛管理的目的和意义,教会患者正确使用电子镇痛泵或自控式镇痛泵的方法。

4. **深呼吸训练** 指导患者练习慢而深的吸气,吸气末屏气 2s,然后缓慢呼气。

5. **计量式呼吸训练器的使用** 指导患者呼气末立即含住咬嘴深且慢地吸气,吸满后屏气(至少 2s),移开咬嘴缓慢做缩唇呼气。重复以上动作,每组 10 次,每天至少 3 组。

6. **雾化吸入的方法** 雾化吸入前用温水漱口,清除口腔内分泌物及食物残渣。手持雾化吸入器,上下齿轻咬咬嘴,嘴唇较大地包绕吸嘴,用力均匀平稳地深吸气,使药液充分达到支气管和肺组织,屏气(至少 2s),然后缓慢呼气,呼气气流不要朝向吸嘴。雾化吸入后用温水漱口,防止药物在咽部聚积。

7. **手法拍背咳痰的方法** 雾化吸入后立刻拍背,侧重于肺下叶拍打,通过外部振动刺激,根据患者情况采用机械振动排痰或手法排痰,促进痰液排出。

第二节 肝胆胰常见疾病患者的护理

一、原发性肝癌

(一)疾病概况

原发性肝癌是全球范围内最常见的恶性肿瘤之一。据统计,2020 年全球肝癌新发患者905 677 例,死亡患者 830 180 例。我国是原发性肝癌的高发地区,原发性肝癌患病人数约占全球肝癌总人数的 50%。我国原发性肝癌的分布有一定的地区差异性,沿海地区发病率高于内陆地区,东南地区发病率高于西北地区,沿海岛屿和江河海口发病率又高于沿海其他地区。发病年龄主要为 45－55 岁,并有年轻化的趋势,男性发病率明显高于女性,男女比例为(2～3):1。原发性肝癌也是我国第 4 位常见恶性肿瘤及第 2 位肿瘤致死病因。由于起病隐匿,早期没有症状或症状不明显,进展迅速,确诊时大多数患者已属晚期或发生远处转移,如果仅采取对症支持治疗,自然生存时间很短,因此原发性肝癌严重威胁人们的健康和生命。

(二)病因病理

原发性肝癌主要包括肝细胞癌(hepatocellular carcinoma,HCC)、肝内胆管癌(intrahepatic cholangiocarcinoma,ICC)和 HCC-ICC 混合型 3 种不同病理学类型,三者在发病机制、生物学行为、组织学形态、治疗方法及预后等方面差异较大,其中 HCC 占 85%～90%。如果根据病理形态分类,可将原发性肝癌分为结节型、块状型、弥漫型。按照肿瘤大小可分为微小肝癌型(直径≤2cm)、小肝癌型(2cm<直径≤5cm)、大肝癌型(5cm<直径≤10cm)和巨大肝癌型(直径>10cm)。

在我国,乙型肝炎病毒(hepatitis B virus,HBV)是原发性肝癌的主要病因,其他病因包括丙型肝炎病毒(hepatitis C virus,HCV)感染、酗酒、非酒精性脂肪肝、长期食用被黄曲霉毒素污染的食物、各种其他原因引起的肝硬化、家族史等。

(三)临床表现

原发性肝癌早期可无症状,癌肿由小变大,可出现肝区疼痛,伴有食欲下降、厌油等消化道症状,以及疲乏、消瘦、发热、恶病质等全身症状。肝区疼痛是最常见和最主要的症状,多为间歇性或持续性钝痛、胀痛或刺痛,夜间或劳累后加重。疼痛部位与病变位置有密切关系。患者体温表现为不明原因的持续性低热或不规则发热,抗生素治疗无效。原发性肝癌晚期患者体征可表现为肝大、黄疸、腹水、肝掌、蜘蛛痣、脾大、腹前壁静脉曲张等。

(四)辅助检查

1. 肿瘤标志物 血清甲胎蛋白(alpha fetoprotein,AFP)是当前诊断肝癌和监测疗效常用且重要的指标。血清 AFP≥400μg/L,排除妊娠、慢性或活动性肝病、生殖腺胚胎源性肿瘤及消化道肿瘤后,高度提示肝癌。异常凝血酶原也可作为肝癌早期诊断标志物,特别是对 AFP 阴性的人群。

2. 超声检查 有操作简便、实时无创、移动便捷等特点,是临床上最常用的筛查肝癌的方法。超声造影检查能显示肝肿瘤的血流动力学变化,可用于鉴别诊断不同性质的肝脏肿瘤。

3. 电子计算机断层扫描和多模态磁共振成像 超声和 AFP 筛查异常者可首选此检查方法以明确诊断。肝癌影像学诊断主要依据为"快进快出"的强化方式。动态增强电子计算机断层扫描(computed tomography,CT)和多模态磁共振成像(magnetic resonance imaging,MRI)动脉期(主要在动脉晚期)肝肿瘤呈均匀或不均匀明显强化,门静脉期和(或)平衡期肝肿瘤强化低于肝实质。目前,动态增强 CT 除了常应用于肝癌的临床诊断及分期外,也应用于肝癌局部治疗的疗效评价。同时,借助 CT 可进行三维血管重建、肝体积和肝肿瘤体积测量,广泛应用于临床。

4. 穿刺活检 具有典型肝癌影像学特征、符合肝癌临床诊断标准的患者,通常不需要以诊断为目的的肝穿刺活检。对于能手术切除或准备肝移植的肝癌患者,也不建议术前行肝穿刺活检,以降低癌细胞播散的风险。

（五）治疗原则

早期诊断、早期治疗是肝癌的主要治疗原则。目前，外科治疗仍是肝癌患者获得长期生存最重要的手段，主要包括根治性肝部分切除术、射频消融、肝移植术等。对于晚期肝癌患者、肝功能分级 Child-Pugh A/B 级者，采用肝动脉化疗栓塞术（transarterial chemoembolization，TACE）也可获得较好的治疗效果。近年来，肝癌系统治疗进展迅速，靶向治疗及免疫治疗药物种类越来越多，《原发性肝癌诊疗指南（2022 版）》更是佐证了以奥沙利铂为基础的灌注化疗的地位。已经证实系统化的治疗手段可以延长肝癌患者生存时间，改善其预后。

（六）观察及护理要点

1. 术前观察及护理要点

（1）评估患者心理状态，积极提供正向的心理疏导：患者在躯体遭受疾病痛苦的同时，心理也受到不同程度的影响。入院时可采用"华西心晴指数量表"对患者进行心理评估，必要时请心理学专科医师介入。同时加强与患者的沟通和交流，耐心听取患者的诉说。术前手术室护士进行术前访视，责任护士进行术前健康教育，让患者了解手术前、中、后过程，包括手术室情况、术前及术后注意事项、康复内容，帮助患者减轻焦虑及恐惧情绪。

（2）改善营养状态：营养风险评估是营养支持的重要判断依据。营养风险筛查 2002（NRS 2002）是目前应用最广泛的筛查工具。≤3 分为没有风险，＞3 分为有营养风险。对于术前评分＞3 分者由临床营养师进行会诊，给予适当的糖类、脂肪、富含优质蛋白及维生素且易消化的饮食。必要时给予肠内营养、肠外营养支持，以保证足够的营养素摄入。

（3）重视癌性疼痛管理，增加患者舒适度：随着病情进展，癌肿逐渐长大引起肝区疼痛，肝区疼痛是肝癌患者最重要的症状之一。解释疼痛的原因和机制等，缓解患者和家属的紧张焦虑情绪。运用疼痛评估量表对患者疼痛进行评估，包括评估疼痛的强度、部位、性质、持续时间、诱发及缓解因素、对日常生活及睡眠的影响情况。常用的疼痛评估量表有视觉模拟评分量表（visual analogue scale，VAS）、数字评分量表（numerical rating scale，NRS）、语言分级评分量表（verbal rating scale，VRS）、Wong-Baker 面部表情量表（Wong-Baker face pain rating scale）、"长海痛尺"评估法等。根据患者疼痛程度和三级镇痛原则给予相应的镇痛药物。教会患者缓解疼痛的措施，如更换体位、深呼吸、听音乐等转移患者对疼痛的注意力。持续、动态地对患者疼痛管理的效果进行评价，评估患者用药后反应及患者对疼痛控制的满意度。

（4）评估手术风险，纠正重要器官功能：术前应用 Child-Pugh 分级及吲哚菁绿清除试验评估肝代偿能力及手术风险。监测肝、肾功能，对于低蛋白血症患者，适当输注人血白蛋白或新鲜血浆。对于血清酶学指标升高者，适当输注保肝药物。对于凝血功能障碍者，可给予维生素 K 肌内注射，必要时术前、术中及术后可输注新鲜血浆、纤维蛋白原、凝血酶原复合物等。

（5）预防肝癌破裂出血，降低术前死亡率：肝癌自发性破裂出血是肝癌常见的并发症之一，多见于巨块型肝癌或肿瘤位于肝边缘者。肝癌一旦破裂出血，进展迅速，死亡率极高。因此，术前应告知患者及家属尽量避免可能会导致瘤体破裂出血的因素，如腹部外伤、剧烈运动等。严密观察患者生命体征和腹部体征，若患者出现右上腹剧烈疼痛、腹膜刺激征及休克表现，且腹腔穿刺抽出不凝血，应高度怀疑瘤体破裂出血的可能，腹部增强 CT 可明确诊断。一旦发生肝癌破裂出血，应积极抗休克治疗，同时做好急诊介入治疗的准备。

2. 术后观察及护理要点

（1）体位与活动：麻醉清醒前去枕平卧位，头偏向一侧，避免患者呕吐引起误吸。麻醉清醒后,若血流动力学稳定,应抬高床头,半卧位,以降低切口张力,有利于呼吸和引流。

(2)心电监护及吸氧:术后 1～2 日持续心电监护,每 2h 记录生命体征及氧饱和度。半肝以上切除的患者,需低流量吸氧 3～4 日,以提高氧的供给,促进肝细胞再生。

(3)疼痛护理:术后根据医嘱正确使用镇痛药物,或采用自控式镇痛泵,以增进患者舒适度。术后前 3 日,每日进行 2 次疼痛评估,当 VAS≥4 分或患者暴发疼痛时,应立即通知医师,积极采取镇痛措施,且须在患者口服给药 1h、肌内注射给药 30min、静脉注射给药 15min 后对患者进行再评估,并做好记录。

(4)伤口护理:肝切除术后应保持伤口敷料清洁、干燥、固定,通常每 3 日换药一次。若敷料脱落、污染应及时更换。术后 10～14 日切口愈合良好方可拆线。

(5)引流管的护理

①腹腔引流管:标识清楚,采用棉性胶布高举平台法二次固定,避免引流管受压、扭曲和折叠,定时挤压引流管(从近心端至远心端),保持引流通畅。准确记录 24h 引流液颜色、量及性状。定期(每周 2 次)更换引流袋。若引流量逐日减少,引流液颜色正常,应尽早拔除。

②肝部分切除术通常无须安置胃管:若留置胃管,应使用"工"形胶布固定,患者应禁食禁饮。每日 2 次口腔护理,若病情允许,可协助患者刷牙,以保持口腔清洁、湿润。若患者无消化道出血、梗阻、胃潴留等,应尽早拔除胃管。

③留置尿管者:每日 2 次尿道口护理,术后 1～2 日拔除尿管。

(6)饮食与营养:术后第 1 天给予流质饮食,之后逐步过渡至半流食、普通饮食。饮食应清淡易消化,以低脂、高蛋白、高维生素、高纤维素为原则。对进食少、营养状况差者,可请营养科会诊,给予口服营养制剂,必要时给予肠外营养支持。

(7)并发症的预防及护理

①腹腔内出血:密切观察患者神志、意识、生命体征的变化及腹腔引流情况。若腹腔引流管持续或短时间内血性液体增多,颜色鲜红,应警惕腹腔内出血。需注意的是,并非所有腹腔内出血时腹腔引流管都能引流出鲜血性液,有时由于引流管被血凝块堵塞,血液潴留在腹腔内未引流出,患者出现烦躁或神志淡漠、四肢湿冷、血压进行性下降、心率增快(或＞120 次/分)、脉搏细速等失血性休克表现,应考虑腹腔内出血。若明确为凝血机制障碍性出血,可遵医嘱输注凝血酶原复合物、凝血因子、全血或血浆。若经输血、输液,患者血压、脉搏仍不稳定,应做好再次手术止血的准备。

②肝衰竭:行半肝以上切除术者,以及原发性肝癌合并严重肝硬化、门静脉高压患者,行肝切除术后易发生肝衰竭。患者主要表现为大量腹水、氨基转移酶升高、凝血机制障碍、黄疸,甚至出现肝性脑病。一旦出现肝衰竭,应积极进行肝支持治疗,如遵医嘱输注人血白蛋白、合理使用护肝药物等。

③膈下积液及脓肿:多发生在术后 1 周左右,若患者术后体温在正常后再度升高,或术后体温持续上升,同时伴有上腹部或右季肋部胀痛、呃逆、脉快、白细胞增多、中性粒细胞达 90％以上等表现时,应疑有膈下积液或膈下脓肿。若已形成膈下脓肿,协助医师行超声引导下穿刺抽脓,对穿刺后置入引流管者,加强冲洗和引流护理。遵医嘱合理使用抗生素。加强营养支持。

④胆瘘:严密观察患者切口和引流管的情况,及时发现胆瘘。若切口敷料有胆汁样液体渗出或引流管引流出胆汁样液体,方可考虑胆瘘。一旦发生胆瘘,应保持引流通畅,早期进行充

分的引流,胆瘘通常会自行停止,不会引起严重后果。密切观察患者腹部体征及体温,若患者出现发热、腹痛和腹膜刺激征,应高度怀疑弥漫性胆汁性腹膜炎。

⑤肺部并发症:告知患者术前戒烟。术后给予充分镇痛,术后第一天开始指导患者深呼吸、咳嗽、咳痰,保持气道通畅。合并肺部感染高危因素(高龄、长期吸烟、合并慢性肺部疾病等)或痰多、痰液黏稠的患者,遵医嘱给予呼吸训练、雾化吸入和振动排痰。

⑥静脉血栓栓塞症:卧床期间宜适当抬高下肢,指导患者进行踝泵运动,或使用间歇式压力充气泵以预防深静脉血栓形成。若病情允许,鼓励患者早期下床活动。对血栓形成高危患者,可使用低分子量肝素抗凝治疗。抗凝治疗期间定期监测凝血功能,观察患者有无出血倾向。若患者出现下肢肿胀、疼痛,及时告知医师,下肢血管超声可明确诊断。

(七)健康指导

1. 活动　告知患者活动的目的和重要性,指导患者床上活动的方法,如踝泵运动:嘱患者伸展下肢,大腿放松,缓缓勾起脚尖,用力绷紧小腿部肌肉,持续 5~10s 后放松,每日至少 3 次,每次 5~10min。督促患者早期下床活动,活动量及时间应量力而行,循序渐进。离床活动时注意预防跌倒。术后第一天辅助患者起坐训练,依次顺序为靠坐、扶坐、床边垂足坐,逐步过渡到床边站立、小范围走动。术后第 2~3 日在前一天基础上增加活动范围及量,如上厕所、病区走廊活动等。应遵循循序渐进、逐渐增加的原则,选择活动最佳时机,增添活动辅助工具,遵循患者意愿,关注患者主诉及表现,如有明显感觉心慌、气紧、明显疼痛、体力透支,以及血压异常、血氧饱和度下降等情况,应立即终止活动。

2. 饮食　告知患者早期进食的目的,术后第 1 天进流食(水、米汤),术后第 2~3 日可进半流质饮食(清粥),肛门排气后可进普通饮食。饮食应低脂少油,减少动物脂肪、动物内脏的摄入,摄入优质蛋白(如蒸蛋、瘦肉丸子、鱼肉、鸡肉、猪肉、牛肉等),富含维生素和高纤维素的食物(包括瓜果、根茎类蔬菜、新鲜水果)。烹调方式以炖、煨、烩为宜,清淡易消化。

3. 疼痛管理　告知患者疼痛管理的目的和意义,提高患者用药依从性。教会患者正确使用自控式镇痛泵。

4. 深呼吸训练　指导患者练习慢而深地吸气,呼气末屏气 2s,然后缓慢呼气。

5. 计量式呼吸训练器的使用　指导患者呼气末立即含住咬嘴缓慢深吸气,吸满后屏气(至少 2s),移开咬嘴缓慢做缩唇呼气。重复以上动作,每组 10 次,每天至少 3 组。

6. 雾化吸入的方法　雾化吸入前用温水漱口,清除口腔内分泌物及食物残渣。手持雾化吸入器,上下齿轻咬吸嘴,嘴唇较大地包绕吸嘴,用力均匀平稳地深吸气,使药液充分达到支气管和肺组织,屏气(至少 2s),然后缓慢呼气,呼气气流不要对着吸嘴。雾化吸入后用温水漱口,防止药物在咽部聚积。

7. 手法拍背咳痰的方法　雾化吸入后立刻拍背,侧重于肺下叶拍打,通过外部振动刺激,根据患者情况采用机械振动排痰或手法排痰,促进痰液排出。

(八)出院指导及延续性服务

随着现代医疗护理技术的发展及快速康复外科理念的兴起,大部分肝癌患者在术后早期即可出院,术后康复大部分时间在院外进行。这种模式的顺利实行需要依托长期的、规律的、有效的随访体系。传统的随访方式包括在患者术后出院 1 个月及 3 个月时定期进行门诊随访。这种方式花费大、耗时长、困难多,对于术后出现的一些小问题不太实用。而随着网络信息技术及计算机科学的发展,越来越多的线上随访服务正在蓬勃发展。例如,专职人员利用手机随访软件对患者进行随访。随访内容包括了解患者饮食、排泄、活动、睡眠、切口、用药、自理能力及不适症状,根据实验室检查结果,进行分类干预和指导生活方式改变。同时利用文字、语音、图片、视频等交流方式进行随访,并向患者个体化、有针对性地推送文字、语音、图片、视频等多种形式的健康宣教资料。这也许是未来随访体系建设的基础和方向。

(九)热点与前沿

肝癌的系统治疗 随着精准医疗时代的到来,以及《原发性肝癌诊疗指南(2022 年版)》(以下简称《指南》)的更新,原发性肝癌的治疗模式发生了巨大变化。对于早期肝癌患者,仍以根治性手术切除、射频消融为首选,对于中晚期肝癌患者,采取 TACE 联合系统治疗,如靶向治疗、免疫治疗、化疗、放疗等使肿瘤缩小,可有效延长患者生存时间,部分肿瘤经联合治疗后还可施行转化切除,最终使患者长期生存。

(1)靶向治疗:2007 年,美国食品药品监督管理局批准索拉非尼用于治疗晚期肝细胞癌,索拉非尼是近十年来唯一可用于肝细胞癌患者的分子靶向药物。《指南》的更新打破了多年来原发性肝癌靶向治疗的困局。《指南》中明确推荐:仑伐替尼适用于不可切除的中国肝癌分期(CNLC)Ⅱb、Ⅲa、Ⅲb 期,肝功能分级为 Child-Pugh A 级的肝癌患者。一线治疗效果不劣于索拉非尼,HBV 相关肝癌具有较好的生存获益(证据等级 1 级),从而确定了仑伐替尼在中国肝癌系统治疗的一线治疗地位。

(2)免疫治疗:近年来,免疫检查点抑制药程序性死亡受体-1(programmed death receptor-1,PD-1)/程序性死亡受体-1 配体(programmed death receptor-1 ligand,PD-L1)单抗在晚期肝细胞癌患者的治疗中取得突破性进展。《指南》明确推荐了阿替利珠单抗联合贝伐珠单抗、信迪利单抗联合贝伐珠单抗类似物用于既往未接受过全身系统抗肿瘤治疗的不可切除肝癌患者的一线治疗(证据等级 2 级,推荐等级 A)。同时,我国自主研发的多个免疫检查点抑制药研究、多药联合(如仑伐替尼联合帕博利珠单抗、卡瑞利珠单抗联合阿帕替尼等)治疗不可切除肝癌患者的临床研究正如火如荼地开展,今后势必将有更多一线治疗的新选择,我们拭目以待。

(3)化学治疗:2019 年,一项来自中山大学肿瘤防治中心的研究显示,以奥沙利铂为基础的灌注化疗联合索拉非尼能显著延长患者生存时间,且有 16 例患者接受了根治性手术切除,3 例患者肿瘤完全坏死。多项Ⅱ期临床试验报道含奥沙利铂的系统化疗联合索拉非尼可使客观缓解率有所提高,无进展生存时间和总生存时间均延长,且安全性良好(证据等级 3 级)。《指南》的更新也明确了奥沙利铂的一线化疗地位,推荐用于肝功能和体力状态良好的肝细胞癌患者,但尚需临床随机对照研究提供高级别循证医学证据。

(4)中医中药:能够改善临床症状,提高机体的抵抗力,减轻放化疗不良反应,提高患者的生活质量。除传统的辨证论治、服用汤剂之外,我国已经批准了槐耳颗粒用于原发性肝癌手术切除后的辅助治疗(证据等级 1 级),证明了中医学的博大精深,但是更多中药制剂的应用尚需规范化的高级别的循证依据。

二、肝血管瘤

(一)疾病概况

肝血管瘤是最常见的肝良性肿瘤。肝血管瘤临床症状不明显,近年多在健康体检时被偶然发现。肝血管瘤的发病率为 0.4%~20%,尸检检出率为 0.4%~7.4%,好发于女性,可发生于任何年龄段,40－60 岁是发病的高峰期。随着人群健康普及、日常体检的广泛开展及影像学技术的迅猛发展,该病的检出率和诊断准确率日益提高。绝大多数的肝血管瘤较小且生长缓慢,病程可达数年以上,且无恶性变倾向,治疗原则以随访观察为主。

(二)病因病理

目前对于肝血管瘤的病因及发病机制尚不完全明确。肝血管瘤通常被认为是胚胎发育过程中血管过度发育或分化异常导致的血管畸形,是一种先天性病变,可能与染色体变异有关。根据肿瘤直径及数目可表现为孤立、多发和弥漫性生长,约 60％表现为单发病灶。根据肿瘤含纤维组织的多少可分为硬化性血管瘤、血管内皮细胞瘤、毛细血管瘤和海绵状血管瘤等亚型,其中以海绵状血管瘤最多见。绝大多数的肝血管瘤较小且生长缓慢,病程可达数年以上,无恶性变倾向,患者可终身与瘤共存。但后天内分泌因素对血管瘤的生长也有一定的影响。例如,服用避孕药、应用雌激素和孕激素替代治疗、妊娠等情况都可能会导致女性患肝血管瘤,这可能和女性发病相关。

(三)临床表现

肝血管瘤患者通常无明显症状,临床表现与肿瘤直径、部位相关。若肿瘤直径＞5cm,可因对邻近组织和脏器的压迫而产生临床症状。腹部症状主要表现为右季肋区不适感或胀痛,偶有因左肝巨大血管瘤压迫胃肠道产生消化不良、恶心、呕吐等,极少数因自发破裂或外伤情况下破裂而并发腹腔出血,或出现严重腹部症状。也有少数患者因为巨大血管瘤或肝门部血管瘤对胆管的压迫引起胆管梗阻,出现黄疸,或压迫肝静脉及下腔静脉导致 Budd-Chiari 综合征。肿瘤内若有血栓形成或坏死,可致发热及全身消耗性凝血等严重并发症。血管瘤血小板减少综合征(Kasabach-Merritt 综合征)表现为血细胞过度消耗导致血小板计数下降、凝血功能障碍、出血性紫癜等,文献中也仅见于个别病例报道。

(四)辅助检查

肝血管瘤的诊断目前主要依赖于影像学检查。超声、CT 和 MRI 检查的肝血管瘤诊断准确率分别为 61％、77％和 92％。无症状患者应结合 2~3 种影像学检查综合判定。

1. 超声检查　是肝血管瘤首选的影像学检查方法。超声检查多表现为圆形或椭圆形、边界清晰的高回声;呈低回声者多有网状结构。彩色多普勒超声检查通常为周边型血流信号。典型的血管瘤超声造影表现为动脉期周边结节状或环状强化,随时间延长,增强范围逐渐向中心扩展,病灶在门静脉期及延迟期仍处于增强状态,呈现"快进慢出"的特点。

2. CT 及 MRI 检查　常规采用平扫＋增强的扫描方式,MRI 诊断血管瘤的敏感度和特异度最高。T1 加权成像呈低信号,T2 加权成像呈高信号,且强度均匀,边界清晰,在重 T2 加权成像其信号更高,称为"灯泡征"。MRI 增强模式与 CT 检查相似,呈"快进慢出"特征。

3. DSA 检查　较少用于肝血管瘤诊断。若瘤体巨大则出现"树上挂果征"。动脉期早期出现,持续时间长,可达 20s,甚至更长,呈现颇有特征的"早出晚归"。其在鉴别肿瘤良性、恶性或并行栓塞治疗时有较好的应用价值。

(五)治疗原则

肝血管瘤原则上以随访观察为主,直径＜5cm 的诊断明确的肝血管瘤建议多观察。根据《肝血管瘤诊断和治疗多学科专家共识(2019 版)》推荐,以下情况可酌情治疗:伴发症状或者出现严重并发症、瘤体进行性增大、诊断不明确、肝血管瘤导致的严重焦虑等精神症状、需预防性治疗。通常采取外科手术、消融及介入微创手术等治疗方式。

1.**手术切除**　包括开腹切除和腹腔镜下切除两种方式。随着腹腔镜技术的发展和手术技巧的提高,肝血管瘤手术创伤变得更小,但巨大肝血管瘤的手术切除尤其是腹腔镜下切除仍具有一定的风险与挑战性。有关我国手术切除的一例超大血管瘤记录的切除肿瘤体积为63cm×48.5cm×40cm,重达18kg。

2.**消融手术**　包括射频消融和微波消融两种方式,有经皮穿刺、腹腔镜下和开腹三种路径。经皮穿刺路径消融术中出现不可控制的出血时可选择腹腔镜路径消融,必要时行开腹路径消融。

3.**肝动脉介入栓塞术**(transcatheter arterial chemoembolization,TACE)　通过碘化油将栓塞剂带入并聚集于血管瘤血窦内,使血管瘤瘤体缩小或坏死,达到治疗目的。具有创伤小、花费少、术后恢复快、近期疗效比较确切等优点,但远期复发率相对较高。

(六)观察及护理要点

1.**术前观察及护理要点**

(1)心理护理:肝血管瘤虽是良性疾病,但部分患者会产生焦虑,主要表现为对肿瘤继续增大的担心、手术风险的恐惧及治疗花费的顾虑。此时患者心理正处于高度应激状态。及时恰当的心理护理会缓和其紧张情绪,有助于加速患者身体恢复。做好术前宣教,应告知患者疾病相关知识及配合事项,使患者积极主动配合手术。促进患者与恢复良好的病友之间的沟通交流,增强战胜疾病的信心。同时耐心倾听患者的倾诉,注意观察其病情状况,必要时留陪家属。采用心晴量表对患者进行心理评估,针对心情明显抑郁、焦虑的患者,可请心理卫生医师会诊,给予专业心理指导,必要时辅助药物治疗,以改善患者症状。术前晚可口服阿普唑仑片等镇静药物帮助患者入睡,增强身体耐受能力。

(2)全身准备:改善肝功能、肾功能、营养不良及异常的凝血功能,提高患者对手术的耐受能力。指导患者进食富含维生素、优质蛋白的低脂、清淡饮食。对于伴有术后肺部感染高危因素(如慢性阻塞性肺疾病、支气管扩张等)的老年患者,术前使其练习并掌握深呼吸训练、保护性咳嗽等方法,对已有呼吸道感染的患者,给予抗生素及雾化吸入等治疗。另外,拟行消融或介入栓塞治疗的患者,术前呼吸训练应着重指导患者平静呼吸,配合手术进针,以免治疗过程中误伤周围血管组织导致出血。

(3)预防肝血管瘤破裂出血:肝血管瘤破裂出血是肝癌较为罕见的并发症,多见于巨大或超大血管瘤,或肿瘤位于肝脏边缘者。多与自发或外伤性破裂和 Kasabach-Merritt 综合征有关,一旦破裂出血,进展迅速,死亡率高达60%~75%。应告知患者及家属尽量避免可能会导致瘤体破裂出血的因素,如剧烈运动、剧烈咳嗽等。若肝血管瘤破裂并未突破肝包膜,肝包膜可以起到压迫止血作用,一般不会造成大量失血,一旦突破肝被膜,出血不易控制。严密观察患者生命体征和腹部体征,若患者出现右上腹剧烈疼痛、腹膜刺激征及休克表现,腹腔穿刺抽出不凝血,应高度怀疑瘤体破裂出血的可能,腹部增强 CT 可明确诊断。一旦发生肝血管瘤破裂出血,应积极行抗休克治疗,同时做好急诊手术治疗的准备。

2.**术后观察及护理要点**

(1)肝切除术后护理要点:参见原发性肝癌"术后观察及护理要点"。

(2)消融、介入术后护理要点

①一般护理:经皮消融术后注意观察患者腹部穿刺部位有无渗血渗液、敷料是否完整在位。介入术后观察腹股沟穿刺点局部有无血肿、皮下瘀青等出血情况;穿刺点压迫及包扎是否

完整,有无绷带过松或移位等;下肢足背动脉搏动,肢体的皮温、颜色及感觉有无异常。为防止穿刺点动脉出血,建议指压穿刺点 2h 后用 1kg 的盐袋持续压迫 6h,或压迫器压迫穿刺点 6～8h,患肢制动 8～12h,卧床休息 24h。患者常常因制动或长时间卧床导致患肢麻木、腰背部疼痛、排尿难、失眠等不适。因术中烧灼肝面积过大、时间过久易并发血红蛋白尿,应积极有效预防和处理血红蛋白尿对肾功能的损害。

②消融或介入栓塞治疗术后综合征的护理:多表现为发热、胃肠道反应、疼痛等。

③发热:多为肿瘤细胞坏死吸收热,一般体温不超过 38.5℃,鼓励患者多饮水,用冰袋或用温水擦浴行物理降温;若体温超过 38.5℃,必要时予药物降温,高热不退时应监测患者白细胞及中性粒细胞,必要时查血培养,以排除细菌感染。及时更换衣物,对于伴有剧烈呕吐的患者可予静脉补充液体。

④胃肠道反应:因碘化油或栓塞剂刺激迷走神经引起恶心、呕吐或食欲下降等表现。遵医嘱静脉应用格雷司琼或肌内注射甲氧氯普胺缓解不适症状。

⑤疼痛:多为组织坏死,肝体积增大,牵拉包膜引起上腹部胀痛,可应用疼痛评估工具VAS 进行评估,评分≥4 分时给予药物镇痛,如口服塞来昔布或静脉注射地佐辛等。

(3)常见并发症的观察及护理

①肝肾功能损伤:与术中造影剂使用、肝细胞肿胀坏死、红细胞破坏释放大量血红蛋白、炎性因子刺激等有关。遵医嘱予保肝药物,保证足够的液体入量,指导患者大量饮水。观察尿量、颜色,必要时予碱化尿液等措施。

②异位栓塞:胃十二指肠动脉栓塞、胆囊栓塞等。表现为持续性上腹部疼痛,遵医嘱予抑酸、解痉镇痛等药物。

③假性动脉瘤:易发生于肥胖、高血压、糖尿病患者。与术中抗凝药物应用、术后压迫不当及制动不佳等有关。介入治疗结束后及时有效的压迫及术后肢体制动是预防假性动脉瘤的关键,有报道称持续动脉压迫法和注射凝血酶法是治疗股动脉瘤简单、快速、安全的无创方法,无创无效时可采取外科治疗。

④其他并发症:出血、胆管损伤、腹腔脏器穿刺损伤、脓肿形成等。常伴有腹部体征及生命体征的改变,如发热、腹痛、腹肌紧张或急性腹膜炎等,应结合影像学结果判断。注意保持输液通道通畅,遵医嘱用药,必要时做好急诊手术的准备。

(七)健康指导

1. 活动及体位　行介入手术的患者术日卧床休息,患肢制动,为促进下肢血液循环,可行踝泵运动,即足背过伸、过屈交替训练,健侧肢体可正常活动。全身麻醉手术患者活动及体位详见原发性肝癌"健康指导"。

2. 饮食指导　介入术后无胃肠不适可正常饮食,消融术后 6h 可开始进食,以清淡、低脂、高纤维饮食为主,遵循流食、半流食、软食循序渐进等原则,注意保持热能供给。鼓励患者多饮水,保持大小便通畅。

3. 疼痛及肺康复管理　参见原发性肝癌"健康指导"。

(八)出院指导及延续性服务

选择消融或介入栓塞治疗的肝血管瘤患者,术后仍有肝血管瘤复发的可能,患者多无临床症状,需指导患者定期影像学复查。各科室可建立单种疾病随访计划,特别是随着加速康复外科理念的发展,患者在院日期明显缩短,针对特定病种建立相应的随访项目,可将传统的电话随访和以网络为载体的公众号、APP、小程序等相结合,覆盖包括老年患者在内的出院患者的信息收集。

(九)肝血管瘤治疗方式的进展与争议

目前对于肝血管瘤的手术适应证及治疗方法尚存在诸多争议,应避免对进展缓慢、无临床表现血管瘤的过度治疗。针对瘤体直径>5cm、进行性增大而无临床症状的患者是否需要治疗的问题,Choi 等对 110 例肝血管瘤无任何干预患者进行 5～13 年远期随访,50% 的患者瘤体直径增大或缩小>20%,且瘤体直径>10cm 或随着年龄增长(50 岁),肝血管瘤生长速率开始下降,未发现破裂出血。Hasan 等对 123 例肝血管瘤患者进行长达 10 年的随访,近 40% 的患者瘤体平均每年直径增大 2mm、体积增大 17.4%,亦未发现瘤体破裂出血。

近年来,影像学技术引导下的介入微创治疗不断发展,逐渐成为部分肝血管瘤治疗的首选方法。微创手术因其操作简单、创伤小、术后恢复快的特点,更易被患者和家属接受。目前主要包括穿刺硬化术、消融术及肝动脉栓塞术。有研究对比了外科手术与肝动脉栓塞术治疗肝血管瘤的效果,两者近期并发症与治疗费用差异均无统计学意义。另有研究报道,肝动脉栓塞术治疗肝血管瘤的远期效果较差。有关普萘洛尔治疗幼儿巨大肝血管瘤的疗效已得到证实;也有文献报道,索拉非尼可使巨大肝血管瘤缩小,但目前相关研究有限。目前有关肝血管瘤治疗的选择,需更多进一步高循证级别证据、长期随访的研究。

三、肝囊肿

(一)疾病概况

肝囊肿(hepatic cyst)是较常见的肝良性疾病,分为寄生虫性(如肝包虫病,详见肝包虫病)和非寄生虫性肝囊肿,后者又可分为先天性、创伤性、炎症性和肿瘤性囊肿。临床多见的是先天性肝囊肿,其又可分为单发性和多发性两种。

(二)病因病理

单发性肝囊肿是由肝内迷走胆管或肝内胆管和淋巴管的发育障碍导致管腔内容物停滞潴留而成。近年来,有人提出后天肝组织退行性改变的说法。

单发性肝囊肿好发于肝右叶近膈面,据统计,囊肿生于肝右叶与肝左叶的比例约为 2:1。囊肿大小为 1～300mm。囊肿可以占据整个肝叶,外表平滑反光,呈乳白色或蓝灰色。多发性囊肿多数累及整个肝,肝组织被无数大小不等的囊肿占据,肝大变形,外观十分典型。

(三)临床表现

单发性肝囊肿多发于 20—50 岁,男女发生率之比为 1:4;囊肿发生于肝右叶者居多。囊肿小者直径仅数毫米,大者含液量>500ml,甚至可占据整个肝叶。多发性肝囊肿以 40—60 岁女性多见,囊肿大小不等,可分布于全肝,或局限于一段或一叶。囊壁内层上皮细胞可因肝囊肿大小而不同,呈现为柱状、立方形、扁平状或缺如,外层为胶原样组织;囊液澄清透明,多不含胆汁。

先天性肝囊肿生长缓慢,小的囊肿常无任何症状,多在超声、CT 等影像学检查或腹部术中发现。囊肿增大到一定程度后,可因压迫邻近脏器而出现食后饱胀、恶心、呕吐、右上腹隐痛不适等症状。体格检查可能触及右上腹肿块和肝大,肿块与肝相连,表面光滑,带囊性感,无明显压痛,可随呼吸上下移动。

(四)辅助检查

1. 超声检查　是诊断肝囊肿的首选方法。

2. CT、MRI检查　可明确囊肿的大小、部位、形态和数目。可见囊肿呈圆形,边缘清楚,密度均匀,CT值近水密度,增强扫描囊肿不强化。

3. X线检查　可显示膈肌抬高或胃肠受压移位等征象。多发性肝囊肿患者还应检查肾、肺、胰及其他脏器有无囊肿(多囊病)或先天性畸形,并注意与先天性肝内胆管囊状扩张症(Caroli病)相鉴别。

(五)治疗原则

1. 非手术治疗　囊肿<5cm且无症状的肝囊肿患者,无须特殊处理。

2. 手术治疗

(1)肝囊肿开窗/去顶引流术:即经腹腔镜切除部分囊壁,吸净囊液后使囊腔向腹腔开放。对并发感染、囊内出血者,可在"开窗术"后放置引流管,待引流液清亮、正常后拔除引流管。对囊液含有胆汁者,应寻找胆管漏口予以缝合,置管。必要时可行肝切除术。多发性肝囊肿一般仅限于处理其中可能引起症状的大囊肿,可行囊肿"开窗术",以缓解症状。

(2)肝段或肝叶切除术:对病变局限于肝的一段或一叶,且伴有症状或开窗术效果不佳者,也可行病变肝段或肝叶切除术。

(六)观察及护理要点

1. 术前观察及护理要点

(1)疼痛的管理:主要表现为腹部隐痛或出现急性腹膜炎症状,应评估疼痛部位、程度、频率、性质,遵医嘱正确使用镇痛药物。若出现腹膜刺激征,应警惕囊肿破裂或出血。

(2)病情观察

①生命体征:监测体温、脉搏、呼吸、血压情况,观察患者有无脉搏增快、面色苍白、皮肤湿冷等休克征象,如出现则提示腹腔内出血的可能。肝巨大囊肿者应卧床休息,不可剧烈活动,谨防囊肿破裂。

②腹部体征:如患者出现腹痛加剧、腹部压痛、反跳痛、腹肌紧张,应警惕囊肿破裂及出血,及时通知医师,并做好术前的准备工作,如建立静脉通道、配血、备皮、禁食等。

(3)心理护理:解释疼痛原因,给予心理安慰;教会患者分散注意力的方法,如听音乐等;对于诊断明确的患者,遵医嘱给予镇痛药物缓解疼痛;向患者及家属讲解肝良性肿瘤的相关知识,介绍疾病的治疗效果和自护措施。同情、关心患者,及时评估患者对疾病有关知识的了解情况。指导门诊随访患者,确诊后1年内每2~3个月行B超或CT检查1次;若出现腹痛加剧、面色苍白、出冷汗、血压下降等不适,及时于医院就诊。

2. 术后观察及护理要点

(1)术后护理常规:①全身麻醉术后护理常规;②了解麻醉和手术方式、术中情况、切口和引流情况;③持续低流量吸氧;④持续心电监护;⑤用床挡保护,以防坠床;⑥严密监测生命体征。

(2)伤口观察及护理:①观察伤口有无渗血渗液,若有,应及时通知医师并更换敷料。提供安静舒适的环境。②做好口腔护理、尿管护理、定时翻身、雾化、患者清洁等工作。

(3)腹腔引流管的护理

①保持通畅:定时由引流口端向引流袋挤捏管道,使之保持通畅,勿折叠、扭曲、压迫管道,

及时倾倒,保持通畅。

②妥善固定:每班观察并妥善固定腹腔引流管,平躺时固定高度不超过腋中线;离床活动时,不超过引流口处;搬动患者时,应先夹闭引流管,防止逆行感染。

③防止非计划脱管:在给患者做翻身等护理操作时一定要注意保护引流管,避免引流管的脱出。若腹腔引流管不慎脱出,应立即通知主管医师处理。

④标识清楚:每条引流管上均需注明管道在腹腔内放置的位置、安置时间;引流袋上要注明管道名称、安置时间、引流袋更换时间。

⑤及时更换:定期在无菌操作下更换引流袋,避免感染,必要时做细菌培养。

⑥观察与记录:观察引流液性状、颜色和量;一般引流的血性液应该由多到少、由浓变淡。如果引流液由淡变浓、突然增加,应注意内出血的发生。观察腹腔引流管安置处敷料情况,如有渗出,及时换药。观察患者腹部体征,有无腹胀、全身情况、症状是否减轻,生命体征是否正常。监测患者酸碱、电解质是否平衡。

⑦拔管:医师根据患者病情及引流情况拔管,一般引流液<20ml/d 即可拔管。拔管后应指导患者卧床休息,观察置管处有无局部出血,如有渗液,及时更换敷料,有渗血时准确评估出血量并做相应处理。

(4)饮食指导:根据手术情况,术后鼓励患者早期进食,术后第 1 天给予饮水及流质饮食,第 2 天给予半流质饮食,第 3 天可进软食,逐渐过渡至正常饮食,注意进食高蛋白、高维生素、高热能、低脂肪的饮食,忌生冷、产气(如豆制品、薯类、南瓜、牛奶等)、刺激性食物。根据患者的肝功能结果,给予补充人血白蛋白,避免低蛋白血症。

(5)并发症的预防及护理

①出血

• 临床表现:在术后 6h 内出现早期出血,表现为面色苍白、表情淡漠、四肢湿冷、脉搏细速(>120 次/分)、血压下降(<140/50mmHg)、少尿(<20ml/h)或无尿。腹腔引流管持续血性液流出,引流量>200ml/h,连续 3h。血常规检查显示红细胞计数、血红蛋白水平和血细胞比容等降低。

• 预防及护理:体位为平卧位。密切监测生命体征,每 5~10min 测量脉搏、血压一次,每 15~30min 挤压引流管一次,观察引流液量及性质变化,及时发现术后出血。迅速扩充血容量及抗休克。立即做好术前准备,再次剖腹探查。

②肺部感染

• 临床表现:发热、咳嗽、咳痰。肺部有痰鸣音。白细胞计数增高。X 线片显示肺部感染。痰培养查出致病菌。

• 预防及护理:加强呼吸道护理,指导患者胸式呼吸每日 2 次,每次 10min。遵医嘱雾化吸入每日 2~3 次,每次 20min,雾化吸入时患者取坐位,体位有利于吸入的药液沉积到终末细支气管及肺泡。雾化吸入后给患者翻身、拍背,协助按压创口,鼓励患者行有效咳嗽,留痰液做细菌培养及药敏试验。

③膈下脓肿

• 临床表现:表现为寒战、高热、右上腹疼痛、咳嗽、消瘦、乏力、出汗、脉快、白细胞计数增高等症状。B 超提示膈下脓肿。

• 预防及护理:保持胃肠减压管通畅,接负压引流,以免患者胃过度饱胀出现呕吐而引起误吸。鼓励患者半卧位,有利于引流;保持引流管通畅,定时挤压。加强营养支持,提高患者抵抗力。按医嘱予抗生素治疗。密切观察体温、白细胞计数变化。

④胆漏

·临床表现:术后1周腹腔引流管有胆汁样液流出,引流管周围有少量胆汁外渗。患者出现消瘦、厌油、腹痛、腹胀及发热。腹部体征,如压痛、跳痛。

·预防及护理:保持引流管通畅,定时挤压,注意引流量、性质变化。密切观察引流管周围有无渗液,及时更换引流管口敷料,保持干燥,涂氧化锌软膏或用凡士林纱条保护引流口周围皮肤,预防皮肤发生糜烂及湿疹。加强营养,调节水和电解质平衡。腹腔引流液<10ml/d,可给予拔除腹腔引流管。拔管后患者无腹痛、发热,引流管口周围敷料干燥无渗液,证明瘘口已闭合。

(七)健康指导

1. 休息与活动　早期下床活动以预防深静脉血栓,合理安排休息与活动。

2. 饮食指导　进食高蛋白低脂、营养丰富的饮食。

3. 伤口指导　保持伤口敷料清洁干燥,如有渗出及时更换。

(八)出院指导及延续性服务

1. 向患者强调应注意休息,避免劳累。

2. 加强营养,进高蛋白、高热能、高维生素、营养均衡、清淡易消化的饮食。

3. 如若出现水肿、黄疸等不适,及时就诊。

4. 患者应做到定期复查,每6个月至1年复查1次。

(九)多囊肝的临床诊疗

多囊肝(polycystic liver disease,PLD)是一种罕见的遗传性疾病,常被定义为肝弥漫性多发囊肿,常多于20个。PLD既可以作为孤立性多囊肝独立存在,也可以作为常染色体显性遗传多囊肾病(autosomal dominant polycystic kidney disease,ADPKD)和常染色体隐性遗传多囊肾病(autosomal recessive polycystic kidney disease,ARPKD)的伴随症状。PLD、PKD(多囊肾)中囊肿的形成机制十分复杂,因其均与胆管上皮细胞原发性纤毛病变及纤毛功能中的关键蛋白组成有关,所以均可被分类为纤维囊性病或纤毛病。又因PLD囊肿来源于先天胆管发育异常,也有学者将其分类为胆管病。大多数PLD患者无症状,少数患者因增大的肝压迫周围器官导致相应并发症,从而影响生活质量。

PLD目前缺乏统一的诊断标准。在无家族史的患者中,肝囊肿数量>20个时可予以PLD的诊断。但在有家族史的PLD患者中,囊肿数量>4个即可诊断。如无多囊肾需考虑PLD,若合并多囊肾则需考虑ADPKD及ARPKD,而如前所述,绝大部分成年患者为ADPKD。需要注意的是,因PLD患者可有肾囊肿且ADPKD患者可以肝囊肿为主要临床表现,所以PLD与无家族史的ADPKD的鉴别仍很困难,需要进行基因分析。基因分析中相关基因变异可从基因水平明确PLD疾病分类。

目前对于PLD的治疗主要分为外科治疗与临床治疗。外科治疗减少肝体积以控制症状为主,包括囊肿穿刺抽液及硬化治疗、开窗去顶术、经导管动脉栓塞术、肝切除术及肝移植等。PLD的临床药物治疗目前集中在生长抑素类似物的领域,但与此同时,许多其他药物靶点也正在被不断开发。相关研究发现生长抑素类似物(somatostatin analogues)、哺乳动物西罗美司靶蛋白(mammalian target of rapamycin,mTOR)抑制药、血管升压素2受体(vasopressin 2 receptor,V2R)拮抗药、药物新靶点 Masyuk 等在 PLD 患者中可使胆管上皮细胞的自噬增加,进而激活 cAMP-PKA-CREB 信号通路,导致肝囊肿生成。这可以成为未来新药开发的方向。无论如何,这些研究终将把 PLD 治疗的发展潮流推向个体化与精准化。目前国际上并无关于 PLD 治疗的权威指南,其治疗方案仍在探索阶段。

四、肝脓肿

常见的肝脓肿(liver abscess)有细菌性肝脓肿(pyogenic liver abscess,PLA)与阿米巴肝脓肿(amebic liver abscess,ALA)两种。

(一)细菌性肝脓肿

1. 疾病概况　PLA 是指化脓性细菌等病原体感染在肝内部形成脓肿,脓肿通常会导致周围组织出现炎症反应,从而造成腹部疼痛和肿胀,严重者可导致全身炎症反应综合征而致命。PLA 是以化脓性细菌为病原体的肝脏占位性感染性病变,多见于肝病、胆管疾病、糖尿病患者,以及经历过创伤性手术的患者。

2. 病因病理　PLA 的致病菌多为肺炎克雷伯菌、大肠埃希菌、厌氧链球菌、葡萄球菌等。单发的肝脓肿容积有时可以很大,多发肝脓肿的直径则可为数毫米至数厘米,数个脓肿也可融合成一个大脓肿。

全身细菌性感染,特别是腹腔内感染时,细菌可侵入肝,如患者抵抗力弱,可发生肝脓肿。有基础性疾病,特别是糖尿病患者,是 PLA 的高发人群。细菌可经下列途径侵入肝。

(1)胆管:良性或恶性病变导致胆管梗阻并发生化脓性胆管炎时,细菌沿着胆管上行,是引起 PLA 的主要原因。

(2)门静脉:如坏疽性阑尾炎、胃肠道憩室炎等,细菌可突破肠道屏障经门静脉入肝。

(3)肝动脉:体内任何部位的化脓性病变,如细菌性心内膜炎、化脓性骨髓炎等,当并发菌血症时,细菌可经肝动脉侵入肝毗邻器官或组织存在的感染病灶;细菌可循淋巴系统侵入或直接扩散感染至肝;开放性肝损伤时细菌可直接经伤口侵入肝引起感染,形成脓肿。

(4)其他:肝其他疾病的有创性治疗方法,如经肝动脉化疗栓塞、消融等肿瘤治疗措施也可能导致肝脓肿。还有一些肝脓肿的病因难以确定,称为隐源性感染。

3. 临床表现　PLA 的典型症状是寒战、高热、肝区疼痛和肝大。体温常可高达 39～40℃,伴恶心、呕吐、食欲缺乏和周身乏力。肝区钝痛或胀痛多属持续性,有的可伴右肩牵涉痛,右下胸及肝区叩击痛,增大的肝有压痛;如脓肿在肝前下缘比较表浅的部位时,可伴有右上腹肌紧张和局部明显触痛;巨大的肝脓肿可使右季肋区呈现饱满状态,有时甚至可见局限性隆起,局部皮肤可出现红肿。严重时或并发胆管梗阻者可出现黄疸。肝右叶脓肿可穿破肝包膜形成膈下脓肿,也可突破入右侧胸腔,左叶脓肿则偶可穿入心包。脓肿如向腹腔穿破,则发生急性腹膜炎。少数情况下,肝脓肿可穿破血管和胆管壁,引起大量出血并从胆管排出,临床表现为上消化道出血。

4. 辅助检查

(1)实验室检查:通常白细胞计数和中性粒细胞百分比增高。碱性磷酸酶升高是最常见的 PLA 异常指标,可发生在 90% 的患者中。C 反应蛋白(C-reactive protein,CRP)增高,红细胞沉降率(erythrocyte sedimentation rate,ESR)升高,这两项指标具有高度的敏感度,但缺乏特异度。慢性病程患者可有贫血和低蛋白血症。

（2）影像学检查：超声可明确其部位和大小，阳性诊断率可达96%以上，不能显示较小的脓肿，也无法区分转移灶及原发灶；CT更易显示多发小脓肿，其敏感度接近100%。CT可以明确肝脓肿分隔及分隔数量，准确判断脓肿的大小，病灶区表现出边缘增强或周围包膜样改变，MRI对存在可疑胆管疾病时帮助较大，X线胸腹部检查可观察到胸腔积液。

5. 治疗原则

（1）药物治疗：PLA一经诊断，应立即开始经验性抗菌治疗，以限制败血症对全身的影响。选择可能全面覆盖PLA常见的需氧革兰阴性杆菌和革兰阳性球菌菌群的抗生素，可联合应用甲硝唑等抗厌氧菌药物。在抗菌治疗后期，需根据药敏结果调整抗生素的种类。C反应蛋白可作为评估抗菌治疗效果的有效指标，帮助指导合理停药。

（2）影像学下介入治疗：经皮肝穿刺抽吸及置管引流术是目前PLA的首选治疗方法，尤其是对年老体弱等不能耐受手术的患者。在介入治疗操作过程中，引流管应注意避免污染及阻塞，置入脓腔后应保证所有侧孔均在脓腔中充分引流。当引流量持续多日<10ml，B超下引流后脓腔直径<2cm且患者临床表现及实验室指标完全正常后，即可拔除引流管。

（3）手术治疗：手术治疗PLA适用于介入治疗失败、多发性脓肿、脓肿穿孔破裂、合并恶性肿瘤或胆管异常等情况。常见手术方式包括腹腔镜或开腹肝脓肿切开引流、部分肝叶切除术等。

6. 观察及护理要点

（1）术前观察及护理要点

①病情观察：加强生命体征、腹部及胸部症状与体征的观察，注意有无脓肿破溃引起的腹膜炎、膈下脓肿、胸腔内感染、心脏压塞等严重并发症。肝脓肿若继发脓毒血症、急性化脓性胆管炎、心脏压塞或中毒休克时，可危及生命，应立即抢救。

②高热护理：维持室温在18～22℃，湿度在50%～60%，定时通风，保持空气清新。动态观察体温，患者发生寒战后或体温高于39℃时，应每2小时测定体温，根据患者情况给予物理和（或）药物降温，降温过程中注意保暖，观察出汗情况、患者有无因大量出汗引起虚脱或高热惊厥等并发症，及时更换汗湿的衣裤和床单，保持患者清洁和舒适。增加摄水量，除须控制入水量者外，高热患者每日至少摄入2000ml液体，以防高渗性缺水，口服不足者应注意加强静脉补液、补钠，纠正体液失衡。

③用药护理：遵医嘱尽早合理使用抗生素，把握给药间隔时间与药物配伍禁忌，注意观察药物不良反应。长期应用抗生素者，应注意观察口腔黏膜，观察有无腹泻、腹胀等，警惕假膜性肠炎及继发双重感染，必要时做咽拭子、大小便等真菌培养。

④营养支持：鼓励患者多食高蛋白、高热能、富含维生素和膳食纤维的食物；保证足够的液体摄入量；贫血、低蛋白血症者应输注血液制品；进食较差、营养不良者，提供肠内、肠外营养支持。

（2）术后观察及护理要点

①病情观察：严密监测生命体征、腹痛与腹部体征，注意观察有无脓液流入腹腔和出血等表现；位置较高的肝脓肿穿刺后注意呼吸、胸痛和胸部体征，以防发生气胸、脓胸等并发症；观察发热、肝区疼痛等肝脓肿症状及改善情况；复查超声，了解脓肿好转情况。

②引流管护理：严格无菌，妥善固定，保持通畅，定期更换；每日用生理盐水或含甲硝唑的生理盐水多次或持续冲洗脓腔，注意出入量，观察和记录脓腔引流液的颜色、性状和量；脓液引流量<10ml/d时，可逐步退出并拔除引流管，适时换药，直至脓腔闭合。

③并发症的护理：注意观察术后有无腹腔创面出血、胆汁漏；右肝后叶、膈顶部脓肿引流

时,观察有无损伤膈肌或误入胸腔;术后早期一般不冲洗,以免脓液流入腹腔,术后 1 周左右开始冲洗脓腔。

7. 健康指导

(1)饮食指导:嘱患者出院后多进食高热能、高蛋白、富含维生素和纤维素的食物,多饮水,以增强抵抗力。

(2)疾病知识:向患者及家属讲解本病的病因、常见临床表现等方面的知识,以提高其自我护理能力并解除其恐惧心理。

8. 出院指导及延续性服务　①常规出院健康宣教;②出院后遵医嘱服药,勿擅自更改剂量或停药;③若出现发热、肝区疼痛等症状,及时就诊。

(二)阿米巴肝脓肿

1. 疾病概况　阿米巴肝脓肿是一种常见的肠外阿米巴病,由于其临床表现较为复杂,以及在病程早期临床症状不典型,易造成误诊或漏诊。该病遍及世界各地,但以热带及亚热带地区较为多见。该病在我国多见于南方,但在夏季也常见于北方。由于我国卫生状况的不断改善,该病的流行和急性病例已明显减少。

2. 病因病理　阿米巴病由溶组织内阿米巴原虫感染引起,病变发生于结肠,在少数病例病原体可进一步移行到肝、肺和脑。好发于青年男性(70%~95%),性别分布可能与性激素有关,因为在儿童中的发病率男女相等。动物实验中,黄体酮、睾酮及氢化可的松皆可促进阿米巴肝脓肿的产生,但其作用机制未明,可能是通过对宿主的作用,或作用于宿主与寄生物的相互关系。

阿米巴肝脓肿是肠外阿米巴病中最常见者,是由肠溶组织中的阿米巴滋养体通过门静脉到达肝,引起肝细胞溶解坏死,成为脓肿。阿米巴滋养体通过侵入肠壁小静脉,经肠系膜静脉、门静脉而到达肝。阿米巴肝脓肿可为单个或多个,但以单个者(占 65%)为多见,多个者占 35%,且多位于肝右叶(80%),以右叶顶部为主,左叶肝脓肿的发生率为 5%~21%。原因可能是肠阿米巴病多位于盲肠及升结肠,其血液流入肠系膜上静脉,经粗短的门静脉时血流快,来不及与肠系膜下静脉流入的血液相混合而大部分进入肝右叶。此外,肝右叶体积远比左叶大,故受侵犯的机会也较多。

3. 临床表现　阿米巴肝脓肿与细菌性肝脓肿的一般病理过程均为炎症—部分坏死液化—脓肿形成,故两类脓肿在临床表现及声像图上不易区分。两者的鉴别诊断见表 6-1。

表 6-1　细菌性肝脓肿与阿米巴肝脓肿的诊断鉴别

	细菌性肝脓肿	阿米巴肝脓肿
好发年龄(岁)	>50	20—40
男女比例	1.5:1	>10:1
病史	继发于胆管感染或其他化脓性疾病,多有糖尿病病史	继发于阿米巴痢疾后,少见糖尿病病史
症状	病情急骤严重,全身中毒症状明显,有寒战、高热,部分患者可有黄疸	起病较缓慢,病程较长,可有高热,或不规则发热、盗汗,黄疸少见

（续　表）

	细菌性肝脓肿	阿米巴肝脓肿
血液化验	白细胞计数及中性粒细胞可明显增加，可见胆红素升高	白细胞计数可增加，血清学阿米巴抗体检测阳性
血培养	血液细菌培养可呈阳性	若无继发细菌感染，血液细菌培养可呈阴性
粪便检查	无特殊表现	在部分患者中可找到阿米巴滋养体或包囊
脓液	多为黄白色脓液，涂片和培养可发现细菌	大多为棕褐色脓液，无臭味，镜检有时可找到阿米巴滋养体。若无混合感染，涂片和培养无细菌
诊断性治疗	抗阿米巴药物治疗无效	抗阿米巴药物治疗有效
脓肿	较小，常为多发性	较大，多为单发性，多见于肝右叶

引自：陈孝平，汪建平，赵继宗．外科学［M］．9版.北京：人民卫生出版社，2018：415。

4. 治疗原则　阿米巴肝脓肿的治疗原则以内科非手术治疗为主，如病情不严重，脓肿较小，则单纯给予药物治疗即可；如病情严重，脓肿较大，则应在药物治疗的同时配合肝穿刺抽脓。

（1）非手术治疗：包括抗阿米巴药物治疗、支持治疗、抗生素辅助治疗，根据病情加用肝穿刺抽脓。

①药物治疗：常用抗阿米巴药物有甲硝唑、氯喹两种。目前认为，甲硝唑是治疗阿米巴肝脓肿最简单、安全且有效的药物，对肠内、肠外阿米巴均有效，可起到根治作用，治愈率达70%～100%。不良反应多为恶心、呕吐、食欲缺乏等消化道反应，偶有神经-精神症状及心脏毒性反应。氯喹抗阿米巴疗效可靠，有消化道反应及心脏毒性反应，一般用于对甲硝唑耐药的患者。治疗过程中注意电解质平衡，定期做心电图检查，必要时给予心电监护。

②阿米巴肝脓肿肝穿刺抽脓：既是诊断的重要手段，也是治疗措施，可以减轻炎症的全身反应，预防脓肿向邻近器官扩散或自发破裂。但是对于轻症患者，以及脓腔过小（不足4cm）或过深（>8cm以上）者，均不宜做穿刺抽脓。肝穿刺抽脓指征：脓肿局部疼痛、压痛明显有穿破危险者；抗阿米巴药物治疗5日临床状况无改善、效果不佳者；继发细菌感染者；脓腔较大者。超声引导下穿刺抽脓并向脓肿腔内注射抗阿米巴药物比单独内科或外科治疗更有效。

（2）手术治疗

①经皮肝穿刺置管闭式引流术：适用于病情较重、脓腔较大、有穿破危险者，或经抗阿米巴治疗，同时行多次穿刺吸脓。脓腔未见缩小者，应在严格无菌操作下，行套管针穿刺留置导管做闭式引流术。

②切开引流：适用于经抗阿米巴治疗及穿刺吸脓后脓肿未缩小、高热不退者；脓肿继发细菌感染，经综合治疗不能控制者；脓肿已穿破入胸腹腔或邻近器官者，切开排脓后采用持续负压闭式引流。

5. 观察及护理要点

（1）饮食护理：鼓励患者进食营养丰富的食物，多饮。

（2）用药护理：遵医嘱使用抗阿米巴药物，注意观察患者是否有药物不良反应。对于高热物理降温不能控制体温者，遵医嘱予以药物降温。

（3）病情观察：密切观察生命体征及实验室检查结果，及时发现继发细菌感染征象。

　　(4)引流管的护理:做好脓腔引流的护理,严格无菌操作,防止继发细菌感染。

　　(5)其他护理措施:参见本节细菌性肝脓肿患者的护理。

　　6. 健康指导

　　(1)鼓励患者进食营养丰富的食物,多饮水。

　　(2)遵医嘱使用抗阿米巴药物。

　　7. 出院指导及延续性服务　　指导患者出院后按时服用抗阿米巴药物,若有用药不良反应,或者腹痛、高热,及时到医院就诊。

　　8. 彩色多普勒超声介入治疗肝脓肿　　肝脓肿主要是由阿米巴原虫、真菌、细菌及其他因素的影响导致肝出现脓性病变的一种情况,也可与肝内已存在的隐匿病变存在一定关联性,且在机体抵抗力减弱时,病原菌在肝内繁殖,进而发生肝脓肿,严重危及患者的身体健康、降低患者生活质量,甚至还可危及患者的生命安全,是现阶段临床关注的重点疾病类型。当下,针对肝脓肿患者的临床治疗仍以手术治疗为主,以往临床针对肝脓肿患者多行常规外科切开引流治疗,但该种方式具有切口大、术中出血量多、术后恢复慢的明显缺点,且患者受手术应激反应影响,术后极易发生高热、出血、胆漏、腹膜炎等诸多不良反应,影响治疗效果及患者康复效果。随着临床医疗技术的不断发展和进步,彩色多普勒超声介入治疗在肝脓肿患者中的应用频率逐步提升,该种治疗方法能够根据患者肝脓肿具体位置实施有效治疗,保障穿刺深入和穿刺位置的合理性,从而保障手术治疗的有效性,具有创伤小、出血少、手术时间短、不良反应少和安全性高等诸多优点,逐渐被越来越多的患者所接受,亦成为当下治疗肝脓肿患者的首选治疗方法,有十分理想的治疗效果。研究表明,彩色多普勒超声介入治疗能够切实缩短患者细胞数恢复正常、体温恢复正常及住院的时间。另外,经治疗后,试验组患者的临床治疗总有效率明显高于参照组的外科切开引流方式的总有效率,且试验组患者不良反应发生率为 6％,与参照组患者不良反应发生率相比更低,可见彩色多普勒超声介入治疗能够在大幅提高治疗有效率的同时降低不良反应发生率。

五、肝包虫

(一)疾病概况

　　包虫病又称棘球蚴病,是一种由棘球属绦虫的幼虫棘球蚴寄生引起的严重威胁生命的人畜共患疾病。肝包虫病主要包括由细粒棘球绦虫虫卵感染所致的肝囊型包虫病(hepatic cystic echinococcosis,HCE)和多房棘球绦虫虫卵感染所致的肝泡型包虫病(hepatic alveolar echinococcosis,HAE),两者分别占 97％和 3％。感染棘球蚴后,幼虫可寄生于全身多个脏器,如肺、脑、心脏、肾等部位,但主要寄生在肝,约占总数的 70％。其中,泡型包虫病几乎全部好发于肝,病程缓慢,并呈浸润性生长,与肝恶性肿瘤的生长方式类似,因而被称为“虫癌”,10 年以上患者病死率高达 90％。

　　近年来,随着旅游业的发展、人口的流动和犬的急剧增多,包虫病已成为严重危害全世界公共卫生和健康的问题。世界卫生组织(WHO)将包虫病列为 2050 年控制或消除的 17 种疾病之一。据 WHO 推算,全球每年新发肝泡型包虫病病例 91％来自中国。中国西部是受肝泡型包虫病危害最为严重的地区之一,直接受威胁人口超过 258 万,总患病率约 1.08％,其中四川省甘孜州石渠县包虫病患病率高达 12.09％,居全球之首。

(二)病因病理

包虫病的终宿主和传染源是感染的犬、狼和狐狸。感染的途径主要为经口食入。人常因误食终宿主排泄的具有感染性的虫卵和孕卵节片而感染,成为其中间宿主。虫卵经消化道感染至人体后,在十二指肠内孵化为六钩蚴。六钩蚴脱壳而出后,借助小钩吸附于小肠黏膜,并进入肠壁内的毛细血管,经肠系膜静脉系统进入门静脉,随门静脉循环到达肝寄生。人群对棘球蚴普遍易感。但人并非最佳的中间宿主,人与人之间不会传播包虫病。

细粒棘球蚴在肝内以包虫囊形式呈膨胀性生长,多为单囊结构,由纤维包膜外囊和包虫本体内囊组成。多房棘球在肝实质内呈弥漫性浸润生长,无数直径为 0.1~1.0cm 的小囊泡集合形成巨块,常与周围组织分界不清。肝包虫致病过程主要为包虫直接侵蚀、毒性损害和机械压迫三个方面。其病理变化主要因囊肿占位性生长压迫邻近器官引起,其生长速度与寄生部位、患者年龄及病程长短等因素有关。当包虫囊内大量囊液与虫体破入腹腔或胸腔,可引起机体过敏性休克或继发性包虫囊肿。另外,肝泡型包虫病以出芽的方式或浸润式增殖,不断产生新囊泡,不仅会直接侵犯邻近的组织结构,还可经淋巴和血供转移到腹膜后及远处器官,如脑、肺、骨等。

(三)临床表现

肝包虫病患者的症状视其寄生虫部位、大小及有无并发症而异。肝包虫病病情呈发展型。早期缺乏临床表现,症状明显时常进入中晚期。当囊肿逐渐增大时,可有饱胀牵拽感,或肝区坠痛或钝痛,伴有上腹部饱胀、食欲缺乏、恶心、呕吐等消化道症状,若压迫到胆管则可引起黄疸、皮肤瘙痒等。若液化空腔继发感染可形成脓肿,巨块病灶侵蚀肝,压迫肝静脉引起 Budd-Chiari 综合征,可合并门静脉高压症、肝功能失代偿,可表现为腹水、脾大、腹前壁静脉曲张、下肢水肿等。如棘球囊肿因外力而穿破,囊液流入腹腔,可有剧烈腹痛、休克、发热、荨麻疹等急性过敏性反应及急腹症。囊内容物破溃入胆管,可引起梗阻性黄疸或反复发作性胆管炎。当球蚴囊肿在肝内广泛浸润和转移时,常有贫血、消瘦、低热及恶病质现象。若转移至肝外如肺、脑等器官,可并发支气管瘘或颅内高压症状。

(四)辅助检查

1. 超声检查 具有便捷、无创和低耗的优势,常作为两型肝包虫病准确、有效的首选诊断方法,尤其是作为术后随访或疗效判定的首选方法。肝泡型包虫病病灶内部基本无血流信号,即"乏血供"特点,而病灶周边区可见条状或短棒状的血流信号,在进入病灶边缘处呈"截断状"。

2. CT 和 MRI 检查 具有多角度、多参数、高清晰度等优点,可多方位显示肝包虫病灶位置及与血管和胆管的关系,基于三维可视化图像可计算出拟切除范围的肝体积,对治疗方案选择、手术方式设计、手术风险预测极为重要。

3. 免疫学检测 是包虫病诊断和鉴别的重要方法。包虫囊液是主要的诊断性抗原来源,目前常用检测方法有酶联免疫吸附试验、间接血凝法和斑点免疫胶体金渗滤法等。

4. 肝储备功能的评估 对预测预后具有重要意义。肝吲哚菁绿试验是目前常规应用的有高敏感度和特异度的方法,肝细胞利多卡因试验及半乳糖排泄试验是方便高效的定量检测方法。吲哚菁绿 15min 滞留量<10%可视为具备良好肝储备功能。

(五)治疗原则

1. 肝包虫病的临床诊断 有流行区居住史,或有齿类、犬类或虫卵污染的皮毛、食物等接触史,如从事狩猎和皮毛加工等。结合包虫病的影像学特征、免疫学检测可做出临床诊断。

2. 肝包虫病的治疗原则

(1)肝囊型包虫病治疗原则:以手术治疗为主,药物治疗为辅。

①手术治疗:遵循根治性原则,首选外囊完整剥除术或肝叶段切除术,外囊次全切除术作为次选手术方式,改良式内囊摘除术作为第三选择。肝移植适用于病灶压迫第二肝门,传统治疗方法无法有效改善肝功能等情况。内镜逆行胰胆管造影术(endoscopic retrograde cholangiopancreatography,ERCP)检查在肝囊型包虫病致胆管并发症微创诊断与治疗中具有重要临床意义。

②药物治疗:包虫病的药物治疗是不可缺少的辅助治疗手段。药物疗程分为术前预防性用药、术后预防性用药及治疗性用药。阿苯达唑是国内外学者共识为有效的首选抗包虫病药物。阿苯达唑推荐剂量为 $10\sim15mg/(kg\cdot d)$,一般肝切除术后疗程为 3 个月至 1 年。患者不同意手术或无法耐受手术者,建议长期口服药物治疗,服药期间监测肝肾功能。

(2)肝泡型包虫病治疗原则:取决于对肝病变进行多学科评估,采取手术、介入、药物进行个体化的联合治疗。

①手术治疗:包括开腹肝切除术和腹腔镜肝切除术、局部消融治疗、肝移植、离体肝切除和自体肝移植。对于终末期的病灶巨大、合并胆管及血管侵犯的难治性肝泡型包虫病,可尝试肝在体或离体自体肝移植术。

②分期根治性肝包虫病切除:对于肝内多个病灶且预计一次切除后剩余肝体积不足、术后可能发生肝衰竭者,需采用分期切除模式。包括门静脉栓塞术、经皮肝穿刺胆管引流(percutancous transhepatic cholangical drainage,PTCD)及 ERCP 等。

(六)观察及护理要点

1. 术前观察及护理要点

(1)文化及心理护理:基于肝包虫病的流行病学特点,来四川大学华西医院就诊的患者多为居住在海拔 2600～3500m 及以上的西藏自治区和四川省甘孜藏族自治州、阿坝藏族羌族自治州的藏族同胞。从一个低氧环境到相对高氧的环境中,机体易出现低原反应,表现为疲倦无力、嗜睡、胸闷、头晕等症状。就诊过程中因语言交流障碍、宗教信仰、社会环境改变及疾病因素,部分患者会产生焦虑、疑惑或恐惧的精神紧张综合征。针对以上情况,做好患者的心理文化评估,给予积极有效的疏导及心理护理措施。对于语言不通的患者,应请其留陪熟悉汉语交流的家属,或请藏汉翻译志愿者协助沟通交流。病房建立疾病相关的藏汉双语健康宣传册、展板或微信公众号,便于患者在就诊及出院后能及时获得疾病防治和康复相关知识。尊重民族习俗及宗教信仰,允许适当摆放经文、信物,但须告知患者医院禁止燃香。营造熟悉、关怀的氛围,缓解患者的焦虑及陌生感,使患者能更积极有效地配合治疗,加速其康复。

(2)营养支持:患者术前营养状况的评估和术后营养水平是决定术前术后营养支持的重要判断依据。肝包虫病藏族患者喜欢进食牛羊肉、糌粑及酥油茶等,这些食物易增加胃肠道负担,应鼓励患者进食高蛋白、高热能、高维生素饮食。NRS 2002 是目前应用最广泛的筛查工具,若得分≤3 分代表没有风险,>3 分代表有营养风险。术前评分>3 分者应由临床营养师进行会诊,必要时给予肠内营养、肠外支持,以保证足够的营养素摄入。

(3)肝功能评估:常采用 Child-Pugh 分级及吲哚菁绿排泄试验。对于肝功能异常患者,遵医嘱给予静脉保肝药物输注,维生素 K_1 肌内注射,必要时静脉输注人血白蛋白,改善肝功能及凝血功能。

(4)肝包虫囊肿破裂：警惕巨大肝包虫囊肿急性破裂，其可引发不同程度的过敏反应，甚至出现过敏性休克。包虫囊肿破裂常破入胆管，若囊内容物进入肝左、右管及胆总管，形成胆管瘘，表现为"胆绞痛、黄疸、荨麻疹"三联征。严重者可引起急性梗阻性化脓性胆管炎，引起全身中毒症状或休克。若囊液及内容物破入腹腔，可导致急性腹膜炎体征、"包块消失、腹痛、荨麻疹"三联征及移动性浊音阳性。应告知患者及家属尽量避免可能会导致包虫囊肿破裂的因素，如腹部外伤、剧烈运动，预防打喷嚏、剧烈咳嗽、用力排便等腹压升高因素。严密观察患者生命体征和腹部体征，若患者出现右上腹剧烈疼痛、腹膜刺激征、过敏性休克表现，应高度怀疑包虫虫囊破裂，腹部增强 CT 可明确诊断。一旦发生，应积极抗过敏治疗，同时做好急诊手术准备。

2. 术后观察及护理要点

(1)常规护理：术后生命体征监测与吸氧、体位与活动、疼痛、伤口观察与引流、饮食与营养同肝癌切除术后护理要点。

(2)并发症的预防及护理

①腹腔内出血：多考虑为凝血功能异常肝断面渗血或血管结扎线松脱所致。肝泡型包虫病患者术中可涉及门、腔静脉修补重建及人工血管置换等技术，术后每日那屈肝素钙注射液或依诺肝素注射液 40~60U 皮下注射，可能因抗凝药引起出血。术后应密切观察患者神志、意识、生命体征的变化及腹腔引流情况，动态监测血常规及凝血功能结果指标。详细内容可参考原发性肝癌"术后观察及护理要点"。

②肺部并发症：胸腔积液、肺不张、肺部感染、肺包虫病及支气管胸瘘等。临床表现为呼吸急促、呼吸困难、咳嗽、咳痰伴有湿啰音，伴有发热或白细胞增多，结合患者 X 线片或 CT 影像学检查可临床诊断，肺部感染患者痰培养可查出致病菌。需加强围术期肺部康复管理，预防肺部并发症。合并肺部感染高危因素(高龄、长期吸烟、慢性肺部疾病等)或痰多、痰液黏稠的患者，术前即开始肺部管理措施，如告知患者戒烟，指导患者进行深呼吸、胸式呼吸、保护性咳嗽咳痰、计量式呼吸训练等肺部康复措施，保持气道通畅。术后予充分镇痛，进行早期床上踝泵运动及下床活动，遵医嘱给予呼吸训练、雾化吸入和振动排痰等措施。加强营养支持结合痰培养结果，遵医嘱应用敏感抗生素治疗肺部感染。若出现大量胸腔积液，配合医师行胸腔穿刺引流术。应警惕肝包虫病患者包虫肝外转移，常表现为胸痛、咳嗽、咯血等症状。伴肺部感染者可咳出脓性黄痰，伴有脓臭味。积极改善肺包虫病患者心肺功能及全身情况，配合医师做好胸部包虫病手术准备。

③小肝综合征(small for size syndrome,SFSS)：是由于植入肝或术后保留肝体积过小，难以在功能上满足受者需要而出现的一种临床综合征。术前应采用多种方式综合评估肝储备功能及术中切除范围，术中应控制肝门阻断时间及失血，术后采取持续低流量吸氧、合理用药等措施，预防 SFSS 发生。术后患者若出现腹胀、腹水、血氨过高、肝功能异常等症状，应高度警惕 SFSS，可采用体位治疗、血管支架、抗血氨、护肝药物、人工肝治疗等措施。

④胆漏：由手术创面大、肝内小胆管残端破溃引起，或由胆肠吻合口瘘引起，表现为切口或引流管口敷料有胆汁样液体流出，患者出现腹痛、腹胀及发热。严密观察患者切口和引流管的情况及患者腹部体征，也可采集患者引流液进行胆红素检测。若患者出现发热、腹痛和腹膜刺激征，应高度怀疑弥漫性胆汁性腹膜炎。一旦发生胆漏，应保持引流通畅，早期进行充分的引流，胆漏通常会自行停止，不会引起严重后果。较大的胆管漏，胆汁漏出量通常较多，可通过腹

腔冲洗和低负压吸引促进愈合。

⑤胆管吻合口狭窄及梗阻：为肝包虫病术后远期并发症。监测患者的腹部体征全身反应。常表现为梗阻性黄疸、肝功能下降、恶心呕吐等消化道症状，介入治疗在胆管并发症处置上发挥着重大作用。吻合口狭窄可经球囊扩张后放置支架支撑胆道，对于胆管梗阻患者，可采用内外引流等方式解除患者胆管梗阻症状，改善肝功能。

⑥下肢深静脉血栓形成及肺栓塞：术后应动态监测患者血小板变化、凝血功能及患者活动情况。指导患者术后早期活动，预防深静脉血栓形成。卧床期间宜适当抬高下肢、指导患者进行下肢肌肉锻炼（如踝泵运动），或使用间歇式压力充气泵以预防深静脉血栓形成，每日 2 次，每次 30min。若病情允许，鼓励患者早期下床活动。对血栓形成高危患者可使用低分子量肝素抗凝治疗，观察患者有无出血倾向，定期监测凝血功能。观察患者有无单侧下肢肢体肿胀、疼痛、感觉异常等症状，及时告知医师，下肢血管超声可明确诊断。一旦发生下肢深静脉血栓，立即制动，禁止按摩患肢及使用间歇式压力充气泵等治疗措施，配合抗凝或溶栓治疗。警惕下肢深静脉血栓和肝静脉血栓患者，一旦栓子脱落形成肺栓塞，严重者可危及生命。肺血管造影是诊断肺栓塞最准确而可靠的措施。若患者出现胸部濒死样剧烈疼痛、呼吸困难、呼吸及心率增快、头晕目眩或意识丧失等，应立即给予卧床、吸氧、维持静脉通道、解痉镇痛、抗凝溶栓等对症支持治疗，严重者予呼吸机辅助呼吸，严密监测患者呼吸、氧合情况（如血气分析）结果。

(七)健康指导

活动、饮食、疼痛及肺康复管理等内容详见原发性肝癌术后"健康指导"。注意尊重藏族同胞的文化差异，如藏民不能接受鱼肉或猪肉，可指导其进食蒸鸽蛋、牛肉丸子、豆腐等清淡易消化饮食以补充优质蛋白。纠正患者错误的疼痛观念，如能忍就忍、镇痛药用多会影响智商等。另外，针对语言沟通障碍的藏民，可提供志愿者翻译服务，加强围术期的活动、饮食等宣教。

(八)出院指导及延续性服务

1. 出院指导　在尊重风俗习惯的前提下进行宣教，帮助患者建立良好的卫生习惯和保健意识，不喝生水，不吃未煮熟的牛、羊肉，减少与犬等家畜的接触，避免重体力劳动，定期复查。带管出院的患者，应注意防止引流管脱落，定期到医院更换引流袋、伤口敷料，避免伤口感染。肝包虫病行手术切除后，仍有一定的复发率，术后联合抗包虫药物治疗可防止复发，提高患者生活质量，延长患者生存时间。指导患者遵医嘱服用阿苯达唑片每次 10mg/kg，每日 2 次，持续 3～24 个月。

2. 延续性服务　出院 1 个月、6 个月、1 年后，患者均应进行复查，复查项目包括肝功能、B超、CT 等。随着现代医疗护理技术的发展及快速康复外科理念的兴起，大部分肝包虫病患者在术后早期即可出院。来自四川省和西藏自治区等地的藏族同胞出院后直接返回当地治疗或居家疗养。语言沟通交流障碍、文化风俗差异、就医交通不便利、无法坚持口服阿苯达唑等因素增加了院后复查及随访难度。除传统的电话随访方式以外，可结合新媒体，如线上问诊、微信公众号等方式，进行多形式、个性化、全方位指导。

(九)关于肝包虫自体肝移植的热点与前沿

在现代肝切除手术蓬勃发展之后，结合同种异体肝移植多种管道重建技术，离体肝切除联合自体肝移植手术正逐渐兴起。自体肝移植（auto liver transplantation，ALT）是指应用肝移植技术将肝离体或半离体，在低温保存及低温持续灌注条件下，完成病灶的切除和余肝的修整，最后将修整好的余肝重新移植回体内的一种外科技术。ALT 将复杂的肝切除技术、器官低温灌注保存技术、静脉转流技术及肝移植管道吻合等技术结合应用于现代肝外科,推动了现代肝胆外科技术的发展。自体肝移植不仅让患者重获手术机会,术后还无须吃抗排斥药,目前肝源紧缺,自体肝移植更加值得推广应用,为患者谋取最大福利。

华西医院肝包虫治疗团队报道了最大宗的体外肝切除联合自体肝移植病例,提出自体肝移植适应证,良性和低度恶性疾病是最合适的适应证;首次系统描述了基于血管侵犯情况的自体肝移植解剖学评估方式,进一步完善了解剖学适应证内容;分析了 40% 残肝比作为余肝体积评估标准的有效性,以及流出道狭窄对余肝体积评估误差的影响,在肝背景正常的情况下,余肝体积的要求或可进一步放宽;该团队还报道了自体肝移植与异体肝移植治疗晚期肝泡型包虫病的疗效比较,认为治疗晚期肝泡型包虫病时,自体肝移植术后复发率更低。关于自体肝移植,也有来自欧洲同行的疑问:自体肝移植的安全性存疑、不同治疗手段对晚期肝泡型包虫病的疗效缺乏对比、姑息性治疗的价值被低估。随着肝包虫自体肝移植技术不断成熟,相信未来更多的关于手术适应证、余肝体积的精准术前评估、管道重建的可行性评估及多种治疗手段疗效等问题会进一步得到解决和完善。

六、肝局灶性结节性增生

(一)疾病概况

肝局灶性结节性增生(focal Nodular hyperplasia,FNH),是一种肝良性占位性病变,较少见,多好发于年轻女性,但与口服避孕药无关。FNH 是仅次于海绵状肝血管瘤的第二位肝良性肿瘤,表现为肝内界限分明的结节,一般<5cm。大多数患者无明显自觉症状,常在影像检查或其他疾病剖腹手术时无意被发现。因缺乏典型临床表现及影像学特征及特异血清学检查,临床诊断十分困难。本病无恶性变的可能,一般无须治疗,只有当诊断不明确,有症状时需手术切除。

(二)病因病理

FNH 是肝细胞对先天性血管发育异常的一种增生性反应,由正常肝细胞异常排列形成,内可有小胆管,但不与大胆管相通,有库普弗细胞(Kupffer)细胞,但常没有功能。其最大的病理特点是以星状纤维瘢痕组织为核心向周围呈辐射状分布的纤维组织分隔,星状瘢痕组织内通常包含 1 条或数条动脉。与肝腺瘤相比,FNH 的病灶通常较小,约 84% 直径<5cm,较少出现坏死、出血。FNH 病变中央的"星形"瘢痕并非真性瘢痕,而是血管与胆管的聚积,有 30% 的 FNH 不出现中心瘢痕。

(三)临床表现

绝大多数 FNH 患者无临床症状,只有不到 1/3 的患者因为轻微的上腹疼痛不适或腹部肿块等就诊。通常情况下 FNH 是在剖腹手术或体检时偶然发生。

有症状的患者可表现为右上腹疼痛不适、肝大或右上腹包块。体检可发现肝位于右肋缘下或右上腹有一质硬肿块,有压痛、表面光滑,随呼吸上下移动。

(四)辅助检查

1. 实验室检查　肝功能及 AFP 等多在正常范围。

2. 影像学检查

(1)超声检查:FNH 通常表现为轻微的低回声或等回声,很少为高回声,经常可见到分叶状轮廓及低回声声晕,而肿块内部回声分布均匀,可有点线状增强,边缘清晰,无包膜,星状瘢痕为轻微的高回声。彩色多普勒超声显示病灶中央有粗大的动脉向四周呈放射状,动脉血流速高而阻力低为 FNH 的特征性表现。

(2)CT 检查:表现为平扫呈等或略低密度,强化扫描动脉期为均质强化,静脉和延迟期仍略高于肝实质。

(3)MRI 检查:显示病灶中心存在瘢痕,增强扫描可见中央"星芒状"瘢痕可持续强化。

(4)血管造影:FNH 显示为多血管肿块,表现为中央动脉供血并向周边放射性灌注,肝实质期染色均匀,门静脉期呈现充盈缺损,病变不侵犯门静脉,无血管渗漏及动静脉瘘。

(五)治疗原则

1. **手术治疗**　手术切除是 FNH 的有效的首选治疗,对于穿刺病理组织学检查诊断不明、当结节直径>5cm、无法鉴别良恶性者,FNH 诊断明确且体积较大者,随诊观察过程中肿瘤逐渐增大者需行手术治疗。

手术方式:不规则局部肝切除术或肿块剥除术。

2. **非手术治疗**　一般认为,FNH 无坏死和破裂出血,不发生癌变,对明确诊断为 FNH 的无症状者,可以非手术治疗,严密随访。

(六)观察及护理要点

1. **护理评估**

(1)健康史及相关因素:包括家族中有无系列肝癌发病者,初步判断肝癌的发生时间,有无对生活质量的影响,发病特点。

①一般情况:患者的年龄、性别、职业、婚姻状况、营养状况等,尤其注意与现患疾病相关的病史和药物应用情况及过敏史、手术史、家族史、遗传病史和女性患者生育史等。

②发病特点:患者有无上腹疼痛不适或腹部肿块。

(2)身体状况

①局部:肿块位置、大小,肿块有无触痛,活动度情况。

②全身:重要脏器功能状况。

2. **护理要点**

(1)疼痛:与术后伤口疼痛及各管道刺激有关。

(2)营养失调:低于机体需要量,与手术有关。

(3)体温升高:与术后感染、引流不畅有关。

(4)焦虑:与担心疾病预后、疾病知识缺乏有关。

(5)潜在并发症:出血、导管滑脱。

3. **护理措施**

(1)术前护理

①按肝胆外科疾病术前护理常规。

②全面评估患者,包括健康史及其相关因素、身体状况、生命体征,以及神志、精神状态、行动能力等。

③心理护理,通过交流和沟通,了解患者及其家属情绪和心理变化,采取诱导方法逐渐使其接受并正视现实。医护人员应热情、耐心、服务周到,对患者给予同情、理解、关心、帮助,告诉患者不良的心理状态会降低机体的抵抗力,不利于疾病的康复。解除患者的紧张情绪,更好地配合治疗和护理。

（2）术后护理

①按肝胆外科术后一般护理常规。

②患者术后清醒返回病房后，给予枕头，抬高床头15°～30°，以降低切口张力，以利呼吸和引流。鼓励患者早期活动。术后24h后可下地活动，避免剧烈咳嗽。

③术后24h内持续低流量吸氧。

④术后密切观察患者血压、脉搏等变化，注意观察腹部体征，及时发现可能发生的内出血。

⑤密切观察伤口有无渗血，一旦发现，应观察出血量、速度、血压、脉搏，如有休克征象，应及时报告医师，及时进行处理。除药物止血外，必要时准备手术止血。

⑥术后患者留置腹腔引流管、胃管、尿管，活动、翻身时要避免引流管打折、受压、扭曲、脱出等。保持引流通畅，定时挤压引流管，避免因引流不畅而造成感染，腹腔引流管引流的血性液每日更换引流袋以防感染。

⑦术后引流液的观察是重点，每日记录和观察引流液的颜色、性状和量，如在短时间内引流出大量血性液体，应警惕发生继发性大出血的可能，同时密切观察血压和脉搏的变化，发现异常及时报告医师给予处理。若引流液含有胆汁，应考虑胆漏。

⑧体液平衡的护理，准确记录24h出入水量。检测电解质，保持内环境稳定。

（七）健康指导

1. 出院前向患者及家属详细介绍出院后有关事项，并将有关资料交给患者或家属，告知患者出院后1个月复诊，以后建议3～6个月定期复查。

2. 告知患者术后注意劳逸结合，避免过度劳累，适当进行户外活动及轻度体育锻炼如散步、下棋、打太极拳等户外活动，以增强体质，防止感冒及其他并发症，戒烟酒。

3. 保持心情舒畅和充足的睡眠，每晚持续睡眠应达到6～8h。

4. 告诫患者如有异常情况应及时来院就诊。

5. 饮食清淡，养成良好的饮食习惯，勿暴饮暴食，指导多吃高热能、高蛋白、高维生素、低脂肪、易消化的食品，少吃动物脂肪、动物内脏、油炸、辛辣食品，多食新鲜蔬菜、水果，戒烟戒酒。

6. 患者亲属要关心患者，经常陪伴患者参加户外活动。多交流了解患者的思想状况，让患者及时了解外面发生的事情。让患者保持良好的心境，忌生气。

七、胰腺癌

（一）疾病概况

胰腺癌（pancreatic carcinoma）是一种发病隐匿，进展迅速，治疗效果及预后较差的消化系统恶性肿瘤。40岁以上好发，男性较女性多见。目前胰腺癌居消化系统癌症死因的第2位，5年生存率为1%～5%。胰腺癌多发于胰头部，其次为胰尾部，全胰癌少见。目前世界范围内胰腺癌的发病率和死亡率均呈上升趋势。2019年，美国癌症协会发布的数据显示，美国男性胰腺癌新发病例数居恶性肿瘤新发病例的第10位，女性居第9位，死亡率居恶性肿瘤第3位。我国国家癌症中心最新统计数据亦证实，胰腺癌居中国城市男性恶性肿瘤发病率的第8位，居大城市（如北京、上海）人群恶性肿瘤死亡率的第6位。

（二）病因病理

胰腺癌大多数质地硬韧，与周围组织界限不清，切面呈灰白色或灰黄色，伴有纤维化增生及炎症反应。约90%的胰腺癌为导管细胞腺癌，其次是腺泡细胞癌、黏液性囊腺瘤，胰母细胞癌少见。胰腺癌具有刺激周围组织引起反应性纤维组织增生的特点,影像学上属于少血供的表现。导管细胞腺癌可沿导管扩散,故较小的癌也可有全胰的转移。胰腺癌的病因尚未完全明确,其发病多与吸烟、饮酒、体重指数超标、高脂和高蛋白饮食、糖尿病、慢性胰腺炎及遗传因素等有关;其中吸烟是唯一公认的重要危险因素。胰腺癌常见转移方式有胰内扩散、胰周器官浸润、淋巴转移、神经转移、血供转移和腹腔种植转移。其中,淋巴转移是胰腺癌早期最主要的转移途径,转移率达 65%～72%。神经转移是胰腺癌特有的转移方式,进展期或晚期胰腺癌常伴有胰腺后方胰外神经丛的神经浸润,导致患者持续性腰背痛。

(三)临床表现

上腹痛是胰腺癌最常见的首发症状,早期因胰管梗阻引起胰管内压力增高,甚至小胰管破裂,胰液外溢至胰腺组织呈慢性炎症,疼痛可向肩背部或腰部放射。晚期因癌肿侵及腹膜后神经组织,出现持续性剧烈疼痛,向腰背部放射,日夜不止,屈膝卧位可稍有缓解。胰尾部癌的腹痛部位在左上腹或脐周,出现疼痛时多属于晚期。黄疸是胰腺癌最主要的症状,也是患者就诊的常见原因。约 80%的胰腺癌患者在发病过程中出现黄疸,以胰头癌患者最为常见。因胰头癌压迫或浸润胆总管,黄疸呈进行性加重,可伴有皮肤瘙痒、茶色尿和陶土色粪便,约 25%的胰头癌患者表现为无痛性黄疸。黄疸伴无痛性胆囊增大称库瓦西耶征(Courvoisier sign),对胰头癌有诊断意义。10%左右的胰尾部癌患者也可发生黄疸,与肿瘤发生肝转移或肝门部淋巴结转移时压迫肝外胆管有关。胰腺癌患者还可伴随食欲缺乏、上腹饱胀、消化不良、腹泻等消化道症状。随着病情进展,出现消瘦和乏力、睡眠不足、体重下降,晚期癌肿浸润或压迫胃、十二指肠可出现上消化道梗阻或消化道出血。

(四)辅助检查

1. 实验室检查

(1)血清学标志物:血清胰胚抗原、CEA、CA125、CA19-9 等血清学标志物水平可升高。其中,CA19-9 是目前最常用的胰腺癌诊断标志物,具有以下特点:①血清 CA19-9＞37U/ml 时,诊断胰腺癌的灵敏度和特异度分别为 78.2%和 82.8%。②约 10%的胰腺癌患者呈 Lewis 抗原阴性,该类患者 CA19-9 不升高,需结合其他肿瘤标志物如 CA125 和(或)CEA 等协助诊断。③血清 CA19-9 升高者,排除胆管梗阻或胆管系统感染等因素后,应高度怀疑胰腺癌。

(2)血糖变化:亦与胰腺癌发病或进展有关:①中老年、低体重指数、无糖尿病家族史的新发糖尿病者,应警惕胰腺癌的发生。②既往长期罹患糖尿病、短期出现血糖波动且难以控制者,应警惕胰腺癌的发生。③前瞻性研究结果显示,空腹血糖每升高 0.56mmol/L,胰腺癌发病风险增加 14%。

(3)新型生物标志物:近年来诸多新型生物标志物,如外周血 microRNA、ctDNA、cfDNA、外泌体 Glypican-1 等,被尝试用于胰腺癌的诊断、疗效评估及随访;一些来源于胆汁、胰液、尿液、粪便的生物学标志物亦被证实具有潜在临床应用前景;某些异常微生物(如肠道菌群或牙周菌群)被发现与胰腺癌早期发生有关。上述检测手段的效能尚未被高级别证据证实,仍需进一步积累数据及经验。

2. 影像学检查

(1)B 超:用于高危人群的筛查。

(2)增强三维动态 CT 薄层扫描:是目前胰腺癌诊断最常用的方法,能清晰显示肿瘤大小、位置、密度及血供情况,并依此判断肿瘤与血管(必要时采用计算机断层血管成像)、邻近器官的毗邻关系,评估肿瘤的可切除性及新辅助治疗的效果。

(3)MRI:除显示胰腺肿瘤解剖学特征外,还可清晰显示胰周淋巴结和肝内有无转移病灶,且在与水肿型或慢性肿块型胰腺炎鉴别方面优于 CT 检查。MRCP 与 MRI 薄层动态增强联合应用,有助于明确胰腺为囊性病变还是实性病变(尤其是囊腺瘤、导管内乳头状瘤等的鉴别诊断),并进一步明确胰管、胆管的扩张及梗阻情况,诊断价值更高。

(4)PET、PET/CT 或 PET/MRI:可显示肿瘤的代谢活性和代谢负荷,在发现胰外转移、评价全身肿瘤负荷方面具有明显优势。

(5)EUS:EUS 及其引导下的细针穿刺活检是目前胰腺癌定位和定性诊断最准确的方法。另外,EUS 也有助于判断肿瘤 T 分期,诊断 T1~T2 期胰腺癌的灵敏度和特异度分别为 72% 和 90%,而诊断 T3~T4 期胰腺癌的灵敏度和特异度分别为 90% 和 72%。近年来,基于 EUS 的肿瘤弹性应变率(strain ratio,SR)检测,可辅助判断胰腺癌间质含量,指导临床药物的选择。

(6)ERCP 和 PTCD:为诊断梗阻性黄疸的经典方法,存在并发症,已很少用于诊断,目前常用于术前减黄及引流。

3. **病理学检查** 组织病理学和(或)细胞学检查是诊断胰腺癌的金标准。除拟行手术切除的患者外,其余患者在制订治疗方案前均应尽量明确病理学诊断。目前获得组织病理学或细胞学标本的方法包括:①超声、EUS 或 CT 引导下穿刺活检;②腹水脱落细胞学检查;③腹腔镜或开腹手术下探查活检。

(五)治疗原则

1. **非手术治疗** 对胰腺癌的辅助化疗,推荐化疗方案以吉西他滨(gemcitabine,GEM)或氟尿嘧啶(5-fluorouracil,5-FU)类药物[包括卡培他滨、替吉奥及 5-FU/亚叶酸钙(calcium leucovorin,LV)]为主的联合化疗。此外,还可选择介入治疗、放射治疗、基因治疗、靶向治疗及免疫治疗等。

2. **手术治疗** 胰腺癌一旦确诊,首选的有效治疗方法是根治性(Ro)手术切除。胰头癌根治性手术方式有胰十二指肠切除术,胰尾癌推荐根治性胰尾联合脾切除术,部分胰腺颈部癌或胰腺多中心病灶的患者可考虑行全胰腺切除。姑息性手术是针对不能行根治性手术切除的胰腺癌,可行胆肠内引流术或经内镜放置内支架,以解除黄疸。伴有十二指肠梗阻者可做胃空肠吻合术,以保证消化道通畅。

(六)观察及护理要点

1. **术前护理要点**

(1)梗阻性黄疸的观察及护理:胰腺癌患者常合并梗阻性黄疸,90% 的胰头癌患者因出现黄疸而就诊。梗阻性黄疸可造成不同程度的肝实质损害,从而继发胆汁性肝硬化及门静脉高压。胆管梗阻后,大量结合胆红素进入肾小球滤过时,可阻塞肾小球毛细血管和肾小管,出现急性肾小管坏死。此外,50% 的梗阻性黄疸患者外周血中可测得内毒素,患者有内毒素血症时,术后并发症多,死亡率高。因此,胰腺癌合并梗阻性黄疸患者的手术死亡率和并发症的发生率均较高。术前可通过 PTCD 在扩张的肝内胆管置入导管减压并引流或放置支架做胆管引流,以缓解黄疸,改善肝肾功能,减轻内毒素血症,降低术后并发症的发生率和死亡率。

①皮肤护理:指导患者修剪指甲,不可用手抓挠,防止皮肤破损后引起感染;保持皮肤清洁,用温水擦浴,穿宽松棉质衣裤,忌用香皂、沐浴露等碱性用品沐浴,以免加重皮肤瘙痒;对瘙痒剧烈者,可使用外用药物如炉甘石洗剂和(或)其他药物治疗。

②改善肝功能：遵医嘱给予保肝药物、复合维生素 B 等。静脉输注高渗葡萄糖加胰岛素。

③纠正凝血功能异常：黄疸患者常伴有凝血功能异常，可根据病情补充新鲜血浆、血小板等；可静脉输入维生素 K_1，改善凝血功能。

④肾功能的维护：对有肾功能损害的患者，配合医师及时抽血监测肾功能，观察和记录患者 24h 尿量。

⑤合理使用抗生素：术前 1~2 日遵医嘱合理使用抗生素，可以减少肠道菌群和去除体内潜在的感染灶，减少术后感染的发生。

⑥PTCD 术后护理要点：检查后禁食 2h；平卧 4~6h；卧床休息 24h，避免增加腹内压；严密观察生命体征、腹部体征，及时发现和处理出血、胆汁性腹膜炎等并发症；PTCD 引流管较细，置管早期因胆汁黏稠、出血和血块形成等极易造成管道堵塞，应仔细观察并维持管道通畅；密切观察引流管的颜色、性状和量。若发现引流管引流出血性液，及时给予止血药。

（2）疼痛的观察及护理：腹痛是胰腺癌的常见或首发症状，出现在 2/3 以上的患者中，患者就诊时通常已有 2~3 个月不同程度的腹痛。胰腺癌患者的腹痛具有以下特点：一是疼痛位于中上腹部，肿瘤位于胰头者疼痛位置偏右，而位于胰尾者疼痛位置偏左；二是疼痛为持续性进行性加剧的钝痛或钻痛，部分患者进餐后可有加剧甚至表现为绞痛，发生此种情况时常提示胆管和胰管存在梗阻；三是部分患者取坐位前倾或屈膝侧卧位时可使疼痛有所减轻，此种情况提示脊柱前方的腹膜后神经丛受到肿瘤侵犯。

①控制疼痛：观察患者腹痛的程度、方式、规律及疼痛持续时间，根据疼痛评估量表对患者进行评分，合理使用镇痛药。对于中晚期肿瘤持续性疼痛患者，可给予芬太尼透皮贴剂。芬太尼透皮贴剂使用指导：应在躯干或上臂未受刺激及未受照射的平整皮肤表面贴用。如有毛发，应在使用前剪除（勿用剃须刀剃除）。在使用前可用清水清洗贴用部位，不能使用肥皂、油剂、洗剂及其他可能会刺激皮肤或改变皮肤性状的用品，在使用贴剂前皮肤应完全干燥。应在打开密封袋后立即使用。在使用时需用手掌用力按压 30s，以确保贴剂与皮肤完全接触，使贴膜与皮肤紧密吻合，无气泡、皱褶，尤其应注意其边缘部分。不能使用切开或分割、破损的贴膜，因为可能会导致药物的异常释放。可以持续贴用 72h。在更换贴剂时，应更换粘贴部位。用药后观察患者的生命体征和病情变化，注意患者使用后有无恶心呕吐、食欲缺乏、皮肤瘙痒、便秘、排尿不畅等并发症。

②休息与活动：嘱患者多休息，避免过度劳累和精神紧张诱发或加重腹痛。教会患者减轻疼痛的措施，如更换体位、深呼吸、听音乐等。

③饮食指导：患者应少食多餐，进食高蛋白、高维生素、低脂饮食。避免饱餐、高脂饮食后腹痛加剧。

（3）营养状况的评估及护理：胰腺癌患者由于肿瘤消耗、食欲不佳、胃肠道功能障碍或梗阻而不能获得足够的营养，超过 50% 的胰腺癌患者常伴有营养不良。营养不良的患者术后容易发生切口裂开、切口愈合不良、感染、胃肠道排空延迟、恢复缓慢等并发症。因此，对术前已有营养不良的胰腺癌患者，应给予营养支持。

①评估患者营养状态：监测相关营养指标，如人血白蛋白水平、血清转铁蛋白、血红蛋白、皮肤弹性、体重等。

②饮食指导：对于可以进食的患者，指导其进食高热能、高蛋白、高维生素、低脂饮食。

③营养支持：对于通过营养评估为营养不良的患者，指导能进食的患者合理饮食，可根据

患者个体情况给予口服安素、小白肽、瑞能、瑞代等肠内营养液。对于胰腺肿瘤合并有消化道梗阻、营养吸收障碍的患者,术前可给予肠外营养以改善和维持营养状况。对于贫血患者,术前可给予输红细胞悬液、人血白蛋白,提高术前血红蛋白的含量,使血浆白蛋白含量>35g/L。

④补充电解质、维生素及微量元素:遵医嘱给予补充电解质和微量元素,维持水、电解质平衡。

2. 术后护理要点

(1)体位与活动管理:麻醉清醒后给予半卧位。每2小时翻身活动一次,辅助拍背咳痰。术后6h可行床上活动操,每日3次,每个动作每次10～20个。术后第1天起指导患者坐起活动。鼓励下床活动,下床活动时遵循循序渐进的原则,先站立、再踏步、后行走。

(2)管道管理

①观察腹腔引流液性状、颜色、量,正常情况下手术当天引流液为淡血性液。当患者出现脉搏及血压变化和(或)腹腔引流液颜色变成血性且引流量进行性增加时,应警惕有无腹腔内出血,及时通知医师,给予止血药物,必要时再次手术止血。术后3日协助医师取腹腔引流液行体液淀粉酶检查。每周更换引流袋,注意无菌操作,防止腹腔感染。

②观察胰管外引流管引流液的颜色、性状和量,观察有无血性液流出,以便及时通知医师处理。因胰管外引流管较细,需妥善固定,一般采用"一"字形弹性柔棉胶布或引流管固定器二次固定,防止打折,保持通畅。缝线脱落应及时通知医师处理。

③观察胃管安置的长度,用"工"字形弹性柔棉胶布和高举平台法妥善固定。观察胃肠减压引流液的量、颜色和性状,保持胃肠减压状态。口服给药后,胃肠减压需至少暂停30min。胃管拔除前每日行2次口腔护理,待患者肠功能恢复后遵医嘱拔除胃管。

④观察鼻肠管安置的长度,用"工"字形弹性柔棉胶布和高举平台法妥善固定。未管喂营养液时每日用30ml温水冲管,连续管喂营养液时每4小时用温水冲管1次。

⑤观察尿道口有无分泌物。妥善固定尿管,防止脱落。每日2次会阴冲洗,预防尿路感染。一般术后第一天将尿管拔除,拔除尿管后关注患者自行排尿情况。若患者小便自解不尽,评估膀胱充盈情况,通知医师,遵医嘱予以重置尿管。

(3)疼痛护理:术后采取多模式、个性化和超前镇痛方案。每天2次疼痛评估,观察疼痛部位、性质、持续时间、程度。VAS≥4分时,通知医师采取镇痛措施,且须在患者口服给药1h、肌内注射给药30min后,静脉给药15min后对疼痛症状进行再评估;VAS≥7分时,护士立即告诉医师,并应在30min内进行处理,做好记录。在患者早上活动前提前给予镇痛药,以避免患者在活动时疼痛。晚上睡觉前提前给予镇痛药,使患者更好地入睡。

(4)伤口护理:应保持伤口敷料清洁、干燥、固定。通常每2～3天换药一次,若敷料脱落、污染,应及时更换。合并糖尿病和营养不良的患者,每次换药时,挤压伤口。若出现伤口红、肿、热、痛或伤口有脓性分泌物时,应每日换药,并及时给予抗感染治疗。

(5)安全管理

①采用Barden量表行压力性损伤评估。评分≤14分时,做好宣教、沟通、标识,并签字记录;采取每2小时翻身、泡沫敷贴和气垫床等预防措施;观察皮肤状况,预防压力性损伤。评分≤12分时,除上述措施之外,考虑评估压力性损伤,申请管理会诊,每班评估皮肤。

②行跌倒坠床风险评估,评分≥4分时,做好宣教、沟通、标识,并签字记录;排除环境隐患,留陪护,定期复评,给予床挡保护,预防跌倒/坠床。

③对非计划拔管评分高危患者(≥18 分)进行宣教、标识和记录,每日复评。对于有躁动、谵妄的患者,必要时进行四肢约束,妥善固定各引流管。

(6)呼吸功能管理:指导患者进行深呼吸、咳嗽咳痰训练,辅助拍背。指导患者使用呼吸训练器进行呼吸功能锻炼,每日 3~4 次,每次 5~10min。对于痰液不能自行咳出者,必要时行雾化治疗。雾化时指导患者半卧位,平静呼吸或深呼吸。

(7)用药护理:评估药物剂量、用法、用药时间是否准确。严格间隔抗生素用药时间。对于持续静脉泵入生长抑素的患者,需观察其穿刺处有无渗血、渗液。生长抑素稀释液有效期为24h,请注意及时更换。

(8)血栓风险管理:采用 Caprini 评估量表行静脉血栓风险评估,评分≥5 分时,做好宣教、沟通、标识,并签字记录,做好预防血栓措施的指导。定期监测血小板计数及 D-二聚体水平,必要时定期复查下肢血管彩超,必要时药物抗凝并评估出血风险。根据医嘱使用抗凝药物,并严密监测患者凝血功能,以及有无出血征象。对于双下肢深静脉血栓患者,重点观察患者有无突发性晕厥、呼吸困难、胸痛、休克等,做好抢救预案。

(9)饮食与营养:胃管拔除前,给予肠外营养支持。患者肛门排气、胃管拔除后,指导患者进食低脂、高蛋白、高维生素饮食,并从流食逐步过渡到半流食、软食;对于糖尿病患者,应给予糖尿病饮食。对于营养状况差(消瘦、进食量减少)的患者,应进行营养风险评分(NRS 2002),必要时请营养科会诊,给予口服营养制剂。

(10)并发症的预防及护理

①出血的观察及护理

• 密切观察患者的神志、生命体征,有无呕血和黑粪,腹腔引流液颜色、性状及量的变化。当患者出现脉搏及血压变化和(或)腹腔引流液颜色变成血性且引流量进行性增加时,应警惕有无腹腔出血;当患者出现心慌、头晕、恶心、腹胀、上腹部不适等时,应警惕有无消化道出血。因胰十二指肠切除术后可能发生晚期出血,对于恢复期的患者,也不能放松警惕。出院时因胰漏、胆漏、感染和淋巴漏等未拔除腹腔引流管的患者,应教会患者自我观察的方法,若出现头晕、心慌且休息后无缓解,腹腔引流管引流出血性液体,及时到医院就诊。

• 给予平卧位或中凹卧位,保证重要器官的供血。如患者呕血量大,应立即平卧位,头偏向一侧,防止误吸。

• 扩充血容量及抗休克。迅速建立静脉通道,必要时行中心静脉置管,配合医师迅速准确地实施补液、输血以维持循环稳定。准确记录 24h 出入液量,必要时监测 CVP 及每小时尿量。联合使用止血药、升压药等抢救措施。及时查明原因,便于早期发现、及时治疗。

• 呕血患者应禁食、禁饮,保持胃肠减压的通畅,密切观察引流液的颜色、性状和量。

• 静脉输入止血药物,使用巴曲酶、氨甲苯酸、维生素 K 等药物止血。管喂药物止血可使用生理盐水加凝血酶或云南白药,经胃管注入,每 2~4h 重复给药一次,给药后夹闭胃管 30~60min。还可用冰生理盐水加去甲肾上腺素管喂,但有文献报道此方法可加重胃黏膜血管痉挛,导致黏膜缺血更加严重,选择此方法时需谨慎。

• 可急诊行选择性动脉造影及栓塞术,术后予平卧位,严格卧床 16~24h,穿刺侧肢体平伸制动 6~8h。观察穿刺点有无出血,术后需指压穿刺点 2h,用 1kg 沙袋持续压迫穿刺点 6h。观察足背动脉搏动及肢端循环,了解有无栓塞剂引起下肢动脉栓塞。严密观察生命体征变化,评估止血效果,若治疗无效,需行手术治疗。

• 经非手术治疗、内镜或介入止血术后出现持续大量出血,快速输血补液而血压仍不能维持或持续少量或间断出血,24～48h 输血量达 2000～3000ml,需要做好再次手术探查的准备。

②胰瘘的观察及护理

• 病情观察:观察生命体征和腹部体征,术后患者出现腹痛、持续腹胀、发热、腹腔引流液为无色清亮液体时应警惕胰漏发生。发生胰漏后,若引流不畅,出现腹腔内胰液积聚,则可能压迫周围器官,引起恶心、呕吐、腹胀等消化道症状;若合并感染,可出现寒战、发热等表现。

• 体位:取半卧位,保持引流通畅。

• 腹腔引流管的护理:妥善固定引流管,防止堵管或脱落;保持引流管口与引流袋 60～70cm 的有效引流距离,引流袋位置低于引流管口平面,防止胰液的反流;观察引流液颜色、性状及量,当引流量突然减少时,应警惕有无堵管或管道脱出;定期监测引流液淀粉酶含量。

• 抑制胰液分泌:应用生长抑素和抑酸药物,减少胰液漏出量。

• 营养支持:监测营养指标,如人血白蛋白水平、皮肤弹性、体重等。早期禁食时采用完全胃肠外营养,肠功能恢复后予肠内营养和部分肠外营养支持。进食差的患者也可经内镜插入鼻肠管至 Treitz 韧带以下,滴入肠内营养液。

• 控制感染:如患者出现腹痛、发热、白细胞计数增高,则需使用抗生素,预防胰漏并发腹腔感染。

• 腹腔灌洗引流护理:腹腔灌洗引流的目的是防止胰液积聚侵蚀内脏、继发感染或腐蚀大血管。常用的灌洗液为生理盐水,冲洗速度以每分钟 20～30 滴为宜。冲洗过程中保持引流通畅,可持续低负压吸引,负压不宜过大,以免损伤内脏组织和血管。观察引流液颜色、性状和量,若引流液呈血性,伴随心率增快、血压下降,应考虑大血管受腐蚀、破裂引起出血,应立即通知医师处理。

• 保护腹壁瘘口周围皮肤。瘘口有渗液时及时更换敷料,避免渗液腐蚀皮肤,用凡士林纱布覆盖或氧化锌软膏涂抹。

③胆漏的观察及护理

• 病情观察:观察患者有无腹胀、腹痛、发热等,当腹腔引流管引流出黄绿色胆汁样液体时,常提示发生胆漏。

• 体位。取半卧位,保持充分引流是治疗胆漏最重要的措施。

• 饮食指导:能进食者,鼓励进食低脂、高蛋白、高维生素饮食,少量多餐。

• 维持水、电解质的平衡:根据生化检查结果补充水和电解质的量,防止低钠、低钾和脱水。

• 保护腹壁瘘口周围皮肤。若引流管周围见胆汁样渗液,应及时更换敷料,局部皮肤涂敷氧化锌软膏或液体皮肤保护膜,防止胆汁刺激和损伤皮肤。

④胃排空延迟的观察及护理

• 心理护理:患者术后发生胃排空延迟,恢复较慢,需长时间留置胃肠减压管,加之不能进食、频繁恶心呕吐,故患者心理压力大,易产生焦虑、悲观等不良情绪。护士应加强与患者的沟通,建立良好的护患关系,鼓励患者宣泄心中的不良情绪;及时处理胃管引起的不适,提高患者带管的依从性,减少脱管的发生率和反复安置给患者带来的不良刺激。

• 控制感染:合理使用抗生素,去除腹腔内感染,必要时给针对性引流,促进胃动力的恢复。

- 维持内环境稳定：正确合理地补液，监测电解质水平，维持水、电解质的平衡。
- 持续胃肠减压：妥善固定胃管，保持胃肠减压的通畅，每日观察记录胃液的颜色、性状和量。
- 合理用药：管喂促进胃动力的药物，管喂药物后夹闭胃管 $30\sim60min$。
- 营养支持：给予肠外营养支持，亦可在内镜下插入鼻肠管滴入肠内营养液。
- 中医中药治疗：可予中药、针灸治疗，能促进胃动力恢复。

⑤胃肠吻合口瘘的观察和护理
- 密切观察患者有无腹胀、腹痛，腹腔引流管引流出胆汁样液体、肠液或粪性液体。
- 保持引流管通畅：充分引流，必要时可行低负压腹腔冲洗。
- 禁食、禁饮，安置胃肠减压，保持胃管引流通畅。
- 给予肠外营养支持。
- 保护好瘘口周围皮肤。

⑥肺部感染的观察及护理
- 观察患者呼吸的频率和节律，有无胸闷、气紧等症状，监测氧饱和度。
- 指导患者深呼吸、咳嗽咳痰，辅助拍背，使用呼吸训练器进行呼吸功能锻炼，遵医嘱行雾化吸入，预防肺部感染。
- 遵医嘱使用敏感抗生素，监测用药效果。
- 发热患者给予物理降温，必要时使用药物降温，高热患者注意皮肤护理。
- $SpO_2<90\%$，遵医嘱行动脉血气分析，必要时行胸部 X 线检查，做好呼吸机辅助呼吸的准备。

⑦静脉血栓的观察及护理
- 病情观察：观察患者生命体征、呼吸状态及神志。观察患者下肢足背动脉搏动及肢端循环。正确进行静脉血栓风险评估，行基础预防，输液时，减少止血带的捆扎时间，避免反复穿刺，尽量避免下肢深静脉穿刺；腹带包扎松紧度适宜，避免因腹带过紧影响静脉回流。
- 早期识别血栓：在入院、术后和病情变化时正确使用血栓栓塞风险评估表评估患者发生血栓风险，中、高风险患者及时给予健康教育，及时与医师制订方案，商议是否需要早期给予抗凝治疗。
- 早期活动，预防血栓：全身麻醉清醒后术后当天可以实施早期床上活动操。头部运动：头部前倾、头部后仰，头部左旋、头部右旋，右耳靠肩、左耳靠肩。手部运动：抬肩运动，屈伸肘关节、腕关节。腿部运动：直腿抬高，双侧轮换屈膝屈髋，足跖屈/背伸，股四头肌运动。根据患者的情况，每 4 小时运动一次，每次 $5\sim10min$。制订明确的、结构式的早期下床活动方案，指导患者开展循序渐进的早期活动，可促进腹部手术患者术后早期下床活动。
- 饮食指导：患者肠功能恢复后，指导患者进食低脂清淡饮食，多饮水，降低血液的黏稠度，食用富含纤维的食物，防止便秘，避免因腹内压升高引起血液回流障碍。
- 遵医嘱抗凝治疗：早期识别患者发生血栓的风险，遵医嘱合理给予低分子量肝素抗凝治疗，抗凝过程密切观察患者有无消化道、腹腔出血及其他器官出血。
- 预见可能的病情恶化风险：关注患者有无突发性晕厥、呼吸困难、胸痛、休克等，做好抢救预案。

(七)健康指导

1. 活动指导　循序渐进,以不感劳累为宜,可以散步,避免剧烈运动。

2. 饮食指导

(1)少量多餐,均衡饮食:吃清淡少盐易消化食物。忌烟酒,吃清洁卫生、不变质的食物。

(2)保持良好的心态并养成良好的饮食习惯:长期暴饮暴食、无规律饮食、高盐饮食、喜食过烫食物、常饮烈性酒不良的饮食习惯和长期心情抑郁都是各种消化道肿瘤的高发因素。

(3)改变不合理的烹调、加工方法:合理的烹调、加工方法能减少致肿瘤、致突变物质的产生。因此,在食物加工的过程中,应尽量减少煎烤食物的时间。选择新鲜不变质的食物,并尽量采取低温冷藏的储藏方式,少食或不食腌制食品。

(4)全胰切除术后的患者:丧失了胰腺的内外分泌功能,需要终身依赖药物或胰岛素维持血糖,应监测血糖值的变化,定期到内分泌科随访,以便调整药物和胰岛素的剂量。同时还需要终身服用胰酶制剂帮助消化,一般每餐服用 2～3 颗,每日 3 次,与食物同进,即食物和药物一起服用。

(5)胰十二指肠切除术和胰腺部分切除的患者:剩余的部分胰腺能够维持胰腺的正常内外分泌功能,所以患者恢复进食后,可以慢慢按下列顺序改变饮食:流食→半流食→软食→普通饮食。

3. 胰腺癌合并糖尿病患者术后的健康指导

(1)监测血糖值的变化,控制血糖的浓度:一般空腹血糖维持在 3.9～6.1mmol/L,餐后血糖维持在 11.1mmol/L 以上,血糖不稳定者请定期到内分泌科随访。

(2)糖尿病的饮食治疗:合理用餐,在保证营养的前提下,避免摄食过多,多进食高纤维食物,保证维生素、微量元素的摄入,饮食宜清淡,戒烟酒。主食一般以米、面为主,高血糖患者的蛋白质来源多以大豆及豆制品为好。在控制热量期间,可食用含糖少的蔬菜,用水煮后加一些佐料拌着吃。所以水果都可以吃,但应注意控制总热能。禁用食物有白糖、红糖、葡萄糖及糖制甜食。

(3)糖尿病的运动治疗:长期坚持适量的锻炼,从而增加热能的利用和胰岛素的敏感性,强调有氧运动,既要达到运动量,又要避免过度运动,持续 30min,每周 5 次,如散步、打太极拳等。

(4)糖尿病患者的药物治疗:在饮食和运动治疗不能使血糖达标的情况下,适当选用口服降血糖药或胰岛素,并同时控制好血脂和血压。使用胰岛素治疗的患者要掌握胰岛素的注射方法。

(5)定期复诊:因为糖尿病的不可治愈性,血糖受多种因素影响而波动,患者需要定期随访,进行血糖、血脂、尿常规、眼底等相关检查,了解病情,接受医师指导。

(八)出院指导及延续性服务

1. 胰腺癌术后出院指导

(1)饮食指导:指导患者低脂、低渣、高维生素饮食,进食能力较差的患者应少食多餐,必要时到营养科就诊。糖尿病患者应进食低脂、少糖饮食,监测血糖变化,定期内分泌科随访。

(2)伤口指导:伤口愈合过程中可能有瘙痒感,勿抠抓伤口,出院时伤口未愈合需要定期换药,一般 2～3 日换药一次,如果有渗液或纱布脱落,请及时更换,术后 10～14 日到家附近正规医院拆线。在此期间,如出现伤口胀痛不适,局部发红、渗液或有异味,请及时就诊。伤口未拆线前避免淋浴,待伤口拆线愈合后方可淋浴。

(3)胰管外引流管带管出院的指导:妥善固定引流管和引流袋,防止扭曲、受压和滑脱,胰管一般留置 40～60 日,不能自行拔除引流管,若不小心滑脱,请及时到医院就诊。沐浴时采取淋浴的方式,并用塑料薄膜覆盖引流管伤口处,避免伤口沾水。引流管口的纱布应定期到医院更换,敷料被浸湿时,应该及时更换,以防感染,伤口周围皮肤涂氧化锌软膏保护。每周定时到附近医院更换引流袋,不要自行更换,以免引起感染。胰管外引流管若引流出血性液体,请及时去附近大医院急诊科就诊。

(4)腹腔引流管带管出院的指导:妥善固定和保护好腹腔引流管,根据引流液量的情况决定腹腔引流管留置的时间,请定期到医院复查,待医师复查后决定拔管时间,不能自行拔除引流管。在带管过程中,如果出现腹痛、畏寒、发热、引流液有脓性分泌物,请及时到医院就诊。在带管过程中,若出现头晕、心慌且休息后无缓解,腹腔引流管引流出血性液体,请立即到大医院就诊。带管过程中避免举重物或过度活动,以防管道脱出。沐浴时采取淋浴的方式,并用塑料薄膜覆盖引流管伤口处,引流管口的纱布应定期到附近医院更换,敷料被浸湿时,应及时更换,以防感染。每周定时到附近医院更换引流袋,不要自行更换,以免引起感染。

2. 延续性服务　胰腺癌术后复发率高,胰腺癌患者出院后 1 个月、3 个月和 6 个月门诊随访 1 次,以后每半年随访 1 次,若出现不适,及时门诊随访。复诊内容:实验室检查,包括肿瘤标志物、血常规及生化等;影像学检查,包括超声、X 线及腹部 CT 等。可建立门诊随访、电话随访、网络随访的三位一体的随访模式:门诊随访由医师完成,包括出院患者在门诊的换药、拔管等诊疗活动,记录并整理患者随诊时的实验室及影像学检查结果。设立胰腺癌术后健康教育门诊,健康教育门诊护士由高年资专科护士或高级实践护士担任,对患者进行有目的、有针对性的追踪观察,对患者饮食营养、功能锻炼、心理等方面给予指导。术后 1 个月、3 个月、6 个月各随访一次,以后每半年随访一次,随访内容包括心理状态、口服药物指导、管道护理、饮食指导、活动指导和血糖监测。随着互联网的发展,可建立互联网的随访平台,入院时患者或家属在护士指导下学会使用互联网的随访平台,互联网随访平台不定期推送患者及家属所关心的疾病相关的健康知识,并可在随访平台上进行互动答疑。

八、胰腺囊肿

胰腺囊肿为胰内生成或自胰腺组织衍生的囊肿,又称胰腺囊性病变,是由先天或后天因素引起的。随着影像学技术的发展,其发病率较过去明显增高。

从临床实际出发,胰腺囊肿分为真性囊肿和假性囊肿两大类,其中假性囊肿占全部胰腺囊肿的 90% 左右。

(一)分类

1. 真性囊肿　囊壁由上皮细胞构成。

(1)先天性囊肿:单纯性囊肿、多囊症、皮样囊肿、囊性纤维症等。

(2)后天性囊肿:潴留性、寄生虫性和肿瘤性囊肿。

2. 假性囊肿　囊壁无上皮细胞,由纤维组织构成。胰腺假性囊肿(pancreatic pseudocyst,PPC)继发于胰腺急、慢性炎症或胰腺创伤,其中最常见的急性胰腺假性囊肿是在急性胰腺炎后形成的由纤维组织或肉芽组织囊壁包裹的胰液积聚。

(1)炎症性囊肿:急性或慢性胰腺炎后。

(2)外伤性囊肿:胰腺外伤或术后。

(3)特发性囊肿:无明确外伤或炎症病史。

(二)病因

1. 胰腺真性囊肿

(1)胰腺导管系统的先天畸形:较少见,胰腺导管系统先天畸形为主要表现,副胰管未完全融合或以细的分支胰管的吻合为特征,导致胰液引流不畅而易导致胰腺炎。

(2)胰管阻塞:是后天获得性胰腺真性囊肿,多由于胰管阻塞导致远侧胰管或腺泡发生囊性扩张。

2. 胰腺假性囊肿

(1)外伤性囊肿多发生于胰腺外伤或术后。

(2)炎症性囊肿一般发生于急性或慢性胰腺炎后。

(3)炎症或外伤时,胰管破裂,胰液外漏,引发周围炎性反应,产生一层纤维素性渗出物包裹外漏胰液,经过数周后,纤维素可变成强韧的纤维包膜,形成囊肿。这种囊肿不像其他囊肿一样,具有内皮细胞外膜,故称为假性囊肿。

(三)临床表现

胰腺囊肿常无特殊的临床表现,主要有以下几点。

1. 腹痛与低热　腹痛主要位于上腹部,隐痛性,并向腰背部放射,有时有低热,合并感染时有高热。

2. 消化道症状　厌食、食欲减退。

3. 腹部包块　检查时在上腹部左侧或正中或者偏右可以触到一个比较固定的肿块,边界光滑界限清楚,不能移动,较硬。有些患者肿块长久不大,有些患者会越长越大,症状常不典型。

(四)辅助检查

1. 淀粉酶测定　肿块穿刺胰液淀粉酶测定,41%~55%有血清淀粉酶升高,80%有尿淀粉酶升高,对辅助诊断有实用价值。

2. 其他　CT扫描及磁共振检查,B超检查,X线检查。

(五)治疗原则

1. 非手术治疗　经内镜引流。经皮穿刺引流。

2. 外科手术治疗　外引流术。内引流术。囊肿切除术,如单纯囊肿切除术,合并胰尾和脾切除的囊肿切除术,合并胰腺切除的囊肿切除术。

(六)护理

1. 护理评估

(1)健康史及相关因素

①一般情况:患者的年龄、性别、职业、婚姻状况、文化程度、营养状况、引流管情况等,尤其注意与现患疾病相关的病史和药物应用情况及过敏史、手术史、家族史、遗传病史和女性患者生育史等。

②发病特点:患者是否有明显的腹部包块,有无腹痛及腹痛的特点,是否伴有发热,食欲情况如何。

③相关因素:是否有胰腺炎病史或胰腺外伤史。

（2）身体状况

①局部：肿块位置、大小、数量，肿块有无触痛、活动度情况。

②全身：重要脏器功能状况。

③辅助检查：包括特殊检查及有关手术耐受性检查的结果。

2. 护理要点

（1）疼痛：与术后伤口疼痛有关。

（2）清理呼吸道无效：与缺乏有效咳嗽、伤口疼痛等因素有关。

（3）焦虑：与担心疾病预后有关。

（4）知识缺乏：缺乏疾病相关知识。

（5）潜在并发症：出血、胰漏、伤口感染、呼吸道感染。

3. 护理措施

（1）术前护理

①按肝胆外科疾病一般护理常规。

②全面评估患者，包括健康史及其相关因素、身体状况、生命体征，以及神志、精神状态、行动能力等。

③心理护理，对患者给予同情、理解、关心、帮助，告诉患者不良的心理状态会降低机体的抵抗力，不利于疾病的康复。解除患者的紧张情绪，更好地配合治疗和护理。

④注意观察患者的腹痛程度，遵医嘱使用镇痛药治疗，观察是否有发热等症状。

⑤饮食护理，指导患者多进食富有营养、易消化、口味清淡的膳食，以加强营养，增强机体抵抗力，纠正贫血，改善一般状态，必要时给予输血、补液。

⑥协助患者做好术前相关检查工作，如影像学检查、心电图检查、X 线胸片、血液检查、尿便检查等。

⑦做好术前护理，备皮，遵医嘱给予患者口服泻药，术前 1 日中午嘱患者口服磷酸钠盐口服溶液 90ml，半小时内饮温开水 1000～1500ml。如果在 20:00 前大便尚未排干净，应于睡前进行清洁灌肠。

⑧做好术前指导，嘱患者保持情绪稳定，避免过度紧张焦虑，备皮后洗头、洗澡、更衣，准备好术后需要的各种物品如一次性尿垫、痰杯等，术前一日 22:00 以后禁食、水，术晨取下义齿，贵重物品交由家属保管等。

（2）术后护理

①护理：按肝胆外科一般护理及全麻术后护理常规护理。

②病情观察：严密观察患者生命体征的变化，尤其是血压、脉搏的变化。

③引流管的护理：术后患者留置腹腔引流管及尿管，活动、翻身时要避免引流管打折、受压、扭曲、脱出等。引流期间保持引流通畅，定时挤压引流管，避免因引流不畅而造成感染。

④引流液的观察：术后引流液的观察是重点，每日记录和观察引流液的颜色、性状和量，如在短时间内引流出大量血性液体，应警惕发生继发性大出血的可能，同时密切观察血压和脉搏的变化，发现异常及时报告医师给予处理。

⑤基础护理

• 患者术后清醒后，可改为半卧位，以利于伤口引流及减轻腹压，减轻疼痛。

• 患者卧床期间，应协助其保持床单位整洁和卧位舒适，定时翻身，按摩骨突处，防止皮肤发生压疮。

· 满足患者生活上的合理需求。

· 做好晨晚间护理。

⑥饮食的护理:患者肠蠕动功能恢复后停止胃肠减压,可进行高糖类、高蛋白、高维生素、低脂肪饮食,注意观察患者进食后的反应,如发现异常情况及时处理。

⑦抑酸抑酶药的护理:为了减少胃酸和胰液的分泌,遵医嘱给予患者每日生长抑素3000μg+生理盐水50ml静脉泵入。

⑧肠外营养支持的护理:由于长期禁食及手术打击,患者营养状况差,为了维持足够营养和机体免疫功能,需及时补充营养。术后遵医嘱给予完全胃肠外营养。由于营养液成分多,浓度高,对血管刺激大,易引起静脉炎,故应选择中心静脉-颈内静脉穿刺导管恒速输入。同时,监测电解质、血糖、尿糖、淀粉酶及肝、肾功能情况。

⑨心理护理:根据患者的社会背景、个性及不同手术类型,对每个患者提供个体化心理支持,并给予心理疏导和安慰,以增强战胜疾病的信心。

⑩并发症的观察与处理

· 出血:是PPC最为紧急的常见并发症,一般囊内出血常因胰酶腐蚀囊壁小血管破裂而致;邻近的大血管腐蚀或囊肿涉及胰十二指肠上、下动脉形成的假性动脉瘤一旦破裂,往往导致致命性的大出血;内引流术后由于胰酶腐蚀吻合口处血管,同样可发生消化道大出血;PPC外引流术后囊内出血与囊壁薄脆及留置引流管与囊壁相摩擦等因素有关;同时合并存在的囊内感染增加囊内出血的可能。可给予心电监护,观察胃肠减压引流液量、颜色和呕血量。呕血时平卧头侧向一边,保持呼吸道通畅;快速补液、输血、吸氧,按医嘱应用生长抑素,24h持续静脉滴注,以抑制胰液、胃酸分泌,避免胰液弹性蛋白酶进一步腐蚀血管;做好介入治疗、急诊手术准备。

· 囊内感染:PPC行外引流术和经皮置管术后易发生囊内感染,密切观察体温变化。

· 胰性腹水:其原因可能为巨大囊肿压迫导致主胰管梗阻而破溃,胰液外漏或囊肿破裂直接漏入腹腔,PPC囊壁局部菲薄者也可发生。注意观察引流液量、性状;正确记录24h出入量,每天测腹围1次,为治疗提供依据;按医嘱正确使用利尿药、生长抑素,以抑制胰液分泌。

(七)健康宣教

1. 适当进行功能锻炼,坚持治疗,定期随访,发现异常,及时就诊。

2. 加强营养促进恢复,如果胰腺的外分泌功能无明显损害,可以进食以糖类及蛋白质为主的食物,减少脂肪的摄入,特别是动物脂肪。

3. 改掉不良的饮食习惯,饮食要有规律,切忌饥饱无度,不吃或少吃过冷、硬、热、辣的食物,控制主食的摄入量,不吃或少吃含糖量较高的水果,多进食蔬菜。

4. 戒烟酒,嗜烟酒者慢性胃炎的患病率明显高于不吸烟不饮酒者,因为吸烟可减少胃黏膜的血液供应,削弱胃黏膜的抗病能力;乙醇可直接破坏胃黏膜屏障,造成胃黏膜炎症。因此,戒烟戒酒十分必要。

5. 避免精神紧张,平日保持心情舒畅,适当参加运动。

6. 保证充足睡眠,避免精神过度紧张,对预防发生慢性胃炎有积极意义。

九、胰岛细胞瘤

胰岛细胞瘤多数为良性,少数恶性。分为功能性与非功能性两大类,根据疾病来源不同,胰岛细胞瘤分为三类:胃泌素瘤、胰岛功能性 B 细胞瘤、胰高血糖素瘤。其中以胰岛功能性 B 细胞瘤(胰岛素瘤)最常见,占 60%～90%,肿瘤好发部位为胰体、尾部,通常较小,大多<2.0cm。其次是促胃液分泌素瘤(gastrinoma),占 20%,可发生于胰外,以十二指肠和胃壁多见。少见的胰岛细胞瘤是胰高血糖素瘤(glucagonoma),肿瘤通常很大,甚至可>10cm。

胰岛功能性 B 细胞瘤(胰岛素瘤)

胰岛 B 细胞瘤,是由胰岛 B 细胞形成的具有分泌功能的腺瘤或癌。多发于 20－50 岁,多单发,90%属良性,是临床最多见的一种胰腺内分泌肿瘤,占全部胰腺肿瘤的 70%～80%。临床表现为胰岛素过多或低血糖综合征。本病的发病率各文献报道不一,Kavlie 和 Watson 等报道,其年发病率约为 1/100 万,由于本病主要为低血糖及精神症状,有时诊断不明,因而实际发病率要更高一些。近年来,免疫组化技术和影像学的发展推动了诊断水平的提高,发病率有所增加。

(一)病因

胰岛素瘤大多数为单发的,占 85%～90%。多发性肿瘤约占 10%,其中绝大多数与 Ⅰ 型多发性内分泌肿瘤综合征(MENs-Ⅰ)有关。胰岛素瘤一般较小,直径在 1～2.5cm 者占 82%左右,较平均地分布于整个胰腺,但亦有报道主要位于胰尾部。异位胰岛素瘤的发生率不足 1%,其部位可在十二指肠、胃结肠韧带、脾门、胃、Meckel 憩室、胆管及空肠等。

(二)临床表现

1. 阵发性低血糖。

2. 发作时血糖<50mg/dl。

3. 口服或静脉注射葡萄糖后症状立即消失,即 Whipple 三联征或胰岛素三联征。病程早期低血糖每隔数日、数周或数月发作一次,以后则发作越发频繁,多于清晨、空腹和劳作后发作。如反复多次发作低血糖则可引起大脑退行性改变,出现狂躁、抑郁、痴呆、幻觉及行为异常等,常被误诊为精神病。有的患者为缓解症状而频繁进食,可出现肥胖症。

(三)辅助检查

1. 空腹血糖测定　最佳抽血时间是清晨 6 时,如空腹血糖<2.8mmol/L(50mg/dl)提示低血糖。

2. 延迟糖耐量试验　当出现持续低血糖曲线(约 2/3 病例)或早期低血糖曲线时(约 1/3 病例)时有诊断意义。

3. 胰岛素测定

(1)空腹周围血胰岛素测定:血浆免疫反应性胰岛素(IRI)。

(2)经皮经肝穿刺门静脉置管分段取血(PTPC)测定胰岛素:测定门、脾静脉不同部位血中胰岛素含量。当门静脉主干 IRI>200U/ml 便可确诊为胰岛素瘤。胰岛素含量特别高的峰值(高于肿瘤远侧 3～15 倍)所在部位即可能为胰岛素瘤的部位。

(3)血浆胰岛素原(Plc)与胰岛素的比值测定:Plc/IRI>30%有诊断意义。如 Plc/IRI>50%则多提示恶性胰岛素瘤。

(4)空腹周围静脉血胰岛素浓度与葡萄糖浓度的比值测定:如>0.3,则可作为胰岛素瘤的诊断指标。

(5)C-肽抑制试验:正常人注射胰岛素使血糖降至 2.2mmol/L(40mg/dl)时,B 细胞分泌的胰岛素和 C-肽下降 50%～70%。如 C-肽不下降或下降甚微,说明体内胰岛素分泌呈自主性,则提示胰岛素瘤存在。

(6)胰高血糖素试验:静脉注射胰高血糖素 1mg。注射后每 10～15min 抽血 1 次,1h 后每半小时抽血 1 次,直到注射后 3h,每份血标本测 IRI 及血糖。当注射后 5～15min 内胰岛素＞150U/ml 为阳性。

(7)甲苯磺丁脲(D860)激发试验:正常人空腹时静脉注射 1g 甲苯磺丁脲(或按 20～25mg/kg 溶于生理盐水 20ml 中静脉注射),5min 后血浆胰岛素可短暂升高至 60～130U/ml,20～30min 后血糖逐渐降低,1.5～2h 即可恢复正常。而胰岛素瘤患者注射后 5～15min 时反应加强,且 2～3h 后低血糖仍不恢复。

(8)其他检查:钙剂激发试验和促胰液素激发试验,B 型超声检查,CT 扫描,磁共振,生长抑素受体 PET/CT。

(四)治疗原则

1. **非手术治疗**　对于术前、全身情况差难以耐受手术或恶性胰岛素瘤有远处转移等患者,可给予药物治疗以控制低血糖及恶性肿瘤的进展。

(1)控制低血糖:二氮嗪、生长抑素等药物治疗,控制饮食。

(2)对恶性或已有多发肝及淋巴结转移者可使用链佐星、替加氟、重组人 α-2b 干扰素等。

2. **手术治疗**

(1)胰岛素细胞瘤摘除术:是最常用的手术方法,对于体积不大而且表浅的肿瘤,不论何部位均可采用。

(2)胰尾切除术:对于胰体尾体积较大且较深在的肿瘤,多发的肿瘤及胰岛增生病例可行胰体尾或胰尾切除术,应尽量保留脾。

(3)胰十二指肠切除术:只适用于胰头钩突部肿瘤和恶性胰岛素瘤。

(五)护理

1. **护理评估**

(1)健康史及相关因素:包括有无糖尿病史或相关家族史,低血糖发作时间及规律,有无对生活质量的影响,发病表现及特点。

(2)一般情况:患者的年龄、性别、职业、婚姻状况、营养状况等,尤其注意与现患疾病相关的病史和药物应用情况及过敏史、手术史、家族史、遗传病史和女性患者生育史等。

(3)发病特点:患者低血糖发作时间及规律,有无身体逐渐肥胖,伴记忆力、反应力下降等。

(4)相关因素:家族中有无胰岛素瘤及胰腺疾病者,患者饮食是否规律等。

2. **身体状况**

(1)局部:有无腹部不适,各关节活动度情况。

(2)全身:重要脏器功能状况,有无转移灶的表现及恶病质。

(3)辅助检查:包括特殊检查及有关手术耐受性检查的结果。

3. **护理要点**

(1)活动无耐力:与低血糖有关。

(2)疼痛:与术后伤口疼痛有关。

(3)清理呼吸道无效:与缺乏有效咳嗽、伤口疼痛等因素有关。

(4)焦虑:与担心疾病预后有关。

(5)知识缺乏:缺乏疾病相关知识。

(6)潜在并发症:出血、胰漏、伤口感染、呼吸道感染。

4.护理措施

(1)术前护理

①护理:按肝胆外科疾病术前护理常规护理。

②预防和处理低血糖发作:有功能性胰岛素瘤患者内源性胰岛素分泌过多,常在清晨、空腹或情绪紧张时有低血糖发作,轻者表现为心慌、饥饿感、手抖、腿软、口渴等症状,重者可以有低血糖昏迷。严重的低血糖昏迷可能是患者住院死亡原因之一。在白天出现的低血糖发作较容易得到及时的诊断和处理,而在清晨时的发作则有很大的危险性。要预防和及时处理低血糖发作,护理人员应做到以下几点。

• 心理护理:有功能性的胰岛素瘤患者都曾有低血糖发作史,患者往往心有余悸,情绪紧张,及时增加与患者交谈次数,了解患者心理动态,并介绍同类救治成功的例子,增加夜查房次数,并教会患者床边备糖并及时进糖,采取这些措施建立患者对医护人员的信心。

• 建立严格的交接班制度:做到每班必须床旁交接班,增加夜查房次数,观察患者有无低血糖反应,根据患者低血糖发生规律,督促患者床边备糖,及时进食,防患于未然。

• 增加患者的餐次:让患者平时准备好糖类食品,避免患者饥饿和过度疲劳诱发低血糖。

• 出现低血糖昏迷的紧急处理:对于发生低血糖的患者,如果还能吞咽,给予口服糖水,如患者不能口服,立即静脉注射 50% 葡萄糖 40ml。护士发现病情变化,及时汇报医师的同时准备抢救物品,分别口服糖水及静脉注射 50% 葡萄糖 40ml,于 10min 后症状均缓解。

③术前准备:术前 1 天应给予足够的葡萄糖,由于术中要禁食 8h,故应睡前口服葡萄糖或持续静脉滴注 5%～10% 的葡萄糖液以避免夜间低血糖发作。

(2)术后护理

①护理:按肝胆胰外科一般护理常规及全麻术后护理常规护理。

②体位:患者清醒后采取半卧位,有利于患者的呼吸和引流。

③密切观察生命体征:如体温、脉搏、呼吸、血压,观察神志精神状态,给予吸氧,预防脑缺氧发生。必要时给予心电、血氧、血压监测。

④准确记录 24h 出入量:保证患者出入量平衡。每班小结一次,如发现不平衡,及时通知医师给予处理。

⑤监测血糖:胰岛素瘤切除后胰腺分泌胰岛素的功能相对于术前处于瘫痪状态,出现反跳性高血糖。因而,术后每瓶含糖液体需加入一定量胰岛素,遵医嘱给予患者定时监测血糖,血糖值异常时给予胰岛素处理。

⑥术后活动:术后第 1 天鼓励患者床上活动,第 2 天床下活动,以增进胃肠蠕动,减少静脉血栓的形成。

⑦引流管的护理:妥善固定引流管,防止引流管受压或脱出,严密观察引流液的量及颜色,如引流液为大量血性液及时通知医师进行处理。

(3)基础护理

①患者术后清醒后,可改为半卧位,以利于伤口引流及减轻腹压,减轻疼痛。

②患者卧床期间,应协助其保持床单位整洁和卧位舒适,定时翻身,按摩骨突处,防止皮肤发生压疮。

③满足患者生活上的合理需求。

④做好晨晚间护理。

(六)健康宣教

1. 术后注意劳逸结合,避免过度劳累,适当进行户外活动及轻度体育锻炼,以增强体质,防止感冒及其他并发症,戒烟,禁酒。

2. 食用低糖、高蛋白、高维生素、易消化、无刺激性饮食,忌暴饮暴食。

3. 保持心情舒畅和充足的睡眠,每晚持续睡眠应达到6～8h。

4. 定期检测血、尿糖,发生糖尿病时给予药物治疗,对于胰腺功能不足、消化功能差的患者,除应用胰酶替代剂外,同时高蛋白、低脂肪饮食,配合脂溶性维生素。

5. 按时用药,不得私自停药,如有异常及时来院就诊。

十、胰管结石

胰管结石(pancreatic duct stone,PDS)是慢性胰腺炎(chronic pancreatitis,CP)的特征性病理改变,为各种因素导致的胰腺中碳酸钙或蛋白质沉淀于胰管内形成蛋白栓或者矿化表现,因胰管结石引起的临床症状称为胰腺结石症,PDS是由各种疾病引起胰腺分泌部位的钙化形成的胰腺导管内结石。

(一)病因

胰管结石的病因迄今尚不十分明了,从大量资料统计的结果证明,胰石症与饮酒有关,饮酒时间长、量大者则易形成胰管结石,年龄多在30-50岁。其他如胆管疾病、甲状旁腺功能亢进,亦与之有关。蛋白质长期缺乏亦可造成胰腺的细胞变性、纤维化等与胰石症相类似的改变。

胰管结石长期存留则刺激胰腺管上皮细胞,使之肥大增生,继而发生鳞状上皮化生,并使胰管狭窄、阻塞。在早期胰腺周围水肿、胰腺肿胀。晚期一方面由于胰管的阻塞,另一方面由于胰腺的纤维化,则导致胰腺明显受损,表现为胰腺的全部或大部萎缩、塌陷、变硬,切面呈白色且出血较少。有时由于胰管的阻塞可伴发胰腺囊肿或脓肿。纤维化的组织可将胰岛包绕、收缩而影响其功能——发生糖尿病。在鳞状上皮化生的基础上则可能发生癌变。

(二)临床表现

1. 早期症状

(1)腹痛:是最常见的症状,轻重不等,主要因胰腺管阻塞及胰腺纤维化的结果。经常表现为上腹胀痛,若为乙醇性胰石症,常表现为剧烈疼痛,并反复发作,持续时间较长。病因不明者,剧痛较少,多为上腹隐痛、钝痛。

(2)消瘦、脂肪泻:系由于结石性慢性胰腺炎所致的胰腺外分泌功能减低所致。脂肪泻的状况当视胰腺受损的情况而有不同的表现。

(3)黄疸:约有1/4的患者可以出现黄疸,系因患者纤维化、坚硬的胰头压迫胆总管下端所致,黄疸可为持续性,也可为间歇性,以后者较为常见。

2. 晚期症状 胰石症的晚期症状,主要表现为胰腺进行性慢性损害所带来的并发症。

(1)胰结石的良性并发症:糖尿病最为多见,以及因糖尿病而造成的心肌病变、肾病变、视网膜病变、闭塞性动脉硬化症等。有时亦可发生肝病变和消化性溃疡。

(2)胰结石性胰腺病变波及周围脏器的症状:胰腺肿大或纤维化的硬结压迫胆总管、脾静脉,或导致脾-门静脉血栓形成而出现继发性门静脉高压,可为区域性高压,可为全身性,当视血栓形成所波及的范围。

(3)恶性并发症:胰石症的恶性并发症一种是胰腺本身,另一种为胰腺以外的恶性肿瘤。胰石症与胰腺癌的关系极为密切,一般是胰结石在先而后发生胰腺癌,并发胰腺癌者多为大结石,约半数为胰头部。

(三)辅助检查

1. 实验检查 检测血清 GPT、GOT、胆固醇、甘油三酯等,可有轻度异常。少数患者 AKP 可以升高。

2. 超声及 CT 检查 胰结石的敏感性在 90% 以上。

3. ERCP 通过内镜除可进行造影观察胰管的变化、结石的数目、大小、部位外,同时可进行胰液检查,以进一步了解有无恶性变的可能。

4. 其他 X 线平片。

(四)治疗原则

胰石症治疗目的是祛除结石、解除梗阻、防止胰腺进一步毁坏并防止恶性变、缓解疼痛。

1. 经内镜取石 此法仅用于胰管无狭窄的胰石。

2. 胰腺部分切除 指局限于胰体、胰尾的多块结石并且该部胰腺毁坏较为严重者。

3. 胰管结石合并胰腺囊肿 一方面将结石取石,另一方面将囊肿与肠道做内引流术。

4. 胰实质切开取石 适用于胰头、体部结石,并伴有胰管多处狭窄者。

5. 其他 胰结石并发胰腺癌的治疗。

(五)护理

1. 护理评估

(1)健康史及相关因素

①一般情况:患者的年龄、性别、职业、婚姻状况、营养状况等,尤其注意与现患疾病相关的病史和药物应用情况及过敏史、手术史、家族史、遗传病史和女性患者生育史等。

②发病特点:患者有无腹痛、腹痛的程度,有无排尿、腹泻,皮肤有无黄染。

③相关因素:患者有无饮酒史,有无慢性胰腺炎等疾病。

(2)身体状况

①局部:腹痛的程度、部位。

②全身:患者营养状况及黄疸情况。

③辅助检查:包括特殊检查及有关手术耐受性检查的结果。

2. 护理要点

(1)疼痛:与疾病、术后伤口有关。

(2)营养失调:低于机体需要量。

(3)活动无耐力:与术后体弱有关。

(4)清理呼吸道无效:与缺乏有效咳嗽、伤口疼痛等因素有关。

(5)自我形象紊乱:与皮肤黄疸有关。

(6)焦虑:与担心疾病预后有关。

(7)知识缺乏:缺乏疾病相关知识。

(8)潜在并发症:出血、胰漏、伤口感染、呼吸道感染。

3. 护理措施

(1)术前护理

①护理:按肝胆外科疾病术前护理常规。

②全面评估患者的一般情况:包括体温、脉搏、呼吸、血压、神志、行动能力、健康史、精神状态及身心状况等。

③心理护理:由于上腹部不适且有脂肪腹泻,患者均有不同程度的焦虑与恐惧,护士用通俗易懂的语言讲解术前及术后与疾病有关的知识和注意事项,缓解患者紧张情绪,得到患者在治疗和护理中的积极配合。

④疼痛护理:由于所有患者临床均有上腹部疼痛不适,给患者心理支持。疼痛时协助患者弯腰或起坐前倾位,以减轻疼痛。必要时可遵医嘱,给予患者应用注射用帕瑞昔布钠或氟比洛芬酯注射液等镇痛药。

⑤饮食护理:通过饮食控制及调整胰岛素药量,将血糖控制在 5.6～8.9mmol/L;给予高热能、高蛋白、高维生素、低脂肪、易消化饮食,避免刺激性食物。必要时术前 3～7 日予以静脉营养,使机体维持最佳状态。

⑥做好术前护理:备皮,遵医嘱给予患者口服泻药,术前 1 日中午嘱患者口服磷酸钠口服溶液 90ml,半小时内饮温开水 1000～1500ml。如果在 20:00 前大便尚未排干净,应于睡前进行清洁灌肠。

⑦做好术前指导:嘱患者保持情绪稳定,避免过度紧张焦虑,备皮后洗头、洗澡、更衣,准备好术后需要的各种物品,如一次性尿垫、痰杯等,术前一日 22:00 以后禁食水,术晨取下义齿,贵重物品交由家属保管等。

(2)术后护理

①一般护理:按肝胆外科一般护理常规及全麻术后护理常规护理。

②严密观察患者生命体征的变化:包括体温、血压、脉搏、呼吸。观察并每 4 小时记录生命体征 1 次。

③饮食护理:胰腺是具有内分泌和外分泌功能的腺体,分泌的胰液中含有多种消化酶,具有较强的消化能力。患者胰腺被部分切除后将影响胰腺的正常功能,进而引起消化吸收障碍。因此,术后应观察患者的食欲是否正常、进食后有无腹胀、进食脂肪类食物后有无排便次数增多等表现。指导患者从无脂类饮食逐渐过渡到低脂饮食、从流食逐渐过渡到半流食。

④引流管的护理:术后患者留置切口引流管及尿管、胃管,患者活动、翻身时要避免引流管打折、受压、扭曲、脱出等。引流期间保持引流通畅,定时挤压引流管,避免因引流不畅而造成感染。

⑤血糖监测:术后初期由于麻醉和手术创伤的应激反应及某些术前合并糖尿病的患者,血糖会有反应性增高,术后常规监测血糖,同时在补液或输注营养液中加入适量胰岛素,控制血糖。对于血糖波动大者,增加测量次数,在输液中根据血糖波动情况随时调整胰岛素用量,使血糖控制在 8.4～11.2mmol/L 范围。

⑥并发症的观察和护理

·腹腔出血:是最常见也是较为严重的并发症之一,多发生在术后 24～48h,文献报道发生率为 10%左右。除了应激性溃疡引起的胃肠道出血外,还与术中胰管切开取石时石头较大不易取出而损伤周围组织有关。严密观察生命体征,每 30～60min 测量血压、脉搏及血氧饱和度一次。注意观察引流液颜色及量,做好记录。如患者出现无发热引起的血压降低、心率加快,或伤口敷料短时间内出现大量新鲜渗血,引流管颜色鲜红,2h 引流量＞100ml,则应警惕出血可能,及时通知医师并协助其处理。

·胰漏:发生主要与手术技术及各种原因引起的胰液引流不畅有关,且多发生在术后 5～7 日,因此术后应妥善固定引流管并保持通畅。注意观察引流液的颜色和量,并定期做引流液淀粉酶的测定。当引流管内出现透明清亮的液体,且引流液淀粉酶高于血清淀粉酶 3 倍时,则应考虑胰漏可能。

(六)健康宣教

1. 进食高蛋白、易消化、富含多种维生素的饮食。

2. 在身体能接受的情况下多进行适当活动,增强抵抗力。

3. 按时服用出院带药,包括胰酶替代药物,不能私自停药和减量。

4. 按时复诊,有条件的应定期监测血糖变化。

5. 注意保暖,避免感冒,防止伤口感染,1 个月后再进行淋浴。

6. 根据情况复查血常规和肝、肾功能,了解疾病恢复情况。

十一、胆囊结石与胆囊息肉

(一)胆囊结石

1. 疾病概况 胆囊结石(cholecystolithiasis)指发生在胆囊内的结石,以胆固醇结石和以胆固醇为主的混合型结石多见。西方发达国家发病率较高,我国西北地区比沿海地区发病率高,主要见于成年人,女性高于男性。

2. 病因病理 胆囊结石的发病原因十分复杂,多为综合因素所致。

(1)年龄、性别及种族因素:50 岁以上人群中发病率较高;女性体内的 17β-雌二醇与核雌激素受体相结合,会导致胆固醇过多分泌进入胆汁,导致女性胆结石形成率高于男性;欧美国家发病率高于亚洲,我国南方与北方、沿海与内陆、城市与农村之间也存在差异。

(2)饮食习惯:高热能、高胆固醇、高脂肪酸或高糖类饮食,以及不吃早餐、不定时进食均可增加胆囊结石的发生率。

(3)代谢综合征:肥胖会造成胆囊收缩后胆囊体积增加、胆囊收缩能力降低和对缩胆囊素的敏感性下降,均与结石形成有关。血糖升高会使支配胆囊收缩运动的迷走末梢发生病变,从而导致胆囊排空障碍而可能增加胆石症的发病概率。此外,胰岛素抵抗和高胰岛素血症也可诱发胆囊结石形成。

(4)基因与遗传:胆囊素受体改变可能是胆石症胆囊收缩功能障碍的重要致病环节。此外,人体内的 ABCG5(ATP binding cassette transporter G5)和 ABCG8(ATP binding cassette transporter G8)是一对甾醇转运蛋白,属于 ATP 结合基因家族,两者基因表达受到转录因子肝 X 受体 a 调节,胆固醇的氧化产物氧化胆固醇能刺激转录因子肝 X 受体 a 表达,增加了 ABCG5 和 ABCG8 表达,也增加了胆汁胆固醇含量,从而促进结石的生成。

3. 临床表现 胆囊结石形成后尚未阻塞胆管时,大多数患者可无临床症状,一般在健康体检、手术时偶然发现,称为无症状胆囊结石或静止性胆囊结石。临床主要表现为胆绞痛,仅有少部分人出现典型腹痛。

（1）症状

①胆绞痛：典型发作表现是在饱餐、进食油腻食物后胆囊收缩，或睡眠中体位改变时，由于结石移位并嵌顿在胆囊颈部或壶腹部，导致胆囊排空受阻使得其强力收缩致胆囊内压力升高而发生绞痛，重者大汗淋漓、辗转不安，持续十几分钟至数小时后自行缓解或用解痉药后缓解。疼痛位于右上腹或上腹部，可向右肩胛部和背部放射，呈阵发性或者持续疼痛伴阵发性加剧，可伴恶心、呕吐，多数患者以上症状可反复出现。

②上腹隐痛：多数患者是在进食过多食物或油腻食物，工作强度大或休息欠佳时感到右上腹或上腹部隐痛，或有消化不良，饱胀不适、呃逆、嗳气等，常常被诊断为慢性胃病。少数患者仅有右肩及背部酸痛，易被误诊为关节肌肉疾病。

③胆囊积液：是胆囊结石长期嵌顿或阻塞胆囊管口未合并继发感染或胆绞痛的结果。为了保持胆囊内压平衡，胆囊黏膜会吸收胆汁中的胆色素并分泌透明无色的黏液性物质，称为胆囊积液，又称"白胆汁"。

④米里齐综合征（Mirizzi syndrome）：是一种特殊类型的胆囊结石，由于胆囊管与肝总管伴行过长或胆囊管与肝总管汇合位置过低，持续嵌顿于较大的胆囊颈部，或胆囊管的结石和（或）其他良性疾病压迫肝总管，继而引起狭窄。炎症反复发作导致胆囊肝管瘘，胆囊管消失、结石部分或全部堵塞肝总管，引发反复发作的胆囊炎、胆管炎及明显的梗阻性黄疸为特征的一系列综合征。

（2）常见体征

①腹部：单纯性胆囊结石无特殊体征，仅有上腹部胆囊区域压痛，有时右上腹可触及肿大的胆囊，合并胆囊炎时右上腹可有明显压痛、反跳痛或肌紧张墨菲征阳性。

②黄疸：常见于胆囊炎症反复发作合并米里齐综合征患者。

4. 辅助检查

（1）腹部B超：为首选辅助检查，B超可发现结石并明确其部位和大小，还能提供胆囊的大小、胆总管的粗细、胰腺的状况等资料，可作为胆囊结石的首选检查，确诊率接近100%。

（2）腹部CT：能显示胆囊壁厚度，但不能显示X线检查阴性的结石。

（3）MRI：在评估胆囊壁纤维化、缺血及周围组织水肿和脂肪堆积情况方面更为显著，主要用于鉴别急性和慢性胆囊炎。

（4）磁共振胆管成像（magnetic resonance cholangiopancreatography，MRCP）：可发现腹部B超和CT不易检查出的胆囊和胆总管小结石。

CT、MRI和MRCP不作为常规检查。

5. 治疗原则　胆囊切除术是有症状和（或）并发症胆囊结石的最佳治疗方案，无症状的胆囊结石可每6个月随访观察，一般不需要预防性手术治疗。

（1）手术治疗

①适应证：已有症状的胆囊结石，伴瓷化胆囊，伴胆囊息肉，胆囊壁逐渐增厚≥4mm或胆囊壁局部增厚或不规则，疑似胆囊癌患者。⑤胆囊结石逐年增多和增大或胆囊颈部结石嵌顿患者，合并胆囊功能减退或障碍。

②手术方式：腹腔镜胆囊切除术（laparoscopic cholecystectomy，LC）、经脐单孔腹腔镜胆囊切除术（transumbilical single-port laparoscopic cholecystectomy，TSLC）、迷你腹腔镜胆囊切除术（mini laparoscopic cholecystectomy，MLC）和开腹胆囊切除术（open cholecystectomy，

OC)。LC 是指在电视腹腔镜窥视下,利用特殊器械,通过腹壁开 3～4 个 0.5～1.5cm 的小切口,将腹腔镜手术器械插入腹腔内实施胆囊切除术,由于不用开腹、创伤小、出血少、术后疼痛轻、恢复快、住院时间短、腹壁遗留的瘢痕小等优点,其已被迅速普及,成为胆囊结石的首选治疗方法。但在术前确诊或术中发现合并胆囊癌的患者,或术中遇到出血、胆管损伤、患者合并严重感染,治疗胆囊结石合并胆总管结石时解剖位置模糊等意外情况,建议直接或转为开腹手术,以保证患者安全和手术质量。

(2)经皮经肝介入治疗

①经皮胆囊镜超声波碎石术:在超声波引导下经皮胆囊穿刺,再扩大穿刺针道并插入胆囊镜至胆囊,在胆囊镜直视下用超声波将结石粉碎,并将粉碎的结石吸出,术后胆囊内置入气囊引流管。

②经皮经肝胆管镜胆囊取石术:在超声波引导下经皮经肝胆囊穿刺置管引流术,待 1～2周后开始扩张至胆囊的肝内窦道,并逐步增粗引流导管至 4～5mm,3～5 周后坚实的窦道已经形成。此时经过该窦道可行胆囊胆管镜检查,并可用胆管镜将胆囊结石取出。

上述两种方法在临床实践时间较短,其确切效果尚待进一步研究。

(3)非手术治疗:无症状的小结石且胆囊功能正常的患者可考虑口服胆汁酸制剂行溶石治疗,常用药物有熊去氧胆酸。对于不同意手术的患者,也可行体外冲击波碎石术(extracorporeal shock wave lithotripsy,ESWL)治疗、口服溶石药疗法、灌注溶石疗法、中医药溶石疗法等。上述方法效果不被肯定,临床上已很少应用。

6. 观察及护理要点

(1)术前观察及护理要点

①入院前准备:首诊医师在门诊开具入院证及相应术前检查,患者在入院前完善相关术前检查(如血液检查、B 超等)后办理入院,日间手术患者在麻醉门诊进行麻醉风险评估。

②术前宣教:采用医护一体化的入院及术前宣教,了解患者心理状态与需求,告知患者及家属围术期管理方案、住院流程及术后康复配合知识等,发放健康宣教资料。通过口头、书面和展板等多种形式向患者及家属进行加速康复外科宣教,从而增加患者及家属相关知识储备,提高患者依从性,减少其焦虑恐惧的情绪,保证睡眠质量。内容如下。

· 腹腔镜手术技术特点、方式及麻醉方式。

· 告知 LC 方案、预期目标、术中可能出现中转开腹的情况、术后并发症及其处理方案、预后等。

· 告知加速康复外科围术期管理措施的目的和主要流程,鼓励患者术后早期进食、活动。

· 告知患者出院标准、随访要点和出院后关注要点等注意事项。

③术前护理评估

· 一般情况,包括年龄、性别、婚姻、职业、饮食习惯、有无吸烟史及妊娠史等。

· 腹痛发作时的体位、程度、部位、持续时间、性质及有无肩背部放射痛等。

· 有无肝大、肝区压痛和叩击痛等。

· 是否触及肿大的胆囊,有无腹膜刺激征。

· 有无食欲减退、恶心、呕吐、黄疸、寒战、高热等症状。

· 影响疼痛和发作的因素,如发作前有无进食油腻饮食、过度劳累、情绪变化等,疼痛时是否会随体位改变、随呼吸加重等。

- 询问既往疾病史,有无类似发作,有无发热和黄疸,治疗及检查情况。
- 监测生命体征、神志、皮肤有无黄染、肢端循环等。
- 注意个体差异,如年龄、性别、肥胖等因素。

④呼吸道准备:术前应避免感冒,戒烟,进行呼吸功能锻炼,以减少呼吸道分泌物,有利于术后早日康复。

⑤术前营养:进行低脂清淡饮食,以防诱发急性胆囊炎。术前无须常规禁食禁水,无须肠道准备,术前 2h 饮用 200～400ml 12.5％的糖类饮品(推荐由营养科配制)。

(2)术后观察及护理要点

①病情观察:持续心电监护及低流量吸氧(2～3L/min),严密监测并记录生命体征、伤口有无渗血渗液及腹部体征,了解有无腹痛、腹胀及腹膜刺激征等,低半卧位休息,用床挡保护以防坠床。

②疼痛护理:围术期采用预防性、多模式及个性化结合镇痛策略。推荐使用非甾体抗炎药和选择性环氧合酶-2 抑制药,根据医嘱,术前晚给予患者塞来昔布 40mg 口服,术后予帕瑞昔布 40mg 静脉注射镇痛。同时动态观察患者疼痛评分,选择个性化镇痛方案。对于有自控镇痛泵的患者,注意检查管道是否通畅,评价镇痛效果是否满意。

③术后营养:推荐术后早期经口进食,麻醉清醒后可少量饮水,若无不适,则可于术后 4h 饮用 200～400ml 营养制剂(推荐由营养科配制)。可通过咀嚼口香糖促进肠蠕动,缓解术后口干、口苦等不适。术后 12h 进流质饮食,并逐渐由半流食、软食等过渡到正常饮食。少量多餐,进食低脂、高维生素、富含膳食纤维的饮食,忌辛辣刺激性食物,多食蔬菜和水果。

④液体管理:采用个性化目标导向性补液治疗,术后一般输注液体 1000ml 左右。

⑤管道护理:胆囊切除术后一般无腹腔引流管,若安置应在术后无胆漏、无感染的情况下早期拔除。

⑥早期下床活动:若麻醉清醒后无头晕头痛、恶心呕吐等不适,可在家属陪伴下进行床边活动及自行大小便。

⑦并发症的护理

- 出血:可能与术中血管结扎松脱或凝血功能障碍有关。临床表现为心率增快、血压下降、腹部压痛、腹胀、腹围增大。病情观察与护理参见原发性肝癌"并发症的预防及护理"。
- 胆漏:术中胆管损伤、胆囊管残端破漏是胆漏的主要原因。临床表现为发热、腹胀、腹痛、腹膜刺激征等,或腹腔引流液呈黄绿色胆汁样,常提示发生胆汁渗漏,严重者可出现心率增快、血压下降、休克。应密切观察腹部体征及引流液情况,一旦发现异常,及时报告医师并协助处理:充分引流胆汁,取半卧位,安置腹腔引流管,保持引流通畅,将漏出的胆汁充分引流至体外是治疗胆漏最重要的措施。准确使用抗生素。维持水、电解质平衡。防止胆汁刺激和损伤皮肤,及时更换引流管周围被胆汁浸湿的敷料,给予氧化锌软膏或皮肤保护膜涂敷局部皮肤。

7. 健康指导

(1)术前或采取非手术治疗时饮食:术前无特殊要求,根据自身情况合理活动与休息。严格控制高脂肪和高胆固醇食物摄入,不可饮酒和进食辛辣食物,宜低脂、清淡饮食。

(2)术后饮食:可少量进食水,如无恶心、呕吐,2h 后可进食 12.5％的糖类饮品,6h 后可进食米汤、稀饭,少量多次,如进食后呕吐,暂时禁食,少量饮水至不吐,再吃稀饭。恢复期宜少量多餐饮食,如无腹胀,可进食营养丰富的半流食或软食,忌辛辣刺激饮食、暴饮暴食,以及牛奶、豆浆、甜食等产气食物。术后卧床时给患者垫枕头,半坐卧位 10~20min 后,如无不适症状(如头晕、心慌、眼前发黑、出冷汗等),6h 后可下床活动,早期下床活动可预防肠粘连及下肢静脉血栓。如坐起后出现不适症状,建议卧床休息,体质虚弱者下床时需家属搀扶。

8. 出院指导及延展性服务

(1)饮食要注意调理,做到"五要"和"四忌"。

①五要:要讲究饮食卫生,瓜果菜类清洗干净,以防食入寄生虫卵;要多吃含维生素 A 的蔬菜和水果,如绿色蔬菜、胡萝卜、橘子、苹果等;要用植物油烹调,以炖、烩、蒸为主,肥腻食物及动物油不可过早摄入;要吃瘦肉、鸡、鱼(除鳗鱼外)和豆类制品等高蛋白质食物,但不宜过量;要吃可促进胆汁分泌、松弛胆管括约肌及利胆的食物,如山楂、乌梅。

②四忌:忌高脂肪食物,如肥肉、猪油、油煎、油炸食品,以及油多的甜品等;忌暴饮暴食,易引起胆绞痛和胆囊切除术后综合征等;忌辛辣刺激调味品,如辣椒(油)、五香粉、咖喱粉及花椒面等;忌烟酒和咖啡。

(2)保持大便通畅。如 2~3 日不排便,可服用清泻剂;补充粗纤维食物,增加肠蠕动。

(3)利胆药物的服用。术后在医师指导下可服用利胆药物,定期随访调整药物剂量。

(4)起居规律,避免感冒,心情舒畅,保持乐观。

(5)坚持锻炼身体,如散步、练气功、打太极拳等活动,避免终日静坐少动。

(6)若再次出现腹痛、畏寒发热、巩膜发黄等情况,要立即去医院就诊,避免病情恶化。

(二)胆囊息肉

1. 疾病概况　胆囊息肉样病变,是指来源于胆囊壁并向胆囊腔内呈息肉样突起的一类病变的总称,是临床上常见的胆囊疾病,具有发病率高、病情隐匿、病情迁延、有癌变可能等特点,国内人群发病率为 1%~9%,占胆囊切除手术病例的 4.2%~12.3%,且有增加的趋势;国外发病率为 3%~7%,占胆囊切除手术病例的 2%~12%,多发生于中年患者,女性多见,有报道男女发病率约为 1:2.9。

2. 病因病理

(1)病因

①胆固醇代谢不良:人体内胆固醇代谢不良会刺激胆囊壁乃至整个胆囊,从而造成胆固醇性息肉的出现。

②慢性炎症:长期慢性炎症的刺激会使胆囊黏膜增生,而大量增生的胆囊黏膜在突出之后会形成炎性息肉。

(2)病理:胆囊息肉样病变按病理可分为以下两类。

①胆囊息肉:非肿瘤性息肉,病因尚不清楚,但一般认为该病的发生与慢性炎症有密切关系,其中炎性息肉和腺肌增生症都是一种炎性反应性病变。人群患病率为 5.23%,男女之比为 1.678:1,随年龄增加患病率降低,与性别关系不大。

②胆囊腺瘤:肿瘤性息肉,被认为是癌前病变。多为单发,有蒂,癌变率约为 10%,若合并胆囊结石,则癌变的危险性增加,有研究发现,直径<12mm 者,多为良性腺瘤;直径>12mm 者,多为恶性病变。所有原位癌和 19% 的浸润癌有腺瘤成分,从而认为腺瘤有癌变的可能。

3. 临床表现 　一般无特殊临床症状,常在体检中由超声检查发现,少数人有类似慢性胆囊炎的表现,如右上腹部的胀痛、钝痛或绞痛,症状多较轻微。餐后可有腹胀、恶心、呕吐、消化不良等。

4. 辅助检查

(1)B超检查:能准确地显示病变的大小、位置、数量、囊壁的情况。

(2)三维超声成像:可观察胆囊息肉的大小形态,分清息肉样病变和胆囊壁的关系,通过不同切面旋转来观察病变的连续性及表面情况等信息,有助于提高胆囊息肉样病变与胆囊腺瘤或癌肿的鉴别。

(3)内镜超声:检查观察息肉样病变与胆囊壁之间的关系,有助于胆囊息肉样病变与胆囊癌的鉴别。

(4)其他:CT增强扫描,超声引导下经皮细针穿刺活检。

5. 治疗原则

(1)外科治疗的指征

①胆囊多发息肉样病变,多为胆固醇息肉,对于有症状者,不考虑息肉大小,均应手术。

②单发息肉多为胆囊腺瘤,带蒂或瘤体直径>1cm,有恶性变可能者。

③胆囊颈部息肉,影响胆囊排空者。

④胆囊息肉伴存胆囊结石者,疑有恶性变或恶性变的潜在可能。多发病变,伴有胆囊结石,有症状,年龄>50岁的患者。

(2)非手术治疗

①无症状的直径<0.5cm的胆囊息肉,不应手术。

②无症状的直径为0.5~1cm的胆囊息肉,可定期观察(3~6个月复查)。

③对直径<5mm的无症状患者,应间隔3~6个月随访检查。一旦病变增大或症状明显,亦须行手术治疗。

(3)手术方式的选择

①无恶性性变者仅行胆囊切除术。

②已经恶变者按照胆囊癌处理,对于直径<1.8cm的患者,仍有早期癌的可能,可经腹腔镜行胆囊息肉切除。若术后病理证实已浸润至浆膜层下,则可行二次探查术。但若直径>1.8cm,即有晚期癌的可能,可直接开腹行扩大胆囊息肉切除,甚至要进行广泛淋巴结清扫。

6. 观察及护理要点

(1)术前观察及护理要点

①病情观察:生命体征及神志变化;腹部症状及体征:观察腹痛的部位、性质、持续时间、有无诱发因素、腹部体征的变化情况;及时了解各种辅助检查的结果。

②入院前准备:于门诊部完善相关术前检查(如血液检查、B超等)后办理入院,日间手术患者在麻醉门诊进行麻醉风险评估。

③术前宣教:采用医护一体化术前宣教,了解患者心理状态与需求,通过口头、书面和展板等多种形式向患者及家属介绍手术方式、术前后注意事项、出院注意事项等,从而增加患者及家属相关知识储备,提高依从性,减少焦虑、恐惧的情绪,保证睡眠质量。

④术前营养:进行低脂清淡饮食,无须常规禁食禁水,无须肠道准备,术前2h饮用200~400ml含12.5%糖类的饮品(推荐由营养科配制)。

（2）术后观察及护理要点：参见胆囊结石"术后观察及护理要点"。

7. 健康指导　指导患者选择低脂、高糖、高蛋白、高维生素、易消化的饮食，养成良好的生活规律，避免劳累及精神紧张。适当进行户外活动，并逐渐增加活动量，3～6 个月避免重体力活动。出院后如出现腹痛、高热、黄疸等不适，及时就诊。

8. 出院指导及延续性服务

（1）饮食指导：告知患者胆囊切除后可能会出现消化不良、脂肪性腹泻等情况，建议近 1 周内进低脂饮食，避免辛辣、刺激的食物，多吃新鲜的蔬菜水果，保持心情愉悦。

（2）适当活动：以自己耐受为原则。若伤口敷料无渗出、无卷边，不用换药，1 周后让其自行脱落；如有渗出、卷边应及时更换。

（3）复查：出院 14 个工作日后，到门诊病理科取病理活检报告，如活检报告无异常则无须再就诊，若有异常，如出现腹痛、黄疸、陶土样大便等情况，应及时就诊。

（4）延续性服务：建议术后 3 日、30 日通过电话、网络等方式进行定期随访，及时了解术后康复情况、修改延续护理方案，提高患者生活质量，让患者尽早回归家庭，回归社会。

9. 热点与前沿　Oddi 括约肌功能障碍相关性胆源性腹痛。

胆囊良性疾病行胆囊切除术后可能出现并发症，主要包括 Oddi 括约肌功能障碍（sphincter of Oddi dysfunction，SOD）相关性胆源性腹痛，术后消化功能紊乱相关性腹胀、腹泻，残余小胆囊和残余胆囊结石，胆总管残余结石等，一定程度上会影响患者术后的生活质量。对胆囊切除术后 SOD 的治疗策略，应根据罗马 Ⅳ 标准选择，临床常用药物包括钙通道阻滞药、胃肠动力调节药物、硝酸酯类药物、抗抑郁药物等。匹维溴铵是作用于消化道局部的高选择性钙通道阻滞药，有研究结果显示，其能有效抑制 Oddi 括约肌痉挛，作用强度呈剂量依赖性，并可降低胆囊切除术后患者的胆总管压力。对胆囊切除术后并发症的诊断与治疗策略参见中华医学会外科学分会胆管外科学组、中国医师协会外科医师分会胆管外科医师委员会制定的《胆囊切除术后常见并发症的诊断与治疗专家共识（2018 版）》。规范胆囊良性疾病的外科治疗十分必要，不能盲目扩大胆囊切除术的指征，并反对开展不科学的"保胆手术"及胆囊部分切除术。对符合胆囊切除指征的患者，应及时手术治疗，既能解除胆囊现存疾病的临床危害，还可显著降低胆囊癌的发病率，提高胆囊癌的早期诊断率和根治性切除率，改善胆囊癌的预后，实现外科层面对胆囊癌发生的预防。

十二、胆管结石

胆管结石为发生在肝内、外胆管的结石。胆管结石以发病率高、排石不通、溶石困难等为特点，国内外均没有特效疗法。

（一）病因

胆管结石的主要原因包括胆汁淤滞、细菌感染和脂类代谢异常。肝外胆管结石的形成除上述原因外，胆管内异物，如蛔虫的虫卵、尸体亦可成为结石的核心，胆囊内结石或肝内胆管结石在某些因素作用下进入肝外胆管，引起继发性肝外胆管结石。

根据病因不同，分为原发性和继发性胆管结石。在胆管内形成的结石，称为原发性胆管结石，以胆色素结石或混合性结石为主；胆管内结石来自于胆囊结石者，称为继发性胆管结石，以胆固醇结石多见。

根据结石所在的部位，可分为肝外胆管结石和肝内胆管结石，肝管分叉部以下者为肝外胆管结石,肝管分叉部以上者为肝内胆管结石。

(二)临床表现

取决于胆管有无梗阻、感染及其程度。当结石阻塞胆管并继发感染时可致典型的胆管炎症状,即腹痛、寒战高热和黄疸,称为 Charcot 三联征。

1. 肝外胆管结石

(1)腹痛:发生于剑突下或右上腹,呈阵发性绞痛或持续性疼痛阵发性加剧,疼痛可向右肩背部放射,常伴恶心、呕吐等症状。

(2)寒战、高热:多发生于剧烈腹痛后,体温可高达 39～40℃,呈弛张热。

(3)黄疸:系胆管梗阻后胆红素反流入血所致。黄疸的程度取决于胆管梗阻的程度及是否并发感染等,若梗阻不完全或结石有松动,则黄疸程度轻,且呈波动性;完全性梗阻者,则黄疸呈进行性加深,可有尿色变黄和皮肤瘙痒等症状。

(4)消化道症状:多数患者有上腹隐胀不适、呃逆、嗳气、厌油腻食物等。

2. 肝内胆管结石

(1)常与肝外胆管结石并存,其临床表现与肝外胆管结石相似。当胆管梗阻和感染局限在部分肝叶、段胆管时,患者可无症状或仅有轻微的肝区和患侧胸背部胀痛。

(2)若合并感染而未能及时治疗并发展为叶、段胆管积脓或肝脓肿时,可出现消瘦、体弱、乏力等表现。部分患者可有肝大、肝区压痛和叩击痛等体征。

(三)辅助检查

1. 实验室检查　血常规检查可见白细胞计数及中性粒细胞比例明显升高;尿常规检查可见尿胆红素升高,尿胆原降低,甚至消失;粪常规检查可见粪中尿胆原减少。血清胆红素、转氨酶和碱性磷酸酶升高。

2. 影像学检查　B超检查显示胆管内结石影,近端胆管扩张。PTC、ERCP 或 MRCP 等检查可显示梗阻部位、程度、结石大小和数量等。

(四)治疗原则

以手术治疗为主。原则是尽量取尽结石,解除胆管梗阻,去除感染病灶,通畅引流胆汁,预防结石复发。

1. 手术治疗

(1)肝外胆管结石的手术方式

①胆总管切开取石、"T"形管引流术:用于单纯性胆管结石,胆管上、下端通畅,无狭窄或其他病变;若有胆囊结石,同时行胆囊切除术。

②胆总管空肠 Roux-en-Y 吻合术:适用于胆总管扩张≥2.5cm,下端梗阻且难以用手术方法解除者;胆管内泥沙样结石,不易手术取尽者。

③Oddi 括约肌成形术:适应证同胆总管空肠吻合术,尤其是胆总管扩张程度较轻不宜行胆肠内引流术者。

④经内镜 Oddi 括约肌切开取石术:适用于胆石嵌顿在壶腹部或胆总管下端良性狭窄及Oddi 括约肌功能障碍者,特别是已行胆囊切除者。

(2)肝内胆管结石的手术方式

①肝叶切除术:用于反复发作的肝内胆管结石,病变局限于某一肝叶且已萎缩而结石无法取出者。

②高位胆管切开取石：用于远离肝门又可在肝表面触及的浅表结石及泥沙样结石。

③胆肠内引流：用于高位胆管切开取石术后，以引流残留结石、预防结石复发及胆管再度获窄。

2. 非手术治疗

(1)一般治疗：胆管结石并发感染症状较轻时，遵医嘱给予禁饮食、胃肠减压、静脉补液，应用抗生素、解痉药、镇静药及保肝药物等。待症状控制后，再择期进行治疗。

(2)取石、溶石：术后胆管内残留结石者，可经"T"形管窦道行纤维胆管镜取石。对于难以取净的结石，可经"T"形管灌注药物溶石。

3. 中医中药治疗

(1)在手术治疗的基础上，可配合应用消炎利胆类中药或中药排石汤，疏肝利胆，清除结石。

(2)常用胆管排石汤以金钱草、木香、枳壳、大黄等药为主，随病症加减。针刺、耳针也有一定的疗效。

(五)护理

1. 护理评估

(1)术前评估

①健康史：了解患者的年龄、性别、饮食习惯及营养状况等；疼痛发生的时间、部位、性质，与进食的关系；有无反酸、嗳气、饱胀或因此而引起腹痛发作史；既往有无胆石症、胆囊炎、黄疸或蛔虫病史；有无麻醉史、其他腹部手术史。

②身体状况

·局部：了解腹痛的时间、诱因、部位、性质，有无肩背部放射痛；右上腹有无压痛、反跳痛或肌紧张。

·全身：有无恶心、呕吐、腹胀等消化系统症状；有无体温升高、血压下降及脉搏加快等感染中毒症状。

·辅助检查：了解胆管系统特殊检查、重要脏器功能检测的结果，以判断病情与预后。

③心理和社会支持状况：了解患者有无因疼痛、黄疸等造成焦虑、恐惧的心理状况；评估患者和家属对疾病相关知识的认知程度；家属对患者关爱、理解与支持的程度。

(2)术后评估

①手术情况：了解麻醉类型、手术方式；术中胆总管探查、胆管减压、补液及各引流管放置的目的、部位和数量。

②身体状况：评估体温、脉搏、呼吸、血压和尿量等变化；观察切口愈合及引流情况；是否出现切口出血、感染、胆漏等并发症。

③心理和社会支持状况：了解患者和家属对手术治疗的期望程度，对术后康复计划的认知程度，家庭和社会对患者的支持程度。

2. 护理要点

(1)焦虑/恐惧：与担心病变程度、病理性质及疾病预后等有关。

(2)疼痛：与 Oddi 括约肌痉挛、手术创伤等有关。

(3)体温过高：与胆管感染、炎症反应有关。

(4)知识缺乏：缺乏疾病预防、术后康复的相关知识。

(5)潜在并发症:切口出血、感染、胆漏等。

3. 护理措施

(1)术前护理

①心理护理:护士应主动与患者交谈,解释说明手术的必要性和重要性,鼓励患者表达自身感受,并根据实际情况给予针对性心理疏导,使其积极配合治疗与护理。同时,取得家属的理解与支持,帮助患者树立战胜疾病的信心。

②疼痛护理

• 指导患者进食清淡饮食,忌油腻食物;病情严重者,禁饮食、胃肠减压,以减轻腹痛和腹胀。

• 协助患者取半卧位,以放松腹部肌肉;指导患者进行有节律性的深呼吸,减轻或缓解疼痛。

• 注意观察疼痛的部位、性质、程度、诱因、缓解和加重的因素;与饮食、体位、睡眠的关系。

• 遵医嘱应用解痉药,以扩张胆管,使胆汁得以引流,从而减轻梗阻,降低胆管压力。明确诊断后,遵医嘱应用镇痛药。

③高热护理:给予物理降温或药物降温,并评估降温效果;多饮水或静脉补充液体,以防脱水;遵医嘱及时、合理地应用抗生素,注意观察药物疗效与不良反应。

④病情观察:注意观察患者的意识、生命体征、腹部体征及皮肤黏膜情况;监测血常规、电解质及血气分析等各项检查结果;若病情加重,立即通知医师,并积极配合处理。

⑤营养支持:禁食期间,静脉补充水、电解质及各种营养素;必要时,遵医嘱静脉输入血浆或人血白蛋白制剂,改善患者的营养状况,提高对手术的耐受力。

⑥皮肤护理:因胆盐沉积刺激皮肤引起瘙痒,应告知患者相关知识,不可用手抓挠,避免抓破皮肤,可用温水清洗或炉甘石洗剂擦拭局部。必要时,遵医嘱应用抗组胺药物。

⑦术前准备拟行胆肠吻合术者,术前应进行肠道准备,常规留置胃管。

(2)术后护理

①一般护理

• 卧位与活动:麻醉清醒,血压平稳后取半卧位,以利于引流,改善呼吸和循环功能。若病情允许,术后应尽早下床活动,以利于肠功能恢复。

• 营养支持:禁食期间,遵医嘱静脉补充水、电解质及各种营养素,维持体液平衡;恢复进食后,指导患者从流质饮食逐步过渡到高蛋白质、高热能、高维生素、低脂肪的饮食。

• 对症护理:切口疼痛者,遵医嘱应用镇痛药;高热者,给予物理降温或药物降温。

②病情观察

• 监测生命体征:定时监测血压、脉搏、体温和呼吸,特别是术后 3h 内,须每 30 分钟测量血压 1 次,以后视具体情况而定。

• 监测腹部体征:观察腹部体征的变化,有无腹痛、腹胀及腹膜刺激征。

• 切口护理:保持切口敷料清洁、干燥;观察局部敷料有无渗血、渗液,若敷料湿透及时更换;切口正常愈合,术后 7～9 日拆线。

• 观察和记录粪便的颜色,监测胆红素的含量,以了解黄疸消退情况。

③"T"形管引流的护理:目的是引流胆汁,引流残余结石,引流管妥善固定于腹壁,不可将管道固定在床上,以免患者在活动或翻身时被牵拉而脱出;对躁动或不合作者,应有专人守护

或适当加以约束,以防"T"形管意外脱出。

·保持有效引流:病情允许时可取半坐卧位,以利于引流,防止发生膈下脓肿。平卧时引流管高度不能高于腋中线,站立或活动时低于腹部切口,以防胆汁反流引起感染。"T"形管不可受压、扭曲、折叠,经常予以挤捏,保持引流通畅。

·观察与记录:定期观察"T"形管引流出胆汁的颜色、性状和量。正常成人每日分泌胆汁的量为 800～1200ml,呈黄绿色、清亮、无渣、有一定黏性。术后 24h 内引流量为 300～500ml,恢复进食后,每日可达 600～700ml,以后逐渐减少至 200ml 左右。若胆汁突然减少甚至无胆汁引出,提示引流管受压、扭曲、折叠、阻塞或脱出,应及时查找原因,并通知医师处理。若引出量过多,常提示胆管下端有梗阻的可能。

·预防感染:站立或活动时引流袋应低于腹部切口,以防胆汁反流引起感染;每日清洁、消毒管周皮肤,覆盖无菌纱布,保持局部干燥,防止胆汁浸润皮肤引起炎症反应。

·拔管:一般在术后 2 周,患者无腹痛、发热,黄疸消退,胆汁引流量逐渐减少至每日200ml 左右、清亮;试行夹管 1～2 日,若无不适,可考虑拔管。拔管前,可经"T"形管行胆管造影,无异常发现,在引流管持续开放 2～3 日,使造影剂完全排出后拔管。拔管后,残留窦道用凡士林纱布填塞,1～2 日可自行闭合。若胆管造影显示有残余结石,则需保留"T"形管 6 周以上,再做取石或其他处理。

④并发症的观察和护理

·出血:术后早期出血多由止血不彻底或结扎血管线脱落所致。应严密观察患者生命体征、引流液的颜色、性状和量。若发现患者面色苍白、血压下降、脉搏细速等休克征象,应立即通知医师,并积极配合进行抢救;对于肝部分切除者,术后应卧床 3～5 日,以防过早活动致肝断面出血。

·胆漏:由胆管损伤、胆总管下端梗阻、"T"形管脱出所致。注意观察腹腔引流情况,若切口处有黄绿色液体流出且每小时超过 50ml,提示胆漏的可能,应立即通知医师,并协助处理。长期大量胆漏者,可影响脂肪的消化、吸收,导致营养障碍和脂溶性维生素缺乏,遵医嘱静脉补充水、电解质及各种营养物质。

·感染:因机体抵抗力降低、腹腔渗液积聚、胆汁反流所致。术后应加强营养支持,提高机体抵抗力;加强"T"形管护理,以免并发胆漏和腹腔感染;病情允许时,协助患者取半坐卧位,以利于引流,防止腹腔渗液积聚而诱发感染。

(六)健康教育

1. 活动与休息　合理安排作息时间,劳逸结合,适当从事体力劳动,避免过度劳累及精神高度紧张。

2. 饮食指导　指导患者合理膳食,应选择低脂肪、高蛋白、高维生素、易消化食物,避免肥胖,解释说明定时进餐对预防结石形成的重要性。

3. 就诊指导　一旦出现腹痛、发热、黄疸等异常情况,应及时就诊。

4. 自我护理　患者带"T"形管出院时,应告知留置"T"形管引流的目的,并指导其行自我护理:①妥善固定引流管和放置引流袋,以免受压或打折;②沐浴时,采用塑料薄膜覆盖引流管处,以防增加感染的机会;③避免举重物或过度活动,以免牵拉"T"形管而致其脱出;④引流管伤口每日换药 1 次,周围皮肤涂氧化锌软膏加以保护;⑤引流袋每日更换 1 次,并记录引流液的颜色、性状和量,一旦出现引流液异常、身体不适等状况,应及时就诊。

十三、胆管癌

胆管癌(carcinoma of bile duct)是指发生在肝外胆管,即左、右肝管至胆总管下端的恶性肿瘤。包括肝内胆管细胞癌、肝门胆管癌和胆总管癌,占所有消化道肿瘤的3%。

(一)病因

病因仍不明,多发于50—70岁,男女比例约为1.4∶1,本病可能与下列因素有关:肝胆管结石,胆管结石5%~10%发生胆管癌;原发性硬化性胆管炎;先天性胆管囊性扩张症;肝吸虫感染,慢性伤寒带菌者,溃疡性结肠炎等。

(二)临床表现

1. 黄疸 90%~98%患者出现,逐渐加深,大便灰白。可伴有厌食、乏力、贫血。半数患者伴皮肤瘙痒和体重减轻。

2. 胆囊肿大 病变在中、下段的可触及增大的胆囊,Murphy征可能阴性,而上段胆管癌胆囊不触及。

3. 肝大 肋缘下可触及肝,黄疸时间较长可出现腹水或双下肢水肿。肿瘤侵犯或压迫门静脉,可造成门静脉高压致上消化道出血;晚期患者可并发肝肾综合征,出现尿少、无尿。

4. 胆管感染 典型的胆管炎表现,右上腹疼痛、寒战、高热、黄疸,甚至出现休克;感染细菌常见为大肠埃希菌、粪链球菌及厌氧性细菌。

(三)辅助检查

1. 实验室检查 血清总胆红素、直接胆红素、ALP和γ-GT均明显升高。而ALT和AST只轻度异常。

2. 影像学检查

(1)B型超声检查:为首选,可见肝内胆管扩张或可见胆管肿物。

(2)ERCP:仅对下段胆管癌诊断有帮助,或术前放置内支架引流。

(3)CT扫描及MRI:能显示胆管梗阻部位、病变性质等。

(4)核素显影扫描、血管造影:有助于了解癌肿与血管的关系。

(四)治疗原则

胆管癌一经发现,应争取早期手术治疗。放射治疗和化学治疗的效果不确定,主要用于胆管癌的姑息性治疗或外科手术前后的辅助治疗。

1. 胆管癌切除术 包括根治性切除和姑息性切除术。适用于早期发现、无远处转移的局限性肿瘤。手术的主要目标在于尽可能完整地切除肿瘤和恢复胆肠连续性。

2. 姑息性胆管内引流术 对于不能切除的胆管癌,为解除胆管梗阻,可行各种肝管空肠吻合术。

3. 胃空肠吻合术 胆管癌可侵犯或压迫十二指肠造成消化道梗阻,可行胃空肠吻合术恢复消化道通畅。

4. 非手术胆管引流 对于不能切除或不能耐受外科手术的胆管癌,可通过经皮经肝胆管穿刺引流(PTBD)或内镜治疗解除胆管梗阻,改善患者的生存质量。

(五)护理

1. 护理评估

(1)健康史及相关因素:包括家族中有无胆管癌发病者,初步判断胆管癌的发生时间,有无对生活质量的影响,发病特点。

①一般资料:患者年龄、性别、出生地、居住地、饮食习惯、营养状况、妊娠史等。

②发病特点:有无反酸、嗳气、厌油感或因此而引起的腹痛发作史;既往有无类似发作史,有无黄疸病史。

③相关因素:家族中有无类似疾病史。

(2)身体状况

①局部:肿块位置、大小、数量,肿块有无触痛、活动度情况。

②全身:重要脏器功能状况,有无转移灶的表现及恶病质。

③辅助检查:包括特殊检查及有关手术耐受性检查的结果。

2.护理要点

(1)首先要进行心理护理,应鼓励胆管癌患者保持愉快的心态,树立战胜疾病的信心,充分发挥机体的潜在能力,使得肝内胆管癌患者能够积极配合治疗,提高效果。

(2)患者静卧休息时应保持舒适的卧位,一般以左侧卧位、仰卧位为佳,以防胆囊部位受压。

(3)鼓励胆管癌患者做些力所能及的事,以转移不良情绪。

(4)密切观察肝内胆管癌患者的体温、脉搏、呼吸、血压的变化,预防并发症。

3.护理措施

(1)术前护理

①心理护理:观察了解患者及家属对手术的心理反应,有无烦躁不安、焦虑、恐惧的心理,耐心倾听患者及家属诉说。根据具体情况给予详细解释,说明手术的重要性,疾病的转归,以消除其顾虑,积极配合手术。

②饮食护理:指导患者多进食富有营养、易消化、口味清淡的膳食,以加强营养,增强机体抵抗力,纠正贫血,改善一般状态,必要时给予输血,补液。

③协助患者做好术前相关检查工作:如影像学检查、心电图检查、X线胸片、血液检查、尿便检查等。

④做好术前准备工作

· 皮肤清洁:范围一般为上至乳头连线、下至耻骨联合,左至腋中线,右至腋后线。手术切口紧靠脐部,该处易发积垢,术前应彻底清洁。可用松节油棉签清洁该处,动作要轻柔,避免损伤皮肤而影响手术。

· 胃肠道准备:术前1日中午嘱患者口服泻药,2h内饮温开水1500~2000ml。如果在19:00前大便尚未排干净,应于20:00进行清洁灌肠。22:00通知禁食、水。

· 指导患者床上翻身、排便、有效咳痰的方法。患者保持情绪稳定,避免过度紧张焦虑,备皮后洗澡、更衣,准备好术后需要的各种物品如一次性尿垫、浴巾等,术晨取下义齿,贵重物品交由家属保管等。

(2)术后护理

①一般护理:术后患者取去枕平卧位,头偏向一侧,保持呼吸道通畅。麻醉清醒后取半卧位,可减轻腹部张力,利于切口愈合。

②严密观察各项生命体征的变化:引流液的颜色、量及性质,患者有无休克征象。胆管术后易发生出血,量小时,表现为柏油样大便或大便隐血阳性;量大时,可导致出血性休克。若有

发热和严重腹痛,可能为胆汁渗漏引起的胆汁性腹膜炎,需立即报告医师处理。

③"T"形引流管的护理

• 妥善固定:术后除用缝线将"T"形管固定于腹壁外,还应用胶布将其固定于腹壁皮肤。妥善固定,谨防翻身、活动、搬动时牵拉而脱出。对躁动不安的患者应有专人守护,防止将"T"形管拔出。

• 保持有效引流:平卧时引流管的高度不能高于腋中线,站立或活动时应低于腹部切口,以防胆汁反流引起感染。若引流袋的位置太低,可使胆汁流出过量,影响脂肪的消化和吸收。"T"形管不可受压、扭曲、折叠,经常予以挤捏,保持引流通畅。

• 观察并记录引流液的颜色、量和性状:正常成人每日的胆汁分泌量为 800~1200ml,呈黄或黄绿色,清亮无沉渣。术后 24h 内引流量为 300~500ml,恢复饮食后可增至每日 600~700ml,以后逐渐减少至每日 200ml 左右。术后 1~2 日胆汁呈浑浊的淡黄色,以后逐渐加深、清亮,呈黄色。若胆汁突然减少甚至无胆汁流出,则可能有受压、扭曲、折叠、阻塞或脱出。应立即检查,并通知医师及时处理。若引流量多,提示胆管下端有梗阻的可能。

• 预防感染:严格无菌操作。长期保留"T"形管者,应定时冲洗,每周更换引流袋,做好引流管周围的皮肤护理,防止胆汁浸润皮肤引起发炎、红肿。行"T"形管造影后,应立即接好引流管进行引流,以减少造影后反应和继发感染。

• 拔管:一般在术后 2 周,患者无腹痛、发热,黄疸消退,血常规、血清黄疸指数正常,胆汁引流量减少至 200ml,清亮,胆管造影或胆管镜证实胆管无狭窄、结石、异物,胆管通畅,夹管试验无不适时,可考虑拔管。拔管前引流管应开放 2~3 日,使造影剂完全排出。拔除后残留窦道用凡士林纱布填塞,1~2 日可自行闭合。

④并发症的观察和预防

• 黄疸:术前有肝硬化、慢性肝炎或肝功能损害者,术后可出现黄疸,一般于术后 3~5 日减退;若术前有较重的肝功能损害、胆管狭窄或术中损伤胆管,术后黄疸时间较长。应密切注意观察血清胆红素浓度,发现问题及时报告医师,并遵医嘱给予肌内注射维生素 K_1。将患者指甲剪短,防止因黄疸所致皮肤瘙痒时抓破皮肤。以温水擦洗皮肤,保持清洁。

• 出血:术后早期出血多由于止血不彻底或结扎血管线脱落所致。观察患者出血量,若每小时出血>100ml,持续 3h 以上,或患者有血压下降、脉细速、面色苍白等休克征象,应立即与医师联系,并立即配合医师进行抢救。

• 胆漏:由于胆管损伤、胆总管下端梗阻、"T"形管脱出所致。注意观察腹腔引流情况,若患者切口处有黄绿色胆汁样引流物,每小时 50ml 以上者,应疑有胆漏,立即与医师联系协助处理。长期大量胆漏者,遵医嘱及时补充水和电解质,以维持平衡。能进食者,鼓励进食低脂、高蛋白、高维生素饮食,少量多餐。

• 心理护理:鼓励患者保持乐观情绪,正确对待疾病和预后,尤其对晚期胆囊癌的患者,心理上给予开导,生活上给予关心照顾,尽量满足其要求,鼓励其主动配合治疗,提高生活质量。

(六)健康教育

1. 指导患者合理化饮食,忌油腻食物及饱餐。肥胖者应适当减肥,糖尿病者应遵医嘱坚持药物和饮食治疗。养成良好的工作、休息和饮食规律,避免劳累及精神高度紧张。

2. 注意休息,劳逸结合:可进行散步等轻体力活动,以逐渐恢复体力。

3. 向带"T"形管出院的患者解释"T"形管的重要性,告知出院后的注意事项。尽量穿宽松柔软的衣服,以防引流管受压;沐浴时采用淋浴,用塑料薄膜覆盖引流管处,以防感染机会增加。日常生活中避免提重物或过度活动,以免牵拉"T"形管而致脱出。引流口周围的皮肤涂氧化锌软膏加以保护。及时更换敷料。定时更换引流袋,并记录引流液的颜色、性状和量。如发现引流液异常或身体不适等,及时就医。

十四、胆管扩张症

胆管扩张症(biliary dilatation,BD),又称先天性胆管囊肿或先天性胆管囊状扩张症,表现为局部胆管的原发性异常扩张。病变可发生在胆管系统的任何部位,其中胆总管病变最为常见。其胆管扩张的形态,除了最常见的囊状扩张,还有部分呈纺锤形或者柱状扩张。此类胆管疾病统称为胆管扩张症。胆管扩张症约占所有良性胆管病变的 1%,包括我国在内的亚洲地区相对高发,发病率可达 1∶1000,女性与男性的发病比例为(3～4)∶1。发病通常在婴幼儿时期,约 20% 病例在成年时期被发现。

(一)病因

胆管扩张症病因复杂,目前主要有遗传学因素、胰胆管合流异常(pancreaticobiliary maljunction,PBM)、胃肠道神经内分泌、胆管上皮异常增殖、其他因素(如病毒感染、妊娠、胆管炎症等)。Caroli 是一种罕见的常染色体隐性遗传病,由位于染色体 6p12 的 PKHD1 基因变异所致。Caroli 病分为两种类型:①单纯性肝内胆管扩张型,仅在扩张的胆管壁上有纤维组织增生。②静脉周围纤维化型,除肝内的胆管节段性扩张外,常伴有肝先天性纤维化,严重可导致肝硬化及门静脉高压症,称为 Caroli 综合征。30%～96% 的胆管扩张症患者合并有胰胆管合流异常。胆总管与胰管汇合于十二指肠壁外,形成过长的胰胆合流共同管,Oddi 括约肌失去对胰胆合流部的控制,胰液反流入胆管导致胰液激活,损伤胆管上皮,破坏胆管壁结构,使其薄弱而发生扩张。2013 年,日本 PBM 研究小组制订的 PBM 临床实践指南和诊断标准将PBM 分为 3 种类型:胆总管垂直汇入主胰管(C-P)型、主胰管呈锐角汇入胆总管(P-C)型、复杂型。

(二)临床表现

腹痛、腹上区包块和黄疸为胆管扩张症的三大主要临床表现,但三者同时出现较为少见(发生率为 20%～30%)。不同年龄段的患者临床表现差异明显:婴幼儿及儿童患者主要临床表现为明显的腹部包块和梗阻性黄疸,成人患者则主要表现为腹痛。此外,胆管扩张症患者临床表现的差异性也与 PBM 类型有关:C-P 型 PBM 胆总管呈明显囊状扩张,患者主要表现为腹部包块或梗阻性黄疸;P-C 型 PBM 患者主要表现为腹痛。

胆管扩张症患者并发症发生率为 20%～60%,常见并发症包括胆管结石、胰腺炎和胆管癌变;其他并发症有复发性胆管炎、门静脉高压症、自发性囊肿破裂等。

(三)辅助检查

1. 影像学检查

(1)彩色多普勒超声检查是胆管扩张症的主要筛查手段。

(2)多排螺旋 CT 检查在评估病变胆管周围解剖关系和是否存在并发症上具有优势。

(3)MRCP 检查可作为诊断胆管扩张症的首选方法。

(4)ERCP、PTC 术中胆管造影、术中胆管镜检查可作为补充诊断或治疗手段,有助于更加精确、全面地评估病变情况。

（5）3D可视化及3D打印立体成像技术有助于精准定位，判定病变胆管与相邻脉管的关系，并可行术前虚拟手术，拟定精准手术治疗方案，指导临床具体手术操作。

2. 实验室检查　胆汁淀粉酶含量检测对判断PBM具有辅助诊断意义。血清淀粉酶、胆红素、胆管酶谱（ALP、GGT）和肿瘤标志物（CA19-9、CEA）有助于评估胆管扩张症的并发症。

（四）治疗

1. 治疗原则　切除病变胆管，处理继发病变，重建胆肠通路。

2. 非手术治疗　胆汁引流术合并急性化脓性炎症、严重阻塞性黄疸及病变胆管穿孔等紧急情况，无法耐受复杂手术的患者，建议行超声引导下经皮经肝病变胆管置管引流术或行胆管外引流术，以缓解急性梗阻及感染造成的感染性休克等危重情况。待全身情况改善后，行病变胆管切除和胆管重建术。

3. 手术治疗

（1）标准术式：切除病变胆管后重建胆肠通路的标准手术方式是胆管空肠Roux-en-Y吻合术。除此之外，根据病情还可行胆囊切除术、肝切除术、胰十二指肠切除术、肝移植术等。

（2）腹腔镜手术：行腹腔镜或达芬奇机器人手术系统手术治疗BD与行开腹手术比较，前者术后进食早、术后住院时间短，并发症发生率、种类及5年生存率则不受影响。但对以下患者应慎行腹腔镜手术：①存在严重心、肺疾病，不能耐受人工气腹或长时间全身麻醉；②既往有腹上区手术史，腹上区粘连严重；③合并中、晚期妊娠；④并发肝硬化门静脉高压症；⑤近期反复发作胆管炎或既往有胰腺炎病史；⑥影像学检查高度怀疑已癌变；⑦合并其他需行开腹手术治疗的疾病。

（五）护理

1. 护理评估

（1）健康史及相关因素

①一般情况：年龄、性别、出生地、居住地、饮食习惯、营养状况、妊娠史等。

②发病特点：有无胆管手术史，有无胆管结石、胆道蛔虫病、肿瘤、狭窄手术史，有无用（服）药史、过敏史，有无腹痛、腹泻、畏寒、发热、上腹部疼痛及放射痛等。

③相关因素：家族中有无类似疾病史。

（2）身体状况

①局部：肿块位置、大小，肿块有无触痛、活动度情况。

②全身：重要脏器功能状况。

③辅助检查：包括特殊检查及有关手术耐受性检查的结果。

2. 护理要点

（1）疼痛：与胆管梗阻、感染及Oddi括约肌痉挛有关。

（2）体温过高：与胆管梗阻导致急性胆管炎有关。

（3）营养失调，低于机体需要：与疾病引起摄入不足有关。

（4）皮肤完整性受损的危险：与胆管梗阻导致皮肤、巩膜黄染、瘙痒及术后胆汁渗漏有关。

（5）潜在并发症：出血、胆漏及感染。

3. 护理措施

（1）术前护理

①病情观察：注意生命体征变化。对于腹痛急性发作的患者禁食，必要时行胃肠减压，遵

医嘱使用镇痛药。

②降低体温:根据患者的体温情况,采取物理降温和(或)药物降温。遵医应用足量有效的抗菌药,以有效控制感染。

③营养支持:禁食患者通过胃肠外营养支持补充足够的热能、氨基酸、维生素、水、电解质等。可以进食的患者指导和鼓励患者进食高蛋白、高糖类、高维生素和低脂饮食。

④防止皮肤破损:由于黄疸引起皮肤瘙痒的患者,做好宣教,勿抓挠皮肤,可用温水擦洗皮肤,减轻瘙痒,及时更换病号服,保持床单位整洁。

⑤做好术前指导

·皮肤清洁:范围一般为上至乳头连线、下至耻骨联合,两侧至腋中线。手术切口紧靠脐部,该处易积垢,术前应彻底清洁。可用松节油棉签清洁该处,动作要轻柔,避免损伤皮肤而影响手术。

·胃肠道准备:术前 1 日中午嘱患者口服泻药。如果在 19:00 前大便尚未排干净,应于20:00 进行清洁灌肠。22:00 通知禁食、水。

·指导患者床上翻身、排便、有效咳痰的方法。患者保持情绪稳定,避免过度紧张焦虑,备皮后洗澡、更衣,准备好术后需要的各种物品如一次性尿垫、浴巾等,术晨取下义齿,贵重物品交由家属保管等。

(2)术后护理

①病情观察:术后严密监测生命体征,严格记录患者出入量,引流液的颜色、量、性状。

②卧床休息:麻醉清醒后可采取半坐或斜坡卧位,以利于引流和防止腹腔内渗液集聚于膈下而发生感染。

③其他:做好生活护理。

(3)并发症的观察和护理

①出血的预防和护理:术后早期出血的原因多由于术中结扎血管线脱落、肝断面渗血及凝血功能障碍所致。

·对于肝部分切除术后的患者,术后应卧床 3～5 日,以防过早活动致肝断面出血。

·改善和纠正凝血功能:遵医嘱以维生素 K_1 1mg,肌内注射,每日 2 次,以纠正凝血机制障碍。

·加强观察:术后早期若患者腹腔引流管内引流出血性液增多,每小时超过 100ml,持续3h 以上,或患者出现腹胀、腹围增大,伴面色苍白、脉搏细数、血压下降等表现时,提示患者可能有腹腔内出血,应立即报告医师,并配合医师进行相应的急救和护理。

②胆漏的预防和护理:胆管损伤、胆总管下端梗阻"T"形管引流不畅等均可引起胆漏。

·加强观察:术后患者若出现发热、腹胀和腹痛等腹膜炎的表现,或腹腔引流液呈黄绿色胆汁样,提示患者发生胆漏,应及时与医师联系,并配合进行相应的处理。

·妥善固定引流管:引流管均应用胶布将其妥善固定于腹壁,以防者在翻身或活动时被牵拉而脱出,对躁动及不配合的患者,应采取相应的防护措施,防止脱出。平卧时引流管的远端不可高于腋中线,坐位、站立或行走时不可高于腹部手术切口,以防止引流液和(或)胆汁反流而引起感染。

·保持引流通畅:避免腹腔引流管或"T"形管扭曲、折叠及受压,定期从引流管的近端向远端挤捏,以保持引流通畅。

• 观察引流情况:定期观察并记录引流管引出胆汁的量、颜色及性状。若胆汁突然减少,甚至无胆汁引出,提示引流管阻塞,受压、扭曲、折叠或脱出,应及时查找原因和处理;若引出胆汁量过多,常提示胆管下端梗阻,应进一步检查,并采取相应的处理措施。

• 注意引流管周围皮肤的护理:若引流管周围见胆汁样渗出物,应及时更换被胆汁浸湿的敷料,局部皮肤涂敷氧化锌软膏,防止胆汁刺激和损伤皮肤。

• 引流管的更换:不再定期更换引流袋,如果引流袋内有血性液、堵塞或引流袋破损需更换时,严格执行无菌技术操作。

(4)"T"形管拔管的护理:若"T"形管引流出的胆汁色泽正常,且引流量逐渐减少,可在术后 10d 左右,试行夹管 1~2 日,夹管期间应注意观察病情,患者若无发热、腹痛、黄疸等症状,可做胆管造影,如造影无异常发现,在持续开放管 24h 充分引流造影剂后,再次夹管 2~3 日,患者仍无不适时即可拔管。拔管后残留窦道可用凡士林纱布填塞,1~2 日可自行闭合。若胆管造影发现有结石残留,则需保留"T"形管 6 周以上,再做取石或其他处理。

(5)心理护理:胆管疾病的检查方法复杂,治疗后也易复发,要鼓励患者说出自己的想法,消除焦虑、恐惧及紧张心理,树立增强恢复健康的信心;向患者讲解医院的环境和病房的管理,及时与家属沟通,使患者能愉快地接受治疗;对危重患者及不配合者,要专人护理,关心体贴。

(六)健康教育

1. 向患者及家属介绍有关胆管疾病的知识,并能初步掌握基本的卫生科普知识,对健康有正确的认识。

2. 胆管手术后患者应注意养成正确的饮食习惯,进低脂、易消化食物,宜少量多餐多饮水。

3. 带"T"形管出院者指导其学会自我护理,定期复查。

4. 对经非手术疗法缓解的胆管疾病,如有病情变化应及时复诊。

十五、急性化脓性胆管炎

急性胆管炎是细菌感染引起的胆管系统的急性炎症,大多在胆管梗阻的基础上发生。如胆管梗阻未能解除,感染未得到控制,病情进一步发展,则可发生急性梗阻性化脓性胆管炎(acute obstructive suppurative cholangitis AOSC),是结石性梗阻伴有细菌感染发展的严重阶段,具有发病急,病情重,变化快,并发症多和死亡率高等特点。

(一)病因

胆汁被细菌污染和胆管梗阻致胆流不畅是发生急性化脓性胆管炎不可缺少的两个基本因素。在我国引起急性梗阻性化脓性胆管炎的最常见原因是胆管结石,其次为胆道蛔虫病和胆管狭窄,胆管、壶腹部肿瘤,原发性硬化性胆管炎,胆肠吻合术后,经"T"形管造影,或 PTC 术后亦可引起。

本病的基本病理改变是胆管完全梗阻和胆管内化脓性感染。梗阻的部位可在肝外和(或)肝内胆管,当胆管梗阻时,胆汁中的细菌会繁殖而导致胆管炎。

(二)临床表现

1. 除具有一般胆管感染的 Charcot 三联症(腹痛、寒战高热、黄疸)外,还可出现休克、神经中枢系统受到抑制表现,即 Reynold 五联征。

2. 发病急骤,病情进展快。

3. 患者以往多有胆管疾病发作和胆管手术史。

(三)辅助检查

1. 实验室检查　血常规检查提示白细胞计数升高,可超过 $20 \times 10^9/L$,中性粒细胞比例明显升高,细胞质内可出现中毒颗粒。凝血酶原时间延长,血生化检查可见肝功能损害、电解质紊乱和尿素氮增高等。血气分析检查可提示为血氧分压和代谢性酸中毒的表现。尿常规检查可发现蛋白及颗粒管型。

2. 影像学检查　超声、CT 为侵入性检查。主要了解肝大小、形态,肝内外胆管是否扩张,胆管内有无结石、蛔虫;有否并发肝内脓肿或脓肿有否穿破等。

3. 胆管造影　疾病发作时,禁忌进行逆行胆管造影(ERCP)或经皮肝穿刺胆管造影(PTC),以避免引起或加重胆管感染的发展或扩散,条件许可时可考虑性磁共振胆胰管水造影(MRCP)。

(四)治疗

1. 手术治疗　一旦发生急性梗阻性化脓性胆管炎,应积极抗休克和手术,应尽快切开胆管,取出结石,减压引流,才能防止或终止休克的发生,使患者转危为安。目前认为,在进行抗休克的同时,果断地进行手术,迅速解除胆管梗阻并予以引流,患者才有转危为安的可能。

2. 非手术治疗　积极有效的非手术治疗既是争取缓解本次急性发作的措施,又是对手术治疗的良好周到的必要术前准备。

3. 内镜处理与穿刺引流　经十二指肠镜鼻胆管引流(ERBD)及乏特乳头括约肌切开取石术(EST)并内支撑引流对于低位的胆管梗阻引起的急性胆管感染,有时可以达到减压引流的目的,但对于肝门或肝内胆管的结石或狭窄梗阻引起的急性胆管感染的引流,则不理想,也是难以奏效的。加之管径细,流程长,又易被泥沙样阻塞等,引流容易失效。

(五)护理

1. 护理评估

(1)健康史及相关因素:有无胆管手术史,有无胆管结石、胆道蛔虫病、肿瘤、狭窄手术,有无用(服)药史、过敏史及其他腹部手术,有无腹痛、腹泻、畏寒、发热、上腹部疼痛及放射痛等。

(2)身体状况

①局部:肿块位置、大小、数量,肿块有无触痛、活动度情况。

②全身:重要脏器功能状况,有无转移灶的表现及恶病质。

③其他生命体征。

2. 护理要点

(1)体液不足:与呕吐、禁食、胃肠减压有关。

(2)体温过高:与胆管梗阻并继发感染有关。

(3)营养失调:低于机体需要。

(4)知识缺乏:缺乏自我保健知识。

(5)潜在并发症:胆管出血、胆漏、多器官功能障碍或衰竭。

3. 护理措施

(1)术前护理措施

①饮食营养护理:不能进食或禁食及胃肠减压的患者,可从静脉补充能量、氨基酸、维生

素、水及电解质,以维持和改善营养状况。对凝血机制障碍的患者,遵医嘱予维生素 K_1 肌内注射。

②做好心理护理:通过交流和沟通,了解患者及其家属情绪和心理变化,采取诱导方法逐渐使其接受并正视现实;医护人员应热情、耐心、服务周到,对患者给予同情、理解、关心、帮助,告诉患者不良的心理状态会降低机体的抵抗力,不利于疾病的康复。解除患者的紧张情绪,更好地配合治疗和护理。

③做好术前指导

· 皮肤清洁:范围一般为上至乳头连线、下至耻骨联合,左至腋中线,右至腋后线。手术切口紧靠脐部,该处易积垢,术前应彻底清洁。可用松节油棉签清洁该处,动作要轻柔,避免损伤皮肤而影响手术。

· 胃肠道准备:术前 1 日中午嘱患者口服泻药。如果在 9:00 前大便尚未排干净,应于 20:00 进行清洁灌肠。22:00 通知禁食、水。

· 指导患者床上翻身、排便、有效咳痰的方法。患者保持情绪稳定,避免过度紧张焦虑,备皮后洗澡、更衣,准备好术后需要的各种物品,如一次性尿垫、浴巾等,术晨取下义齿,贵重物品交由家属保管等。

(2)术后护理措施

①术后常规护理:患者术后清醒返回病房后,给予去枕平卧位,头偏向一侧;麻醉完全清醒后若病情允许,可取半卧位,以降低切口张力,以利呼吸和引流。为防止术后伤口出血,一般不鼓励患者早期活动。术后 24h 内应平卧休息,避免剧烈咳嗽。

②生命体征观察:术后密切观察患者血压、脉搏等变化,注意观察腹部体征、患者的主诉,及时发现可能发生的内出血。

③做好引流管的护理:术后患者留置腹腔引流管、胃管、尿管,活动、翻身时要避免引流管打折、受压、扭曲、脱出等。保持引流通畅,定时挤压引流管,避免因引流不畅而造成感染,腹腔引流管引流的血性液每日更换引流袋以防感染。引流液的观察是重点,每日记录和观察引流液的颜色、性状和量,如在短时间内引流出大量血性液体,应警惕发生继发性大出血的可能,同时密切观察血压和脉搏的变化,发现异常及时报告医师给予处理。若引流液含有胆汁,应考虑胆漏。

④并发症预防护理

· 加强观察:包括神志、生命体征、每小时尿量、腹部体征及引流液的量、颜色和性状,同时应注意观察血常规、电解质、血气分析和心电图等检测结果的变化。若患者出现神志淡漠,黄疸加深,每小时尿量减少或无尿及肝、肾功能异常,血氧分压降低或代谢性酸中毒,凝血酶原时间延长等,提示多器官功能衰竭,应及时报告医师,并协助处理。

· 加强腹壁切口、引流管和"T"形管护理:若"T"形管引流液呈血性,伴有腹痛、发热等症状,应考虑胆管出血;若腹腔引流液呈黄绿色胆汁样,应警惕胆漏的可能。

· 加强支持治疗:患者发生胆瘘时,在观察并准确记录引流液的量、颜色的基础上,遵医嘱补充水、电解质及维生素,以维持水、电解质平衡,鼓励患者进食高蛋白、高维生素、低脂、易消化饮食,防止因胆汁丢失影响消化吸收而造成营养障碍。

· 维持器官功能:一旦出现多器官功能衰竭或衰竭的征象,应立即与医师联系,并配合医师采取相应的急救措施。

⑤降低体温:保持并使空气新鲜,定时通风,维持室内温度为 18～22℃,湿度为 50％～60％。物理降温,可采用头枕冰袋、乙醇擦浴、灌肠等降温方法。必要时,用解热镇痛药,如吲哚美辛(消炎痛)栓、新癀片等。控制感染:遵医嘱联合应用足量有效的广谱抗生素,使体温恢复正常。

⑥营养支持:在患者恢复进食前或进食食量不足时,仍需要从胃肠外途径补充营养素;当患者恢复进食后,应鼓励患者从清流质饮食逐步转为进食高蛋白、高糖、高维生素和低脂饮食。

⑦心理护理:鼓励患者保持乐观情绪,正确对待疾病和预后,尤其对晚期胆囊癌的患者,心理上给予开导,生活上给予关心照顾,尽量满足其要求,鼓励其主动配合治疗,提高生活质量。

(六)健康教育

1. 饮食　指导患者选择低脂、高糖、高蛋白、高维生素、易消化的饮食,忌油腻食物,忌饱餐。定时进食可减少胆汁在胆囊中储存的时间并促使胆汁酸循环,预防结石的形成。

2. 注意休息,劳逸结合　可进行散步等轻体力活动,以逐渐恢复体力。术后 6 周不宜负重。

3. 就诊和随访　出现腹胀、腹痛、发热、肛门停止排气排便、伤口引流物有异味、伤口红肿等不适,及时就诊。

十六、胆囊癌

胆囊癌是指发生在胆囊的癌性病变,是胆管系统最常见的恶性肿瘤,而胆囊癌患者多与胆囊结石并存。

(一)病因

一般认为,胆囊结石的机械刺激和慢性炎症,可使黏膜在反复损伤－再生－修复过程中出现上皮异化,进而发生癌变。胆囊癌早期表现不典型,常被其他胆系症状所遮盖,故其早期诊断率低、发现晚、恶性程度高、预后差、术后 5 年生存率低。多发生于 50 岁以上的中老年患者,女性多于男性,我国男女发病之比为 1∶254。

(二)临床表现

早期无特异症状。部分患者因胆囊结石切除胆囊时意外发现,称为意外胆囊癌。合并胆囊结石或慢性胆囊炎者,多表现为胆囊结石或胆囊炎的症状。晚期的主要症状是右上腹疼痛、黄疸、右上腹包块及体重下降。胆囊癌的转移早而广泛,常引起肝外胆管梗阻、肝衰竭及肝肾综合征。胆囊癌可分为以下 5 期。

Ⅰ期:黏膜层内原位癌。

Ⅱ期:侵入黏膜和肌层。

Ⅲ期:侵犯胆囊壁全层。

Ⅳ期:侵犯胆囊壁全层和胆囊淋巴结。

Ⅴ期:侵犯或转移到肝和其他部位。

(三)辅助检查

1. 实验室检查　癌胚抗原或肿瘤标志物,如 CA19-9、CA-125 等可呈阳性,但无特异性。

2. 影像学检查　B超、CT 检查可见胆囊壁有均匀增厚,囊内常有实质性光团,亦可发现肝受侵犯或淋巴结转移征象。X 线口服法胆囊造影可见胆囊内充盈缺损。

(四)治疗

1. 非手术治疗 大部分患者发现时,肿瘤已经超出可切除的范围,对此类晚期患者扩大手术切除范围无意义,姑息治疗的方法是通过 PTCD 术解除黄疸及瘙痒。

2. 手术治疗 手术切除是胆囊癌唯一有效的治疗。但仅少部分患者可行手术,包括肿瘤局限于胆囊,肿瘤转移至邻近肝组织或肝十二指肠韧带的淋巴结。腹腔镜微创手段对于胆囊癌的治疗有独特的优势,在严格遵循"无瘤原则"的前提下,腹腔镜胆囊癌根治术可达到较好效果。

(五)护理

1. 护理评估

(1)健康史及相关因素

①一般资料:年龄、性别、出生地、居住地、饮食习惯、营养状况、妊娠史等。

②发病特点:有无反酸、嗳气、厌油感或因此而引起的腹痛发作史;既往有无类似发作史,有无黄疸病史。

③相关因素:家族中有无类似疾病史。

(2)身体状况

①局部:肿块位置、大小、数量,肿块有无触痛、活动度情况。

②全身:重要脏器功能状况,有无转移灶的表现及恶病质。

③辅助检查:包括特殊检查及有关手术耐受性检查的结果。

2. 护理要点

(1)潜在并发症,如吻合口瘘、出血。

(2)疼痛。

(3)有皮肤破损的可能,与皮肤瘙痒有关。

(4)营养失调。

3. 护理措施

(1)术前护理

①心理护理:护理人员应耐心、主动地向患者和家属介绍胆囊癌治疗的方法及过程,消除患者恐惧、紧张、焦虑的心理,坚定战胜疾病的信心,从而使患者积极配合治疗。

②疼痛护理:针对术前疼痛,首先应评估疼痛的性质和程度,然后遵医嘱给予镇痛药,并观察药物的疗效和不良反应。

③营养支持:对于术前能进食者,可给予患者高热能、富含维生素、低脂、易消化饮食,肝功能较好者,给予高蛋白饮食。若患者不能进食或者进食量过少,可给予静脉营养支持。

(2)黄疸护理

①向患者解释原因及预防皮肤完整性受损的方法。

②每天用温水擦洗皮肤,并剪短指甲,避免因搔抓而损伤皮肤。

③必要时遵医嘱使用止痒外用药物。

④遵医嘱给予退黄护肝药物。

⑤术前 1 日中午嘱患者口服泻药,2h 内饮温开水 1500～2000ml。如果在 19:00 前大便尚未排干净,应于 22:00 进行清洁灌肠。22:00 通知禁食、水。

(3)术后护理

①疼痛护理:针对术后疼痛,应指导患者正确使用镇痛泵或遵医嘱给予镇痛药。

②营养支持:术后24h内,给予静脉营养支持,必要时输入白蛋白及全血,以促进康复。待胃肠功能恢复排气拔除胃管后,可逐渐过渡到流食、半流食、普食,饮食以清淡、易消化为主。

③引流管护理:患者术后常放置有多个引流管(如胃管、导尿管、腹腔引流管等),回病房后应将各种引流装置连接好并妥善固定好,保持引流管的通畅,做好标记并记录各种引流物的量、性状、颜色,发现引流管脱出应及时处理。

(4)并发症护理

①吻合口瘘:常出现于术后4~6日,表现为右上腹突然剧痛及腹膜刺激征,应注意观察患者腹痛及体温的变化。一旦出现异常,应及时通知医师。

②出血:术后密切观察患者的生命体征,若患者出现血压下降、腹痛、引流管流出血性液体,应考虑出血,应立即通知进行抢救。

(5)心理护理:患者由于担心术后恢复,往往较为焦虑,术后应告知患者疾病的恢复进程。当患者做出有利于疾病恢复的行为或身体功能恢复时,应及时给予鼓励,增强患者的自信心。调节情绪,使其心情愉快。

(六)健康教育

1. 养成良好的饮食习惯,少食多餐,宜进食低脂、高糖、高蛋白、高维生素、易消化食物。

2. 嘱患者避免不良刺激,保持乐观情绪,树立战胜疾病的信心。

3. 嘱患者规律生活,勿熬夜,避免过度劳累和受凉。半年内勿从事重体力活动,可适当体育锻炼和轻体力劳动,如散步、打太极等。忌长时间坐卧,以促进机体功能恢复。

4. 遵医嘱定期复查,如出现腹痛、恶心、呕吐及伤口红、肿、热、痛等症状时,应及时就诊。

十七、胆管闭锁

胆管闭锁(biliary atresia)是新生儿持续性黄疸的最常见病因,病变可累及整个胆管,亦可仅累及肝内或肝外的部分胆管,其中以肝外胆管闭锁常见,占85%~90%。发病率女性高于男性。

(一)病因

胆管闭锁是一种进展性的胆管闭锁和硬化性病变,很多患儿出生时常能排泄胆汁,以后进展成为完全性胆管闭锁。

大体类型主要分为三型:1型,完全性胆管闭锁;2型,近端胆管闭锁,远端胆管通畅;3型,近端胆管畅通,远端胆管纤维化。以1、2型常见。

(二)临床表现

1. 黄疸　患儿出生1~2周后,本该逐步消退的新生儿生理性黄疸反而更加明显,呈进行性加深。

2. 营养及发育不良　出生3~4个月时出现营养不良、贫血、发育迟缓、反应迟钝等。

3. 肝脾大　是本病特点,出生时肝正常,随病情发展而呈进行性大。

(三)辅助检查

1. 实验室检查　血清胆红素动态观测呈持续上升,且以直接胆红素升高为主。

2. B型超声检查　示肝外胆管和胆囊发育不良或缺如。

3. ^{99m}Tc-EHIDA 扫描　肠内无核素显示。

4. ERCP 和 MRCP 能显示胆管闭锁的长度。

本病需与新生儿胆汁浓缩相鉴别,B超、MRCP或ERCP检查对鉴别诊断有帮助。

(四)治疗

手术治疗是唯一有效的办法。胆管闭锁导致的进行性胆汁性肝硬化是儿童肝移植适应证中最常见的病种。

(五)护理

1. 护理评估

(1)健康史及相关因素

①一般情况:患者的年龄、性别、营养状况、引流管情况等,尤其注意与现患疾病相关的病史和药物应用情况及过敏史、家族史、遗传病史等。

②发病特点:患者是否有明显的皮肤、巩膜黄疸,有无腹痛、腹胀及出血倾向,是否伴有发热,食欲情况如何。

③相关因素:是否有胆管先天发育畸形。

(2)身体状况

①局部:是否有肝脾大。

②全身:是否有出血倾向及凝血功能障碍。

③辅助检查:包括特殊检查及有关手术耐受性检查的结果。

2. 护理要点

(1)体温过高:与胆管梗阻导致急性胆管炎有关。

(2)皮肤完整性受损的危险:与胆管梗阻导致皮肤、巩膜黄染,瘙痒有关。

(3)营养失调,低于机体需要:与疾病引起摄入不足有关。

(4)知识缺乏:家长缺乏本病的并发症及护理知识。

(5)潜在并发症:生长发育不良、肝硬化、肝衰竭。

3. 护理措施

(1)术前护理措施

①了解患儿的生活习惯。加强与家长的沟通,认真采集患儿的相关信息,了解患儿的饮食、睡眠、大小便等情况。

②落实术前检查,保证术前评估顺利完成。做好各项检查的预约、标本采集、标本留取。妥善保管各种检查结果,保证术前评估的顺利进行。

③观察黄疸的程度,给予支持治疗。观察有无腹胀、腹泻等消化不良的症状,有无牙龈、皮下淤血等凝血障碍的表现。有无呕血、便血等消化道出血的表现。掌握实验室检查的相关指标,根据医嘱给予输注新鲜血浆、高营养液治疗等支持治疗。

④加强基础护理,预防感染。保持皮肤的清洁完整,及时为患儿剪短指甲,避免抓伤皮肤,给予涂抹皮肤止痒药。合理安排病房,及时对患儿的家属进行生活指导,预防呼吸道、消化道、皮肤感染。

⑤掌握儿科操作常规,完成术前准备。根据儿科操作常规进行灌肠、插胃管、插尿管,注意根据患儿的年龄选择适宜的型号的胃管,插管动作轻柔,避免损伤鼻黏膜引起出血。经气管内麻醉后插尿管,按操作常规消毒置入相应型号的尿管,置入尿管时应注意勿损伤尿道。

(2)术后护理措施

　　①加强管道护理,保证固定、通畅。给予胃管、静脉导管、尿管、腹腔引流管和"T"形管。保持各引流管通畅,避免阻塞、扭曲、折叠、脱落,将引流管妥善固定于床边,为防止患儿自行拔除引流管,必要时可适当约束患儿肢体。观察各管引流液的颜色、量、性状,并准确记录。腹腔引流管给予不定时的挤压,每日消毒引流管周围皮肤并更换引流袋。根据患儿的指标,尽早拔除。

　　②监测生命体征,观察有无排斥反应、出血、血栓等并发症的发生,发现异常及时报告医师。

　　•应严密观察病情变化,尤其是生命体征的监测。根据心率、血压、中心静脉压变化及时调整输液量,保持输液管道的通畅,保证输液量和药物的及时输入。观察并记录每小时尿量及 24h 出入量。协助有效地咳嗽及排痰,预防肺部感染及并发症的发生。

　　•排斥反应的观察与护理:急性排斥反应一般发生在 1～2 日,主要表现为畏寒、发热、乏力、肝区胀痛、黄疸、血胆红素及肝酶急剧上升、胆汁量锐减、色淡等。按医嘱及时准确采取血标本送检,以监测肝功能各项指标及免疫抑制药的血浓度。

　　•出血的观察护理:密切观察有无出血现象,注意有无出血点、瘀斑、牙龈出血等出血征象并及时复查凝血机制;注意观察胃管、尿管及腹腔引流管内引流液的量、色和性状,患儿术后腹腔引流液色、量是否正常。保证有效的胃肠减压和胃管通畅,遵医嘱给予抑制胃酸分泌和保护胃黏膜的药物。

　　•血栓的观察与护理:术后每日行彩超检查,观察肝动脉及门静脉血流情况。遵医嘱使用抗凝药,定期复查凝血酶原时间,根据凝血酶原时间及时调整剂量,使凝血系统保持在稍低凝的状态。

　　③严格消毒隔离,避免感染。每日用含氯消毒液(浓度为每 1000ml 水含有效氯 500mg)拖地,擦拭室内物品;每日 3 次开窗通风(避免直吹患儿)30min。医护人员进入病房均需更换无菌隔离衣及拖鞋,戴口罩,严格执行手消毒、无菌技术操作与消毒隔离制度。定期进行血培养、痰培养、咽拭子培养及各引流管液的培养。

　　④给予合理营养,保证机体需要量。患者肠蠕动恢复前,给予静脉补充足量的葡萄糖、支链氨基酸、脂肪乳剂、电解质以保持水电解质酸碱平衡和正氮平衡。定时检测血糖,并及时调整胰岛素的用量,维持血糖稍高于正常值,促进肝糖原的合成。每日给予白蛋白静脉滴注。肠蠕动恢复后早期肠内营养,术后拔出气管插管后,经口少量饮水,观察无不适后给予少量多次低盐、低脂肪、高热能、高维生素、易消化的流质饮食,循序渐进,少量多餐,逐步过渡至普通饮食。忌辛辣、油炸、刺激性食物。

(六)健康教育

1. **活动**　术后可取半卧位,在病床上适当活动,根据病情早期下床活动,并逐步增加运动量。恢复期要注意体力锻炼,适当进行户外活动。

2. **营养**　采用高蛋白、高糖类和低脂饮食,根据患者的饮食习惯制订食谱,避免生冷、刺激性食物及饮酒,进食过程中注意饮食及餐具的消毒。观察进食情况,如有消化不良等情况,应积极寻找病因,每周测量体重 1 次。

3. **指导患者正确服药**　向患者详细介绍用药注意事项及药物不良反应,以免因滥用药物而造成对移植肝的损害。注意观察有无肝肾毒性、血压升高、神经毒性等不良反应,定时测定肝肾功能、血常规、血糖、尿糖。

4. 出院指导 让患者和家属了解出院后可能出现的问题,指导患者进行自我保护,详细介绍出院后的注意事项。

(1)家庭护理用品的准备,如体温计、血压计、体重计等,并教会患者家属使用和详细记录。

(2)正确服用免疫抑制药,按医嘱服药,切勿擅自更改药物剂量或停药,不随便服用其他药物。

(3)定期来院复查,了解肝功能状况及免疫抑制药在血液中的浓度,调整用药剂量。

(4)尽量避免到公共场所,减少日光的过度照射,防止因服用免疫抑制药所诱发的皮肤癌。禁止饲养宠物。

(5)注意"T"形管保护和清洁,定时换药,防止感染。

(6)如有不适,如发热、疲乏、头痛、腹痛、高血压等症状应及时来院就诊,以免延误病情。小儿患者要注意勿接种疫苗。学生在校期间发生传染病流行时应停止上学。

第三节 肝胆胰常见急危重症患者的护理

一、危重症患者术后护理常规

1. 病室环境干净整洁,温湿度适宜,定时给予通风换气,加强对患者的保温。

2. 根据病情给予合适卧位,使患者舒适,便于休息。对昏迷、神志不清、烦躁不安的患者,应采用保护性措施,给予床挡、压疮预防垫等,经家属知情同意后予以约束具保护。

3. 严密观察监测生命体征、意识、瞳孔、CVP、SpO_2、尿量、末梢循环、疼痛、专科症状及体征情况,遵嘱记录出入量,观察排泄物的性状,发现异常及时通知医师。观察麻醉恢复情况,详细记录。

4. 保持呼吸道通畅,及时清除口腔、气道分泌物,避免误吸,防止舌咬伤、舌后坠。有活动义齿应取下,牙关紧闭、抽搐的患者可用牙垫、开口器。有舌头后坠时,可用舌钳将舌头固定。及时予以氧气吸入,必要时行气管切开或气管插管术,经常为患者翻身、叩背,防止坠积性肺炎。

5. 建立有效的静脉通路,保护静脉通道通畅,严格执行医嘱准确给药,保证治疗,保持水电解质平衡,观察药物的作用及不良反应。

6. 根据管道专科要求执行管道护理,标识管道风险等级。保持各管道通畅,严格记录引流液的颜色、性质及量。妥善固定、防脱落、扭曲、堵塞,同时注意无菌技术操作,防逆行感染。留置尿管患者保持引流通畅,早晚用PVP-I消毒尿道口,保持局部清洁干燥。

7. 严密监测患者的恶心、呕吐、腹胀、疼痛、发热、出血、便秘等情况,及时报告医师并做好记录。

8. 做好危重患者的营养护理,给予饮食指导,视病情摄入高蛋白、低脂肪、高维生素、易消化食物。必要时可用鼻饲,并记录每次饮食量,做好管饲护理。

9. 确保仪器设备正常使用和安全,评估使用中的仪器设备运行状态,监护仪、呼吸机等设备报警设置合理并处于打开状态,备好急救药品和物品,配合医师进行治疗和抢救。

10. 加强基础护理,做到患者卫生清洁,即眼、口、鼻、手、足、会阴、肛门、皮肤、头发清洁,头发、胡须、指(趾)甲短。每日为患者清洁口腔2次,清醒患者饭后协助其漱口,每2小时翻身,注意保暖,评估压疮、跌倒/坠床风险,落实各项防范措施,预防坠积性肺炎、压疮、坠床的发生。

11. 关心患者,多与患者交流沟通,消除患者恐惧、焦虑等不良情绪,以树立患者战胜疾病的信心。

12. 严格执行医嘱,详细记录出入量,保持水电解质平衡。

二、急性重症胰腺炎

(一)概述

急性胰腺炎是多种病因导致胰酶在胰腺内被激活后引起胰腺组织自身消化、水肿、出血,甚至坏死的炎症反应。临床以急性上腹痛、恶心、呕吐、发热和血胰酶增高等为特点。病变程度轻重不等,轻者以胰腺水肿为主,临床多见,病情常呈自限性,预后良好,又称为轻症急性胰腺炎。少数重者的胰腺出血坏死,常继发感染、腹膜炎和休克等,病死率高,称为重症急性胰腺炎。临床病理常把急性胰腺炎分为水肿型和出血坏死型两种。

(二)临床表现

1. 腹痛　是最常见的临床表现,为中上腹持续性钻痛,向后背部放射,仰卧位时加重,渗出液扩散入腹腔者可致全腹痛。

2. 恶心呕吐　呕吐物为胃内容物,重者可混有胆汁,甚至血液,呕吐后腹痛不缓解。

3. 黄疸　源于胆管感染、胆石症致胆总管梗阻,肿大的胰头或合并胰腺假性囊肿或胰腺脓肿压迫胆总管,合并肝损害等。

4. 发热　大多数为中度以上发热,一般持续 3～5 日。如发热持续不退或逐日升高,则提示为出血坏死性胰腺炎或继发感染。

5. 低血压或休克　重症常发生低血压或休克,患者烦躁不安、皮肤苍白湿冷、脉搏细弱、血压下降,极少数可突然发生休克,甚至猝死。

6. 呼吸异常　重症急性胰腺炎的早期可有呼吸加快,但无明显痛苦,胸部体征不多,易被忽视。如治疗不及时,可发展为急性呼吸窘迫综合征。

7. 意识改变　重症急性胰腺炎可并发胰性脑病,表现为反应迟钝、谵妄,甚至昏迷。

8. 消化道出血　重症急性胰腺炎可并发呕血或便血。上消化道出血多由于急性胃黏膜病变或胃黏膜下多发性脓肿所致;下消化道出血多为胰腺坏死穿透横结肠所致。

9. 腹水　合并腹水者几乎全为重症急性胰腺炎,腹水呈血性或脓性,腹水中的淀粉酶常升高。

10. 皮肤黏膜出血　重症急性胰腺炎患者的血液可呈高凝状态,皮肤黏膜有出血倾向,并常有血栓形成和局部循环障碍,严重者可出现弥散性血管内凝血。

(三)护理常规

1. 疼痛护理。

2. 禁食、胃肠减压,遵医嘱给予解痉镇痛药物,协助弯腰屈膝位缓解疼痛。

3. 补液护理。

4. 密切观察生命体征、意识状态等,记录 24h 液体出入量,早期建立两条静脉通路补充液体。

5. 维持营养素供给。

6. 患者一般需要禁食时间较长,禁食期间可置三腔胃管或行空肠造口给予肠内营养,同时给予静脉营养。若无不良反应,逐步过渡到全肠内营养或经口进食。

7. 并发症的观察和护理

(1)胰漏、胆瘘或肠漏:注意保持负压,保证引流通畅和引流管周围皮肤干燥。

(2)术后出血:主要观察伤口敷料情况及引流管有无血性不凝液体流出,结合生命体征,有无活动性出血可能。发生出血时及时通知医师给予止血、抗生素,做好急诊手术止血的准备。

(3)加强观察和基础护理:维持有效引流。

(4)感染:遵医嘱合理应用抗生素。

(5)多器官功能障碍:观察呼吸形态,呼吸困难者给予气管插管或切开。

8. 心理护理。

9. 安慰患者,解除紧张情绪。

(四)抢救流程

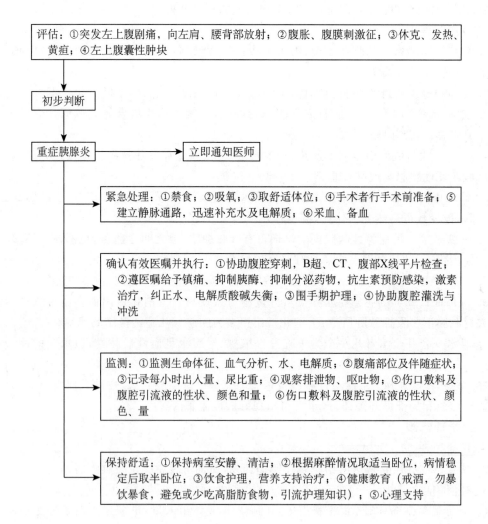

三、急性肝衰竭

(一)概述

肝作为人体的重要器官之一,因其具有合成、解毒、代谢、分泌、生物转化及免疫防御等功能,故又被称为"加工厂"。当受到多种因素(如病毒、乙醇、药物等)引起严重损害时,造成肝细胞大量坏死,导致上述功能发生严重障碍或失代偿,进而出现以凝血机制障碍和黄疸、肝性脑病、腹水等为主要表现的一组临床综合征,称之为肝衰竭。

(二)临床表现

1. 极度乏力、严重消化道症状(腹痛、腹胀、恶心、食欲缺乏、呕吐)。

2. 皮肤黏膜黄染进行性加深、尿色进行性加深。

3. 严重凝血功能障碍(皮肤黏膜出血、鼻出血、牙龈出血、消化道出血、尿道出血等)为主要共同临床特点,还可有低热、各种并发症相应的表现等,具体临床表现因肝衰竭的不同分类存在一定差异。

(三)一般护理

1. 病情观察

(1)监测:给予监测生命体征。

(2)黄疸进展的观察:观察患者皮肤、巩膜黄染程度和尿色深浅的变化,注意胆酶分离情况,如出现食欲缺乏、乏力、高度腹胀、睡眠颠倒、顽固性呃逆等症状,提示病情加重。

(3)腹水和尿量的观察:每天测腹围,每周测体重,准确记录 24h 液体出入量,以便动态观察腹水消长情况,定期测血电解质,维持水、电解质平衡。如出现少尿、无尿症状,提示肝肾综合征的发生。

(4)出血的观察:患者如有皮肤瘀斑、牙龈出血、鼻出血等,提示凝血机制差,如有胃部灼热感、恶心等症状,则提示有上消化道出血的可能,应尽早做好抢救准备。

(5)脑水肿的观察:如患者血压升高伴头痛,则提示脑水肿,应尽早做出处理,以降低颅压。

(6)肝性脑病的观察:观察患者意识状态,评估有无其性格改变和行为异常,及时观察肝性脑病的早期表现。

①心理护理:安慰患者,采取舒适护理措施,提高患者的生活质量。鼓励患者保持乐观情绪,以最佳心理状态配合治疗。

②饮食护理:遵循饮食治疗原则,给予低脂、高热能、低盐、清淡、新鲜、易消化饮食,戒烟酒,忌辛辣刺激性食物,可进流质和半流质饮食,少量多餐,避免进食高蛋白饮食。有腹水和肾功能不全患者应控制钠盐摄入量(≤1g/d),少尿时可用利尿药。有肝性脑病先兆者,忌食蛋白,防止血氨增高而致昏迷;有消化道出血者应禁食。

③预防感染:患者免疫功能低下,易合并感染,特别是肺部和腹腔感染,需密切观察病情,有症状及时向医师汇报。意识清醒者督促其早晚刷牙、饭后漱口。昏迷者给予口腔护理,保持皮肤清洁、干燥,及时更换床单及衣裤,保持床单位清洁舒适,避免压疮发生。昏迷患者定时翻身拍背,防止压疮及肺部感染的发生。黄染较深、瘙痒严重者可给予抗组胺药物,协助患者温水擦身、剪短指甲,避免抓破皮肤,引起感染。

④肠道护理:灌肠可清除肠内积血,使肠内保持酸性环境,减少氨的产生和吸收,协助患者取左侧卧位,用 37～38℃温水 100ml 加食醋 50ml 灌肠,每日 1～2 次;或乳果糖 500ml＋温水

500ml 保留灌肠。肝性脑病者禁用肥皂水灌肠。对肝性脑病患者加强安全防护措施,如应用床挡及约束带固定四肢。对有轻微意识障碍、定向力减慢的肝性脑病患者,要防止走失或摔伤及受到其他伤害。

2. 保护和改善肝功能

(1)术前常规口服护肝药物,根据病情给予支链氨基酸、人血白蛋白 10g、少量血浆和全血等静脉输入,以加强保肝治疗和改善患者全身情况,一旦能够获得供肝,及时进行肝移植术。

(2)纠正凝血机制障碍。

(3)术前根据患者具体情况,按医嘱输注新鲜全血、血浆、纤维蛋白原、凝血酶原复合物等,改善其凝血机制,保证手术安全。

(4)减少感染机会,对等待肝移植的患者,限制外出,嘱患者多休息,预防感冒,严格限制与感冒及疑有细菌、病毒感染的人员接触,观察患者全身有无感染病灶。吸烟者应戒烟,指导进行深呼吸、腹式呼吸、吹气球和有效排痰等康复锻炼。如有肺部感染,应积极治疗。

(四)术前准备

1. 肠道准备　术前日口服肠道抗生素、免疫抑制药,术前晚清洁灌肠,术晨禁食、水。

2. 皮肤准备　术前日常规备皮,范围包括双乳连线至耻骨联合上缘、两侧至腋后线、胸腹部皮肤区域,备皮后沐浴。观察皮肤有无破损,有无毛囊炎,必要时取标本做细菌培养,术日晨更换已消毒衣裤。

3. 术前药物应用　术前 1 日应根据医嘱使用抗生素并补充人血白蛋白、凝血物质改善营养不良和凝血机制障碍;遵医嘱使用药 FK506。

4. 术中用药的准备　根据病情需要准备凝血酶原复合物、纤维蛋白原、肝素、注射用甲泼尼龙琥珀酸钠,准备术中 2 次剂量的抗生素、人血白蛋白等。

5. 用血准备　给予配血,申请血浆、血小板,红细胞。

6. 其他　术晨安置胃管、尿管,术前麻醉状态下给予中心静脉置管。

(五)术后护理

1. 严密观察生命体征变化,包括血压、脉搏、呼吸、氧饱和度、中心静脉压、肺毛细血管楔压等。

2. 保持输液通畅,保证用药及时准确,观察用药后的反应。准确记录出入量,包括每小时尿量、引流量、补液量等,保持出入量的平衡。

3. 预防感染,病室地面、物品表面每日用有效氯消毒液擦拭,限制探视。严格无菌操作,注意饮食卫生。

4. 早期肠内营养,患者病情平稳,应尽早拔除胃管,经口进食,尽量早期开始肠内营养。密切观察腹部体征、胃液性状,观察有无消化道应激性溃疡、出血、穿孔等并发症,遵医嘱常规使用奥美拉唑。

5. 肝移植术后皮肤、黏膜及手术切口的观察护理,及时换药,保持敷料干净,防止感染。保持口腔清洁,观察黏膜情况,做好口腔护理。加强肛周皮肤的护理,保持局部清洁干燥。保护皮肤完整性,要保持床单位平整、清洁、干燥。

6. 肝移植术后留置导管的观察护理,合理固定,严防脱落、扭曲、折叠,密切观察引流液的色、质、量。

7. 免疫抑制药的使用和注意事项,加强服药指导及药物不良反应观察,使用时做到剂量正确,时间准确,严格核对药名、剂量。定期监测血药浓度。

8. 并发症的观察与处理,观察有无出血倾向、肝动脉血栓形成、胆漏的表现,做好排异反应的观察处理。

9. 鼓励患者早期活动及康复锻炼,促进患者康复。

(六)抢救流程

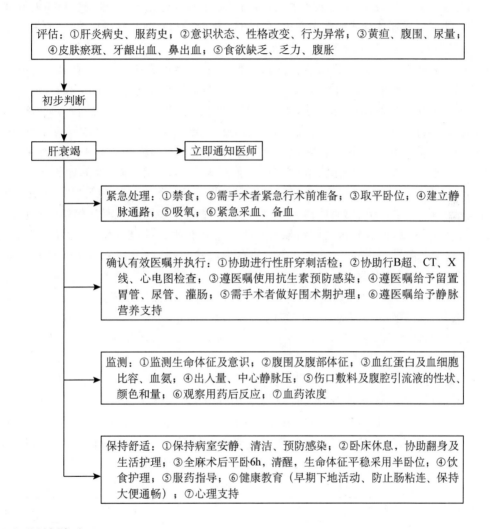

四、肝性脑病

(一)概述

肝性脑病又称肝性昏迷。是严重肝病引起的、以代谢紊乱为基础的中枢神经系统功能失调的综合病征,其主要临床表现是意识障碍、行为失常和昏迷。门体分流性脑病(portal-systemic encephalopathy,PSE)强调门静脉高压,门静脉与腔静脉间有侧支循环存在,从而使大量门静脉血绕过肝流入体循环,是脑病发生的主要机制。亚临床或隐性肝性脑病(subclinical or latent HE)指无明显临床表现和生化异常,仅能用精细的智力试验和(或)电生理检测才可做出诊断的肝性脑病。目前主张称为轻微肝性脑病(minimal HE)较合适。

(二)临床表现

肝性脑病的临床表现往往因原有肝病的性质、肝细胞损害的轻重缓急及诱因的不同而很不一致。急性肝性脑病常见于急性重型肝炎所致的急性肝衰竭,诱因不明显,患者在起病数周内即进入昏迷,直至死亡,昏迷前可无前驱症状。慢性肝性脑病多是门体分流性脑病,由于大量门体侧支循环和慢性肝功能衰竭所致,多见于肝硬化患者和(或)门腔分流术后,以慢性反复发作性木僵与昏迷为突出表现,常有摄入大量蛋白食物、上消化道出血、感染、放腹水、大量排钾利尿等诱因。为了观察肝性脑病的动态变化,有利于早期诊断和处理及分析疗效,一般根据意识障碍程度、神经系统表现和脑电图改变,将肝性脑病自轻微的精神改变到深昏迷分为四期。

1. 一期(前驱期) 轻度性格改变和行为失常,如欣快激动或淡漠少言,衣冠不整或随地便溺。应答尚准确,但吐词不清且较缓慢,可有扑翼(击)样震颤(flapping tremor 或 asterixis),亦称肝震颤。嘱患者两臂平伸,肘关节固定,手掌向背侧伸展,手指分开时,可见到手向外侧偏斜,掌指关节、腕关节,甚至肘与肩关节的急促而不规则的扑翼样抖动。嘱患者手紧握医师手 1min,医师能感到患者抖动。脑电图多数正常,此期历时数日或数周,有时症状不明显,易被忽视。

2. 二期(昏迷前期) 以意识错乱、睡眠障碍、行为失常为主。前一期的症状加重,定向力和理解力均减退,对时、地、人的概念混乱,不能完成简单的计算和智力构图(如搭积木、用火柴杆摆五角星等)。言语不清、书写障碍、举止反常也很常见。多有睡眠时间倒错,昼睡夜醒,甚至有幻觉、恐惧、狂躁,而被看成一般精神病。此期患者有明显神经体征,如腱反射亢进、肌张力增高、踝痉挛及阳性 Babinski 征等。此期扑翼样震颤存在,脑电图有特征性异常。患者可出现不随意运动和运动失调。

3. 三期(昏睡期) 以昏睡和精神错乱为主,各种神经体征持续或加重,大部分时间患者呈昏睡状态,但可以唤醒。醒时尚可应答问话,但常有神志不清和幻觉。扑翼样震颤仍可引出。肌张力增加,四肢被动运动常有抗力。锥体束征常呈阳性,脑电图有异常波形。

4. 四期(昏迷期) 神志完全丧失,不能唤醒。浅昏迷时,对痛刺激和不适体位尚有反应,腱反射和肌张力仍亢进;由于患者不能配合,扑翼样震颤无法引出。深昏迷时,各种反射消失,肌张力降低,瞳孔常散大,可出现阵发性惊厥、踝阵挛和换气过度。脑电图明显异常。

以上各期的分界不很清楚,前后期临床表现可有重叠,病情发展或经治疗好转时,程度可晋级或退级。少数慢性肝性脑病患者由于中枢神经不同部位有器质性损害而出现智能减退、共济失调、锥体束征阳性或截瘫,这些表现可能暂时存在,可能永久存在。

分期	主要症状	体征	脑电图
一期 (前驱期)	轻度性格改变和行为失常	扑翼样震颤可引出	正常
二期 (昏迷前期)	意识错乱、睡眠障碍、行为失常	扑翼样震颤。腱反射亢进,肌张力增高,踝阵挛,锥体束征阳性	特征性异常
三期 (昏睡期)	昏睡和精神错乱	扑翼样震颤仍可引出。肌张力增高,锥体束征阳性	明显异常
四期 (昏迷期)	浅昏迷、深昏迷	扑翼样震颤不能引出。浅昏迷时腱反射和肌张力增高,深昏迷时各种反射消失	明显异常

(三)护理常规

1. 密切观察并记录患者的意识状态、生命体征、瞳孔大小对光反射及行为表现等,观察患者的思维及认知情况,判断患者的意识障碍情况。

2. 避免使用含氨药物、催眠药、麻醉药及对肝有毒的药物。烦躁不安抽搐者,可遵医嘱注射地西泮(5～10mg 遵医嘱执行),忌用水合氯醛、吗啡、硫喷妥钠等药物。

3. 避免各种诱发因素,预防和控制上消化道出血,严格无菌操作,注重肺部护理及基础护理,防治感染。

4. 保持大便通畅,禁忌肥皂水灌肠,选择弱酸性溶液灌肠,或遵医嘱使用乳果糖,以减少氨的吸收。

5. 注意保持水、电解质和酸碱平衡,有肝性脑病倾向的患者应避免使用快速、大量排钾利尿药和大量放腹水。

6. 密切观察患者尿量的颜色、性状及量,准确控制、记录出入量,防止大量输液。

7. 定期监测血氨、凝血因子及血糖的变化,定时监测血气分析,防止电解质紊乱。

8. 预防感染,卧床患者易发生吸入性肺炎、压疮、口腔感染,要加强皮肤及口腔护理,防止皮肤、呼吸系统、泌尿系统感染。

9. 意识不清的患者,遵医嘱禁食水,给予合理营养支持。

10. 对于躁动不安的患者,应在征得家属同意后,给予约束,注意观察约束部位的皮肤情况及末梢循环情况。

11. 意识清醒的患者给予心理护理,长期卧床的患者,给予定时翻身,床单位保持清洁,干燥,平整,防止压疮。

12. 饮食护理

饮食成分	护理要点
蛋白质	暂停摄入,待患者神志清醒后,逐步增加蛋白质饮食,每日 20g,然后每 3～5 日增加 10g,逐渐增加至每日 40～60g,以植物蛋白为主
热量	每日 5000～6700kJ,主食以糖类为主。昏迷者鼻饲或静脉滴注 25% 葡萄糖注射液
维生素	提供丰富维生素,多食新鲜蔬菜和水果。但禁用维生素 B_6
脂肪	减少摄入
水、钠	腹水者限制摄入

(四)抢救流程

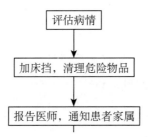

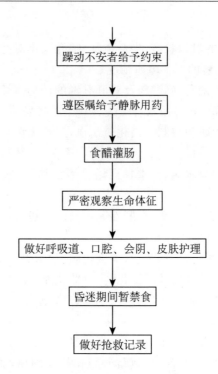

躁动不安者给予约束

遵医嘱给予静脉用药

食醋灌肠

严密观察生命体征

做好呼吸道、口腔、会阴、皮肤护理

昏迷期间暂禁食

做好抢救记录

五、肝破裂出血

(一)发病原因与机制

肝癌自发性破裂出血的机制尚不完全明确。多数学者认为，是由于肿瘤直接侵犯，使静脉流出通道梗阻，引起静脉高压，从而引起出血和破裂。可能与下列因素有关：肝癌恶性程度高，生长迅速，因而导致肿瘤相对供血不足，以致出现中心缺血、坏死及液化。肿块体积增大过快，而肿瘤被膜不能伸展可导致肿瘤表面溃破，引起出血；肝癌缺血、坏死并继发感染，亦可导致破裂出血；肿瘤直接侵犯肝内血管，导致血管破裂出血；门静脉被癌栓栓塞后，表浅的肿瘤周边部分出现营养障碍性坏死亦可导致出血。肿瘤位于肝膈面的表浅位置时，易受外力冲击，肿瘤包膜菲薄与癌组织极脆弱也是构成破裂出血的原因。

(二)临床表现

破裂口的大小不同，决定了出血速度和出血量的多少，临床表现不同。出血量少时，患者可出现右上腹轻微的局限性疼痛，数天后症状逐渐缓解；破裂口大时，由于出血速度快，出血量多，患者会表现出剧烈腹痛、腹胀、恶心、呕吐、面色苍白、出冷汗、血压降低、脉搏增快等症状，严重者可发生休克。腹部查体可有明显的压痛、反跳痛，腹肌紧张，肝区叩痛明显，出血量大时可叩及移动性浊音。腹腔穿刺可抽出不凝血。

(三)临床诊断

肝癌患者有轻微外力诱发突然剧烈右上腹痛迅速波及全腹，贫血貌、腹膜刺激征、腹部移动性浊音(＋)，腹腔穿刺抽出不凝固血液，影像学 B 超、CT 等检查提示肝占位病变及出血灶、腹内积血等可确诊。

(四)护理常规

1. 护理评估

(1)健康史及相关因素:了解患者的肝病病史及诊疗过程;有无腹膜炎、肝性脑病、消化道出血、冠心病、呼吸系统疾病及糖尿病病史;有无腹部、肝胆及药物过敏、药物中毒史。

(2)身体状况

①局部:肝区有无疼痛或压痛;皮肤、巩膜有无黄疸及其程度;皮肤有无出血点或感染灶。

②全身:了解肝功能的代偿情况,如血清胆红素、凝血酶原时间、凝血因子、血糖、血浆白蛋白水平及水电解质酸碱平衡情况等;评估患者的营养状况,有无腹水及其程度,是否存在出血、感染、脑水肿、肾衰竭和呼吸衰竭等症状。

2. 护理要点及措施

(1)术前护理要点及措施:按肝胆外科一般护理常规。

①病情观察

• 给予监测生命体征:密切、观察患者的呼吸、体温、脉搏、血压变化,如患者出现呕血、便血或引流管有血性液体流出,每小时达 100ml,连续 3h 且血压进行性下降,提示有活动性出血。

• 黄疸进展的观察:观察患者皮肤、巩膜黄染程度和尿色深浅的变化,注意胆酶分离情况,如出现食欲缺乏、乏力、高度腹胀、睡眠颠倒、顽固性呃逆,提示病情加重。

• 腹水和尿量的观察:每天测腹围,每周测体重,准确记录 24h 液体出入量,以便动态观察腹水消长情况,定期测血电解质,维持水、电解质平衡,如出现少尿、无尿症状,提示肝肾综合征的发生。

• 出血的观察:患者如有皮肤瘀斑、牙龈出血、鼻出血等症状,提示凝血机制差;如有胃部灼热感、恶心等症状,则提示有上消化道出血的可能,应尽早做好抢救准备。

• 脑水肿的观察:如患者血压升高伴头痛,则提示脑水肿,应尽早做出处理,以降低颅压。

• 肝性脑病的观察:观察患者意识状态,评估有无其性格改变和行为异常,及时观察肝性脑病的早期表现。

②心理护理:保持良好的心理状态,采取舒适护理措施,提高患者的生活质量。建立良好的护患关系,鼓励患者保持乐观情绪,以最佳心理状态配合治疗。

③饮食护理:给予低脂、高热能、低盐、清淡、新鲜、易消化饮食,戒烟酒,忌辛辣刺激性食物,可进流质和半流质饮食,少量多餐,避免进食高蛋白食物。必要时可采取胃肠外营养,改善营养状况。有腹水和肾功能不全患者应控制钠盐摄入量(≤1g/d),少尿时可用利尿药,有肝性脑病先兆者,忌食蛋白,防止血氨增高而致昏迷,有消化道出血者应禁食。

④保护和改善肝功能:口服保肝药物,根据病情给予支链氨基酸、人血白蛋白(10g)、少量血浆和全血等静脉输入,以加强保肝治疗和改善患者全身情况。

⑤预防感染:嘱患者多休息,吸烟者应戒烟。预防感冒,严格限制与感冒及疑有细菌、病毒感染的人员接触,观察患者全身有无感染病灶,有症状及时向医师汇报。意识清醒者督促其早晚刷牙、饭后漱口。做好昏迷患者的口腔、皮肤护理。及时更换床单及衣裤,保持床单位清洁舒适,避免压疮发生。定时翻身叩背,防止压疮及肺部感染的发生。指导进行深呼吸、腹式呼吸、吹气球和有效排痰等康复锻炼,如有肺部感染,应积极治疗。

⑥手术前日准备

• 肠道准备:手术前日口服肠道抗生素、免疫抑制药,术前晚清洁灌肠,术晨禁食。

• 皮肤准备：术前日常规备皮，范围包括双乳连线至耻骨联合上缘、两侧至腋后线、胸腹部皮肤区域，备皮后沐浴。观察皮肤有无破损，有无毛囊炎，必要时取标本做细菌培养，术日晨更换已消毒衣裤。

• 术前药物应用：术前1日应根据医嘱使用抗生素并补充人血白蛋白、凝血物质改善营养不良和凝血机制障碍；遵医嘱使用药FK506。

• 术中用药的准备：根据病情需要准备凝血酶原复合物、纤维蛋白原、肝素、注射用甲泼尼龙琥珀酸钠，准备术中2次剂量的抗生素、人血白蛋白等。

• 用血准备：给予配血，申请血浆、血小板、红细胞。

⑦其他：术晨安置胃管、尿管，术前麻醉状态下给予中心静脉置管。

（2）术后护理要点及措施

①按肝胆外科术后一般护理常规。

②进行监护，严密观察病情。应详细阅读麻醉和手术记录，了解手术经过、麻醉方式、术中出血情况、液体的出入量、血流动力学参数及术中发生的其他情况。

③维持有效呼吸，术后严密观察呼吸的频率、节律、深浅度、气道内压、潮气量等，监测氧饱和度、血气分析。如有异常应考虑有无肺不张、胸腔积液等并发症，并予充足的氧气吸入，如氧流量为2～3L/min，而血氧饱和度不能维持在95%以上者，应注意上述各种情况的发生。使用免疫抑制药还应注意有无并发呼吸道感染。指导患者定时进行深呼吸运动，有效咳嗽、咳痰，定时翻身、拍背、雾化吸入，清除呼吸道分泌物以促进肺泡充盈扩张，维护呼吸功能。使用呼吸机时应注意口腔清洁及无菌操作，尽早拔除气管插管，恢复自主呼吸。避免过多使用对呼吸功能有影响的镇痛药。

④循环功能

• 监测血流动力学：持续、动态监测患者心率、血压、脉搏、血氧饱和度、中心静脉压、肺毛细血管楔压等，15～30min记录一次，稳定后改为每小时观察记录1次。儿童易发生高血压，更应注意监测。

• 监测水、电解质及酸碱平衡，准确记录出入量，包括每小时尿量、引流量、补液量等，保持出入水量的平衡。定期监测动脉血气分析及血清电解质，如血钾、钠、氯、钙、镁等以了解电解质及酸碱平衡情况。

• 合理静脉补液：遵医嘱及时补充晶体液和胶体液，并根据患者的心率、血压、CVP、出入量、电解质及血气分析等情况，合理安排各类液体的输注顺序和速度，以维持体液平衡。

⑤早期肠内营养

• 患者病情平稳，应尽早拔除胃管，经口进食，尽量早期开始肠内营养。

• 密切观察腹部体征、胃液性状，观察有无消化道应激性溃疡、出血、穿孔等并发症，遵医嘱常规使用奥美拉唑。

⑥术后留置导管的观察护理

• 腹腔引流管：每根引流管分别标记清楚，记录引流量，注意引流液的颜色、性状、量的变化，观察切口敷料渗血情况。

• 尿管：每日做好尿道口护理，防止尿道感染。应尽早拔除，原则上不做膀胱冲洗。

• 中心静脉导管：及时更换中心静脉导管保持局部清洁，有效固定防止导管脱落，如穿刺处渗血多应覆盖纱球后以透明贴膜固定，并及时更换贴膜。

⑦并发症的观察与处理

·预防出血:最常见的是腹腔内出血和胃肠道出血。术后应严密监测血压、脉搏、呼吸、血氧饱和度,定期监测血常规与血细胞比容,并定期行腹部超声波检查,观察腹腔内有无出血,伤口有无渗血。观察腹腔引流管的引流量、颜色。观察胃管内有无咖啡色胃液引出,及时准确地应用抗酸药,预防消化道出血。

·胆管并发症,有胆漏,术后应注意观察有无发热、梗阻性黄疸、腹痛及粪便的颜色,腹腔引流管周围有无胆汁流出,注意保持引流管通畅。

(3)健康教育

①活动:术后 6h 取平卧位,6h 后根据血压情况可取半卧位,在病床上适当活动,待各种引流管逐步减少后即可下床活动,并逐步增加运动量。恢复期要注意体力锻炼,适当进行户外活动,循序渐进,避免劳累。

②营养:一旦胃肠功能恢复宜尽早进食,可促进胆汁分泌,有利于肝功能恢复。开始为流食、半流食、普通饮食。采用高蛋白、高糖类和低脂饮食,根据患者的饮食习惯制订食谱。避免生冷、刺激性食物及饮酒,进食过程中注意饮食及餐具的消毒。观察进食情况,如有消化不良等情况,应积极寻找病因,每周测量体重 1 次。

③出院指导:让患者和家属了解疾病的基本知识和出院后可能出现的问题,指导患者进行自我保护,详细介绍出院后的注意事项,帮助患者建立良好的生活习惯。

·家庭护理用品的准备,如体温计、血压计、体重计等,并教会患者使用和详细记录。

·定期来院复查,如有不适,如发热、疲乏、头痛、腹痛、高血压等症状应及时来院就诊,以免延误病情。

·适当锻炼,增强体质。

(五)抢救流程

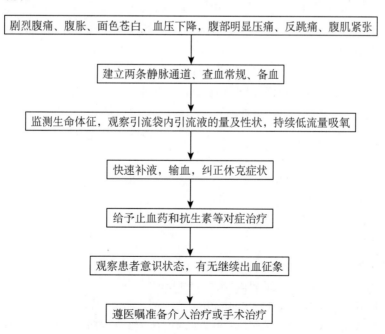

六、消化道出血

(一)概述

消化道出血是从食管到肛门这段消化道任意部位的出血,包括食管、胃、十二指肠、空肠、回肠、盲肠、结肠及直肠。根据解剖结构,分为上消化道、中消化道和下消化道三种出血。上消化道出血最多见,是指十二指肠悬韧带(Treitz 韧带)以上的食管、胃、十二指肠、上段空肠及胰管和胆管的出血。十二指肠悬韧带以下的肠道出血统称为下消化道出血。随着内镜技术的发展,新名词"中消化道"改变了对消化道的传统分段概念的认识。新定义以十二指肠乳头、回盲瓣为标志,将消化道分为"上消化道"(十二指肠乳头以上)、"中消化道"(十二指肠乳头至回盲瓣)和"下消化道"(盲肠、结肠、直肠)。

(二)临床表现

根据原发疾病的不同,可以伴有其他相应的临床表现,如腹痛、发热、肠梗阻、呕血、便血、柏油便、腹部包块、蜘蛛痣、腹壁静脉曲张、黄疸等。

1. 呕血　为上消化道出血的特征性表现,出血量大者呕血,少者则无。出血速度慢则为棕褐色或咖啡色,短期出血量大为鲜红色或有血块。

2. 黑粪　黑色柏油样便,黏稠而发亮。多提示上消化道高位小肠出血。

3. 便血　多为下消化道出血表现,若上消化道出血>1000ml,也可有便血,粪便呈暗红色血便,甚至鲜血。

4. 失血性休克　表现为头晕、心慌、乏力,甚至晕厥、四肢湿冷、心率加快、血压下降。

5. 贫血　面色苍白、头晕、乏力等表现。

6. 隐性消化道出血　粪便隐血试验阳性,可伴有或不伴有缺铁性贫血。

7. 仅有血液丢失或贫血症状　头晕、晕厥、心绞痛或呼吸困难等。

8. 发热　消化道大量出血后,部分患者24h内出现低热,持续3~5日后降至正常。

9. 出血量与临床症状

(1)轻度出血:500ml(可出现轻微头晕、心慌等)。

(2)中度出血:500~1000ml(可出现晕厥、口渴、尿少)。

(3)重度出血:>1500ml(可出现四肢冰冷、少尿、意识模糊)。

(4)隐血试验阳性:>5ml。

(5)黑粪(柏油样便):50~100ml。

(6)血容量轻度减少:<400ml。

(7)头晕、心慌、乏力、冷汗、口干:>400ml。

(8)晕厥、四肢冰凉、尿少、烦躁不安:>1200ml。

(9)无尿:>2000ml。

(10)收缩压正常或稍高,脉压缩小:>800ml。

(11)收缩压可降至 70~80mmHg:800~1600ml。

(12)收缩压降至 50~70mmHg:>1600ml。

以上这些表现可单独或合并存在,一般将呕血、便血和黑粪定义为显性,粪便隐血试验阳性定义为隐性出血。

（三）护理常规

1. 严格观察生命体征,如心率、血压、脉搏、呼吸、氧饱和及体温的变化,警惕失血性休克的发生。

2. 观察患者有无呕血、便血,上消化道出血多见于呕血,下消化出血多见呕血和便血,观察其颜色、性状及量(颜色为鲜红色,量大)。重视患者主诉,询问患者有无腹痛、腹胀。

3. 判断患者意识,保持呼吸道通畅,使患者头偏向一侧,立即清除口腔、咽喉部呕吐物、分泌物和血液,防止误吸,准备负压吸引,予以面罩吸氧;必要时床旁紧急行气管插管,呼吸机辅助呼吸。遵医嘱给予镇静、床头抬高,约束上肢。

4. 留置胃管,行有效的胃肠减压,观察胃液的颜色、性状及量。遵医嘱给予患者胃管注入冰盐水或止血药物。

5. 建立两条以上的有效的静脉通路,保证止血药物及血液的及时输入。必要时协助医师进行深静脉置管和动脉插管,连接测压装置。若患者出现失血性休克表现,立即予以快速、加压输血、输液,维持收缩压在 100mmHg 以上,脉率每分钟 100 次以下,CVP0.8～1.2kPa,尿量 25ml/h。

6. 严密观察血压变化,必要时遵医嘱给予血管活性药物维持血压,并及时调整泵入速度,使血压维持在理想范围之内。血管活性药物应由深静脉泵入,禁止由外周静脉泵入,防止液体外渗造成的皮肤坏死。

7. 严密观察引流液的颜色、性质及量(每小时＞100ml,连续 3h,引流液为鲜红色,触之有温度,血压下降,提示活动性出血)。一旦发现有活动性出血的征象,应及时报告医师给予紧急处理。

8. 准确记录出入量,观察尿量的变化,必要时遵医嘱给予补充胶体。

9. 需急诊手术及介入治疗的患者,需做好术前各项准备,备皮、备血等。

10. 给予患者调整舒适的卧位,卫生整顿,保护皮肤。

11. 遵医嘱给予患者术前使用维生素 K_1 改善凝血机制,术后使用保胃、抑酸的药物防止应激性溃疡。

12. 心理护理,关心、鼓励患者,建立信心,给患者以安全感,解释手术治疗的必要性。

（四）抢救流程

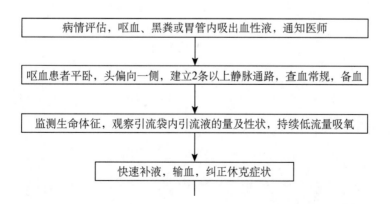

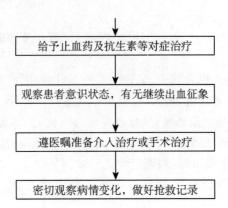

给予止血药及抗生素等对症治疗

观察患者意识状态，有无继续出血征象

遵医嘱准备介入治疗或手术治疗

密切观察病情变化，做好抢救记录

第7章

肝胆胰外科专科护理操作技术

第一节 "T"形管引流袋更换法护理技术

一、教学重点及难点

1. 教学重点

(1)掌握更换"T"形管引流袋的步骤和操作技巧,确保患者不会感到疼痛或不适。

(2)熟悉"T"形管引流袋的种类、使用方法和更换时的注意事项,如何保持引流口卫生、如何选择合适的引流袋等。

(3)了解"T"形管引流袋更换的时间和频率,以便随时检查患者的引流情况并及时更换。

(4)认识到"T"形管引流袋必须定期更换,以预防感染和其他并发症的发生,确保患者的康复。

2. 教学难点

(1)在操作过程中,需要注意加强沟通和认真观察患者的反应,及时调整操作方式,以防止引起不必要的疼痛或不适。

(2)更换"T"形管引流袋时要注意保持引流口的卫生,避免细菌感染和交叉感染的发生,这需要掌握正确的消毒和清洁技术。

(3)"T"形管引流袋的选择和更换需要根据患者的具体情况进行判断和确定,因此需要护士充分了解患者的疾病情况、手术史、药物过敏史等方面的信息,并对不同种类的引流袋有一个清晰的了解。

二、"T"形管引流袋更换法护理技术标准操作流程

1. 操作目的 观察引流管是否通畅,引流液的颜色、性状、量;防止引流袋内液体回流,预防感染。

2. 用物

物品名称	数量	物品名称	数量
无菌引流袋	1个	一次性手套	1副
别针	1个	量杯	1个

（续　表）

物品名称	数量	物品名称	数量
无菌纱布	1包	手消毒液	1瓶
垫巾	1块	标签	2个
碘伏棉签	1包		
止血钳	1把		

3. 操作流程

(1)洗手戴口罩,在临时医嘱上打铅笔钩。

(2)携用物至床旁,查对床号、姓名,向患者解释操作目的。

(3)显露引流管接头,取垫巾置于引流管接头下面。

(4)戴手套轻捏管口,检查管道是否通畅,并观察引流管的颜色和性状。

(5)取止血钳夹闭引流管上端。

(6)将引流液倒于量杯中,测量引流液的量,放在治疗车下层。

(7)分离引流管和引流袋,将引流袋放入医疗垃圾袋中。

(8)脱手套,手消毒,记录引流量。

(9)取无菌纱布放于垫巾上。

(10)取碘伏棉签消毒引流管接口处,先消毒引流管口平消3下,再消毒管口外侧,消毒3圈,然后将引流管接口放于无菌纱布上。

(11)取新引流袋,检查引流袋质量,将标签贴于引流袋上注明更换日期。

(12)将引流袋与引流管口连接,打开止血钳,轻捏管口,检查是否通畅。

(13)用别针将引流袋固定于床旁,整理用物。

(14)整理床单位,向患者交代注意事项。

(15)将引流液按感染检测消毒方法处理。

(16)洗手,在医嘱上签名、签时间,在护理记录中记录引流液的量和性状。

4. 注意事项

(1)分离引流管时不要用力过大,避免把引流管拔出,接新的引流袋时要接紧,避免脱出。

(2)固定引流管时注意引流管长度,位置要低于切口平面。

(3)用止血钳夹闭引流管时,防止止血钳下滑牵拉引流管。

5. "T"形管引流袋更换法护理技术评分标准

步　骤 分　值				
着装①,仪表①,举止符合要求①				
操作前洗手①,戴口罩①,物品准备齐全⑤				
查对医嘱②,打铅笔钩②				

(续　表)

步　骤　　　　　　　　　　　　分　值					
携用物至患者床旁,核对患者床号、姓名②,向患者解释操作目的③					
显露引流管接头②,取垫巾置于引流管接头下面③					
戴手套②,轻捏管口③,观察引流液的颜色和性状③					
取止血钳夹闭引流管上端⑤,倒引流,②测量引流液的量②,分离引流管和引流袋②					
脱手套②,手消毒②,记录引流量③,取无菌纱布放于垫巾上③					
取碘伏棉签消毒引流管接口⑤,然后将引流管接口放于无菌纱布上③					
取新引流袋,检查引流袋质量③,将标签贴于引流袋上注明更换日期③					
将引流袋与引流管口连接③,打开止血钳⑤,轻捏管口③,检查是否通畅③,用别针将引流袋固定于床旁③					
整理用物①,整理床单位①,向患者交代注意事项⑤					
将引流液按感染检测消毒方法处理③					
洗手②,签名、签时间②,在护理记录中记录引流液的量和性状②					
完成时间					
扣分					
总分					

注:1. 操作考核总分 100 分,90 分(含)以上为达标。

　　2. 操作完成时间为 10min,每超时 30s 扣 1 分,计时自操作者请示开始起,至报告操作完毕结束。重点项目:更换引流袋程序不正确扣 5 分。

第二节　胃管冲洗护理技术

一、教学重点及难点

1. 教学重点

(1)掌握胃管冲洗的基本原理和方法,了解冲洗的目的和必要性。

(2)熟悉胃管的种类、大小、长度等基本常识,了解不同类型的胃管冲洗的注意事项。

(3)熟悉胃管冲洗所需的器材、药品等,了解清洁和消毒的方法和注意事项。

(4)掌握冲洗的步骤和操作技巧,包括胃管插入、冲洗用药的选择、冲洗水的温度、流速和流量等。

2. 教学难点

(1)在操作过程中需要注意保护患者的安全和隐私,掌握正确的操作方法和技巧,避免不必要的操作痛苦和其他并发症发生。

（2）胃管冲洗的药品需要根据患者的具体情况和医师的嘱咐来选择和调整,需要有一定的药物知识和临床护理经验。

（3）胃管冲洗时需要注意卫生和消毒,避免细菌感染的发生,需要掌握正确的消毒和清洁技术。

（4）由于患者的身体情况和胃管的不同,胃管冲洗的频度和用药方式也会有所差异,需要根据具体情况进行判断和调整,对患者随时进行观察和记录。

二、胃管冲洗护理技术标准操作流程

1. 操作目的　冲洗胃管,保持胃管通畅,检查胃储留量,评估胃动力。

2. 用物

物品名称	数量	物品名称	数量
治疗盘	1个	空白粘贴卡	1张
胃管冲洗包	1个	护理手套	1副
20ml注射器	1个	污物罐	1个
500ml生理盐水	1袋		
手消毒液	1瓶		

3. 操作流程

（1）物品准备

①洗手、戴口罩、查对医嘱、打铅笔钩。

②检查胃管冲洗包有效期,有无破损;打开外包装,取出内包放于治疗盘上。

③左右展开内包装治疗巾,再向下展开双层治疗巾,双手分别在上层治疗巾两个角的外面,向上做扇形折叠2～3层,开口边缘物品准备朝外显露包内物品。

④取出胃管冲洗包中的棉纱放于治疗盘的下方。

⑤取20ml注射器,检查有效使用期,有无漏气,打开放于方纱上。

⑥检查生理盐水的有效期及质量,有无浑浊、沉淀等。

⑦覆盖胃管冲洗包,在粘贴卡上标明开包日期及失效期（有效期24h）贴于包好的胃管冲洗盘上。

⑧将治疗盘及护理手套放于治疗车上。

（2）查对解释

①推护理车携用物至患者床旁。

②查对床号、姓名、ID号、腕带,向患者解释操作目的以取得合作。

（3）冲洗胃管

①协助患者取舒适卧位,操作者站于患者留置胃管一侧。

②检查鼻头处及耳部胶布固定是否牢靠、查看胶布更换时间及引流瓶更换时间。

③保持胃管不打折、不扭曲,引流瓶固定于床头一侧。

④打开胃管冲洗盘。

⑤开启生理盐水,倒 100ml 于冲洗盘内,标明开瓶日期和失效期。

⑥戴手套,从胃管冲洗盘中取出一块方纱放至胃管旁。

⑦打开胃管冲洗阀门,取 20ml 注射器连接胃管冲洗端,反折胃管与负压引流瓶连接处,抽吸胃内容物,抽出胃液证明胃管在胃中。

⑧抽取 20ml 生理盐水缓慢匀速冲洗入胃内,同时观察患者反应、询问患者有无不适主诉。如果冲洗有阻力或患者有心慌、恶心、腹痛,应立即停止并及时报告医师。

⑨反折胃管,注射器通向负压引流瓶,使冲洗液注入负压引流瓶中。

⑩如此反复,冲洗量的多少取决于胃液颜色及性状。

⑪盖好胃管冲洗阀,使胃管通向引流瓶,并挤压负压引流瓶。

⑫脱手套,观察冲洗液的性状,记录胃液量和冲洗胃液量。

⑬整理胃管冲洗盘,放至患者床头桌上备用。

⑭协助患者取舒适卧位,整理床单位,向患者解释。

⑮洗手、记录。

4. 注意事项

(1)随时检查鼻头胶布,松动或污染时及时更换。注意标明更换时间,最长不超过 3 日。记录置入深度或外露长度。

(2)胃管冲洗盘标识明确,污染随时更换,常规胃管冲洗盘、20ml 注射器及生理盐水均每日更换一次,负压引流瓶有血性液体、无负压时需及时给予更换。

(3)胃管引流瓶需妥善固定,尤其当患者下床活动时引流瓶位置不得高于肩,固定要牢固,防牵拉脱管。

(4)每次冲洗前,必须首先检查胃管位置,评估胃潴留量,并记录在护理记录中。

(5)冲洗量:患者术后 24~48h,引流液为血性或陈旧性血性液时,冲洗量每次不少于 200ml,保持引流通畅,置换胃内残留液体;术后 48h 后引流液变为咖啡或棕黄色,冲洗量逐渐较少,原则为保持引流通畅即可;当引流液颜色鲜红,性质黏稠,量多,有出血现象或倾向时,可根据医师指导用冰盐水冲洗。

(6)胃管常规 4h 冲洗一次。

(7)冲洗时若阻力较大或回抽困难时及时告知医师处理。

5. 胃管冲洗护理技术评分标准

步　骤 ＼ 分　值					
着装①,仪表①,举止符合要求①					
操作前洗手②,戴口罩②					
查对医嘱②,打铅笔钩②,物品准备齐全⑤					
检查胃管冲洗包有效使用期并打开③,放 20ml 注射器②					

（续　表）

步　骤	分　值					
检查生理盐水质量并覆盖冲洗包③，标明有效期②						
携用物至患者床旁，核对患者床号、姓名②，向患者解释操作目的③						
摆体位②，检查胶贴及引流瓶时间③，开启生理盐水，倒100ml冲盘内③，并注明开启时间及失效期②						
戴手套②，打开胃管冲洗阀门③，连接注射器⑤，回抽胃液⑤						
抽取0.9%生理盐水20ml，缓慢匀速冲洗⑤，并观察患者反应⑤						
判断冲洗是否通畅⑤，使负压引流瓶呈负压状态⑤						
脱手套②，记录胃液量及冲洗量，整理胃管冲洗盘②，放至患者床头备用③，协助患者舒适卧位③，整理床单位③，解释③						
整理用物、洗手③，记录②						
使用文明用语，同患者交流、持物符合要求，姿势得体③						
完成时间						
扣分						
总分						

注：1. 操作考核总分100分，90分（含）以上为达标。

2. 操作完成时间为8min，每超时30s扣1分，计时从打开治疗包起至整理完用物，报告操作完毕结束。重点项目：未回抽胃液扣5～10分。

第三节　复杂性腹腔冲洗护理技术

一、教学重点及难点

1. 教学重点

（1）掌握腹腔冲洗的目的和适用范围，了解冲洗能够清除腹腔内的异物、分泌物和病原微生物等，减少感染和其他并发症的发生。

（2）熟悉腹腔冲洗的常规器材和药品，了解其使用方法和注意事项，如何开放和关闭腹腔通路、如何选择适当的冲洗液，以及如何使用系统翻转等。

（3）了解腹腔冲洗的操作流程和技术要点，如何进行腹腔切口扩张、如何插入腹腔管、如何确定腹腔管的深度，以及如何注入和缓慢撤出冲洗液等。

（4）掌握腹腔冲洗术后的病情观察和护理措施，包括对患者的定期体温测量、生命体征和疼痛程度的评估，以及对引流管和腹腔通路的处理等。

2. 教学难点

（1）腹腔冲洗需要操作难度较高的一些器材，如腹腔导丝，需要特别的临床操作技巧和经验,掌握这些技巧需要长期实践。

(2)腹腔冲洗需要对患者进行全面的评估和观察,需要对患者的病情和身体情况进行详细的了解,以便判断冲洗液的适宜性和冲洗频度等方面的信息。

(3)腹腔冲洗的治疗效果需要长时间的观察和评估,护士需要密切关注患者的变化和反应,及时调整和处理冲洗的方案。

(4)腹腔冲洗适用于严重感染和病情恶化的情况,要进行评估和判断,既不能过早操作,也不能过迟,需要结合患者的具体病情和医师的指导。

二、复杂性腹腔冲洗护理技术标准操作流程

1. 操作目的

(1)急性重症胰腺炎患者病情复杂,腹腔感染严重。

(2)通过对腹腔感染进行机械冲洗,彻底清除腹腔内坏死组织、渗液、积血及脓液。

(3)减少腹腔内细菌的数量,去除毒素,减少伤口感染率和死亡率。

2. 用物

物品名称	数量	物品名称	数量
0.9%氯化钠注射液 500ml	1	一次性无菌集尿器	1
输液器	1	清洁手套	1
碘伏棉签	1	腹腔冲洗治疗单	1
输液架	1	一次性护理垫	1
标识(白色)	1	标识(蓝色,纸质)	1
标识(蓝色、木质)	1		

3. 操作流程

(1)洗手,戴口罩,核对医嘱,打铅笔钩。

(2)查对患者信息及腕带信息,向患者解释(您好,请问您叫什么名字,由于您腹腔有脓液,现在遵医嘱给您进行腹腔冲洗治疗,治疗过程中有什么不适,请及时告诉我,谢谢您的配合)。

(3)患者右侧引流管冲洗,协助患者向左侧移位,显露引流管(注意保护患者隐私),引流管下方垫一次性尿垫。

(4)打开一次性集尿器(检查有效期,包装有无破损),连接双套管引流管粗的一端,悬挂于床挡下方。

(5)固定输液架,挂蓝色木质标识。

(6)再次核对冲洗液(查看有效期、有无破损、漏液、对光检查有无变质),贴冲洗液标识(蓝色,纸质),打开冲洗液,消毒。

(7)再次检查输液器(查看有效期,有无漏气),打开输液器,插入冲洗液,关闭调节阀。

(8)再次核对信息,悬挂冲洗液在输液架上,排气,连接输液器于腹腔双套管细导管一端。

(9)打开输液器,观察是否冲洗通畅,同时观察患者生命体征变化。

(10)填写更换输液器日期及腹腔冲洗名称,贴于输液器上方。

(11)记录冲洗量及部位。

(12)协助患者取舒适体位,告知患者操作已完成,如有不适及时呼叫。

(13)整理用物,洗手,摘口罩,签医嘱。

4. 注意事项

(1)管道的名称标记正确。

(2)引流管固定妥善,防止滑脱、扭曲。

(3)如出现不畅时,可夹闭导管10～20cm处,自上而下挤压引流管。

(4)观察引流液的性状、颜色、量,准确无误记录出入是否平衡。如有异常,及时报告医师。

(5)及时倾倒引流液。

(6)冲洗时密切观察患者病情变化,如患者感觉不适,应减缓冲洗速度及量,若冲洗过程中颜色突然变成血性应考虑出血的可能,应立即停止冲洗,并报告医师及时处理。

5. 复杂性腹腔冲洗护理技术评分标准

复杂性腹腔冲洗技术考核评分标准

单位:　　　　　姓名:　　　　　日期:　　　　　监考人:

步　骤	分值					
着装、仪表、举止符合要求						
洗手						
物品准备齐全						
查对医嘱,打钩						
检查液体,贴医嘱标签						
查对输液器有效期及质量						
二人查对,携用物至床旁,查对,解释冲洗目的						
摆体位,放垫巾及纱布						
固定输液架						
查对,排气						
戴手套						
消毒引流管						
打开调节夹,根据医嘱调节速度						
撤去垫巾,脱手套						
整理床单位						
整理用物						
交代注意事项						
洗手						

(续　表)

步　骤	分值					
操作程序熟练						
使用文明用语						
完成时间						
提问						
总分						

注:1. 总分 100 分;重点项目:冲洗速度调节,方法未掌握扣 10 分。

2. 计时从洗手开始至整理用物止,完成时间为 10min。

第四节　盲插空肠营养护理技术

一、教学重点及难点

1. 教学重点

(1)掌握盲插空肠的适应证、操作指征和操作步骤,了解该技术可对肠道失去功能的患者进行营养支持,提高治疗效果和患者的生活质量。

(2)熟悉盲插空肠营养的器材和药品,了解其使用方法和注意事项,如选择适当的导管和营养配方、消毒器材和注射器等。

(3)了解盲插空肠营养的操作流程和技术要点,包括如何筛选适宜患者、如何进行预处理和准备、如何选择适当的插管位点和深度,以及如何操作导管的进出和连接等。

(4)掌握盲插空肠营养术后的病情观察和护理措施,包括对患者的定期体温测量、生命体征和疼痛程度的评估、对导管周围皮肤和穿刺部位的处理,以及对营养支持过程中的营养不良和代谢异常的调节等方面的知识。

2. 教学难点

(1)盲插空肠需要掌握特别的技术和经验,包括如何准确判断肠道及其位置、如何确定插管位点和深度,如何消除肠道的阻力和保持通畅等。

(2)盲插空肠需要进行全面的评估和观察,如对患者的营养状况、肠道通畅情况、感染和炎症等方面进行评估,以正确对空肠营养适宜性的判断和方案的调整。

(3)盲插空肠营养的药品选择和用量需要仔细评估,营养配方的制定需要特别注意患者的不良反应和过敏史等问题,避免产生不必要的风险和损伤。

(4)盲插空肠营养术后需要进行长期的观察和评估,包括对营养支持的效果、代谢状态和营养不良等方面进行评估和调节,以保证患者的健康,提高患者的生命质量。同时还需要密切关注并发症的发生,及时处理和调整治疗方案。

二、盲插空肠营养护理技术标准操作流程

1. 操作目的

(1)螺旋形鼻肠管用于肠内营养输注,适用于需要通过鼻饲且直接进入十二指肠或空肠的患者。

(2)对于胃动力正常的患者,管道插到胃底即可,鼻肠管会在 8～12h 自行通过幽门。

(3)该管道适用于肠道功能基本正常而胃功能受损的及吸入风险增高的患者,如反复呕吐、误吸反流、外科脑损伤、内科脑梗死及胃瘫。

(4)重症胰腺炎早期、重症胰腺炎患者初期复苏后条件允许可开始肠内营养支持,并优先考虑空肠营养。

2. 用物

物品名称	数量	物品名称	数量
鼻肠管	1	试纸	1
甲氧氯普胺	10mg	听诊器	1
液状石蜡	50ml	手电筒	1
注射器 20ml	1	治疗巾	1
标识贴	1	干棉签	1

3. 操作流程

(1)查看医嘱,打钩。洗手、戴口罩,提前 10min 滴注甲氧氯普胺。

(2)查对床号、姓名及腕带。

(3)向患者解释留置空肠营养管的重要性,取得配合,使患者取右侧卧位或者坐位。

(4)使用前检查包装中是否有异物、包装有无破损、产品的有效期。

(5)打开包装,测量长度:鼻尖到耳垂,耳垂到剑突做第一标记。另外在该记号外 25cm 和 50cm 处分别做第二和第三标记。

(6)用液状石蜡将管道内外均充分润滑,且将导丝全部插入管腔。

(7)选择一侧鼻腔,管道弯度顺着患者生理结构将管道沿鼻腔壁缓慢插入,此处方法同置胃管。到达第一标记。

(8)确定到达胃内后用 20ml 注射器将胃内容物和气体抽尽,使胃大弯缩小(防止管路向上),继续缓慢旋转点状式向幽门推进(到达第二标记),到达此处会有落空感。用听诊器听诊右侧气过水声,声音较其他部位大。

(9)确定到达幽门后继续缓慢旋转点状式向前推进第三个标记,听诊肚脐上听到气过水声较其他部位大。

(10)判断管路的位置:抽取液体测定 pH,颜色为淡黄色,与 pH 试纸颜色图进行对比,判断酸碱度(pH 8～9 为碱性)。腹部听诊:上(剑突下,对应贲门及胃底)。

4. 注意事项

(1)每次使用前后应该用温水或者灭菌注射用水冲洗管路。

（2）使用配套的肠内营养灌注泵以便于控制速度。

（3）已撤出导丝后不可再将导丝送入导管,防止穿破导管或使导管断裂。

（4）拔除管道时应先冲洗管路,防止在拔除的过程中有残留物质掉入气道。

（5）禁忌证包括食管胃底静脉曲张、严重肠道吸收障碍、食管出血、肠梗阻、急腹症。

5. 盲插空肠营养护理技术评分标准

盲插空肠营养管操作质量评分标准

单位:　　　　　　姓名:　　　　　日期:　　　　监考人:

操作程序　　　　　　　　　　　　姓名						
着装、仪表、举止符合要求						
物品准备齐全						
患者参与查对、解释操作目的						
采取体位						
检查物品有效期、有无漏气						
测量长度、做标记						
将导丝全部插入管腔						
液状石蜡润滑管腔外侧						
选择置管鼻腔						
插管到胃内听诊						
抽尽胃内气体						
插管至幽门听诊						
插管至屈氏韧带听诊						
抽肠液测 pH						
固定导管						
向患者解释注意事项						
整理用物						
洗手、签字						

注:1. 一般项目不符合要求,每项扣 2 分,及时纠正扣 1 分;重点项目:未测量鼻肠管长度、未选择鼻腔、未听诊部位、未进行 pH 测试,每项扣 3 分,每超 10s 扣 1 分。

2. 计时从核对床号开始,至整理用物、洗手、签字结束。

第五节　超声引导下动脉置管护理技术

一、教学重点及难点

1. 教学重点

（1）掌握超声引导下动脉置管的基本原理及操作方法,了解应用超声技术可以更加精确地确定动脉位置和深度,降低引起出血和血管损伤的风险。

（2）熟悉超声引导下动脉置管所需的器材和药品,了解如何选择和使用合适数量和规格的导管、血管通路和止血药物等。

（3）了解超声引导下动脉置管的操作流程和技术要点,包括如何进行术前准备、如何进行术中动态监测和调整,以及如何判断术后效果等。

（4）掌握超声引导下动脉置管术后的病情观察和护理措施,包括对患者的定期检查和生命体征的监测、对导管周围皮肤的处理,以及对术后并发症的预防和处理等方面的知识。

2. 教学难点

（1）超声引导下动脉置管需要护士具备较为扎实的解剖学和病理生理学等方面的知识,并掌握较高的超声技术水平,能够有效地鉴别血管与周围组织结构。

（2）超声引导下动脉置管是一项较为复杂的操作技术,要求护士具备较高的操作技能,以及迅速解决意外情况的能力,在操作过程中需要保持高度的警惕性和灵敏性。

（3）超声引导下动脉置管需要对患者的身体情况和病史进行仔细评估和咨询,以确定患者是否具备置管的适宜条件,同时要了解患者的药物过敏病史、肝肾功能等相关信息,以防止因此引起并发症和危及患者安全。

（4）超声引导下动脉置管术后需要实时地监测和处理术后并发症,如出血、感染、机器设备故障等情况,及时判断并采取必要的措施以保证患者的安全和健康。

二、超声引导下动脉置管护理技术标准操作流程

1. 操作目的

（1）各类危重患者和复杂的大手术及大出血的手术。

（2）需要持续监测心排量及血压。

（3）严重低血压/休克等需要反复测量血压的患者。

2. 用物

物品名称	数量	物品名称	数量
无菌手套	1	无菌方纱	1
口罩	1	治疗巾	1
一次性换药包	1	皮肤保护剂	1
超声机	1	耦合剂	1
动脉穿刺针	1	防水垫巾	1
贴膜	1		
已备好的动脉压力套组及插件		一次性穿刺器超声引导支架套件包	

3. 操作流程

（1）洗手,戴口罩,核对医嘱,打铅笔钩。

（2）查对患者信息及腕带信息,向患者解释（请问您叫什么名字？让我看下您的腕带可以吗？李梅您好,因病情需要,我们要时时监测您的动态血压和动脉血气,为了避免反复穿刺,减

少您的痛苦。现遵医嘱要给您进行动脉穿刺置管,请您配合)。

(3)打开监护仪,准备压力传感器,连接动脉压力套组。

(4)根据解剖结构通过手触摸评估患者血管。

(5)打开超声机,涂抹耦合剂,利用超声探头纵切使用显影的方法,选择合适的穿刺位置并进行标记。

(6)帮助患者取合适体位,手臂外展,充分显露穿刺部位,手臂下铺防水垫巾防止床单位污染。

(7)消毒[碘伏消毒三遍(顺,逆,顺)直径范围>10cm]。

(8)操作者戴无菌手套,铺无菌治疗巾,向无菌区内打入方纱、动脉穿刺针及超声引导支架套件。

(9)打开一次性穿刺器超声引导支架套件包,助手将已涂好少量耦合剂的超声探头拿在手里,由操作者套入无菌区的透明套后并固定,由助手协助下拉透明套至无菌区外,操作者再次涂抹无菌耦合剂,打开超声机血流信号再次确认穿刺血管,并用左手固定探头位置。

(10)打开动脉穿刺针,利用超声再次确定穿刺点后,左手固定超声探头,右手持穿刺针以探头中心为穿刺点,以 45°～60°缓慢进针,观察超声中钢针的位置及走向,待钢针刺入动脉血管,查看动脉穿刺针尾部是否回血顺畅,推入导丝,撤掉探头,将针调至水平,沿导丝缓慢推入外套管,穿刺针尾部垫无菌方纱,左手三指按压住穿刺点上方针头的位置,撤出内套芯,快速接入已准备好的动脉套组管路,再次检查动脉置管回血情况和动脉血压波形状态是否显示良好。

(11)清洁患者穿刺周围皮肤,涂皮肤保护剂,覆盖贴膜防止套管针脱出,标明穿刺日期。

(12)将套管针细针放入锐器盒内,向患者交代注意事项。

(13)整理用物,脱无菌手术衣,摘手套,洗手。

(14)记录,医嘱签名签时间。

(15)摘口罩,操作完成。

4. 注意事项

(1)严禁反复在同一位置穿刺,避免多次穿刺,严格遵守无菌技术。

(2)穿刺局部有出血,立即给予压迫止血。

(3)操作前与患者充分沟通,做好配合,摆好体位。

5. 超声引导下动脉置管护理技术评分标准

超声引导下动脉置管操作质量评分标准

单位:　　　　姓名:　　　　日期:　　　　监考人:

步　骤	姓　名					
	×××	×××				
着装、仪表、举止符合要求						
洗手,戴口罩						
核对医嘱						
配制肝素盐水 注明配制日期时间		未注明—2				

步　骤	姓　名				
	×××	×××			
二人查对,携用物至床旁					
查对患者,解释					
更换肝素盐水					
压力袋加压,挂上输液架	压力袋未平放－2分				
除去导管口敷料					
观察针眼处有无红肿、脓性分泌物					
消毒					
导管固定					
交代注意事项		未交代－2			
整理用物					
洗手					
完成时间					
总分					

注:1. 总分100分。

　　2. 重点项目:冲洗方法、正压封管,未做到扣5分。

　　3. 操作时间从查对 ID 号到整理用物,时间为 8min。

第六节　输液港维护护理技术

一、教学重点及难点

1. 教学重点

(1)输液港的选型与放置:应根据不同的临床需求选择不同类型和规格的输液港,并正确地放置在患者身体上,确保输液顺畅、无痛苦。

(2)清洁消毒流程:护士需要掌握正确的清洁消毒流程,如何使用消毒液、消毒时间、如何使用消毒纸擦拭等,以保证输液港的清洁消毒效果。

(3)管路连接与断开方法:护士需要掌握正确的管路连接和断开方法,注意检查管道漏液和气泡,防止输液港意外断开,使药物溶液泄漏。

2. 教学难点

(1)清洁消毒知识:输液港需要经常进行清洁消毒,对于护士,需要掌握正确的清洁消毒方法、时间和频率,以保证输液港的安全使用。

(2)输液港的使用:护士在使用输液港前,需要先了解输液港的构成和使用方法,还需要了解各种类型的输液管和接口的选择使用及其使用频度。

（3）管路连接与断开：对于护士，正确连接和断开输液管路是非常关键的环节，需要注意操作步骤和注意事项，以避免管路断开、泄漏等不良情况的发生。

二、输液港维护护理技术标准操作流程

1. 用物

物品名称	数量	物品名称	数量
一次性换药包	1 个	手消液	1 瓶
10ml 生路盐水封管液	2 支	污物罐	1 个
透明敷料	1 张	可来福输液接头	1 个
无菌手套	2 副	无菌治疗巾	1 包
无损伤针	1 个	油性笔	1 支
锐气盒	1 个	口罩	1 个

2. 操作步骤

（1）洗手、戴口罩，核对医嘱及维护记录单。

（2）查对无菌物品质量及有效期。

（3）准备封管液，经二人查对。

（4）查对患者 ID 号及姓名，向患者解释操作目的，以取得配合，给患者戴口罩。

（5）充分显露输液港及周围皮肤，检查输液港周围皮肤有无红肿、皮疹、压痛及脓性分泌物，检查输液港植入侧的肢体活动，有无疼痛、肿胀等。

（6）根据患者皮肤清洁程度选择是否用乙醇进行清洁。

（7）手消毒液消毒双手。

（8）打开一次性换药包，将可来福接头、无损伤针、10ml 封管液、无菌透明敷料放入换药包内。

（9）戴第一副无菌手套。

（10）封管液冲洗无损伤针及可来福接头。

（11）右手持乙醇棉棒去脂消毒 3 遍，遵循顺时针、逆时针、顺时针交替原则。再取碘伏棉棒，循顺时针、逆时针、顺时针交替原则消毒 3 遍，消毒范围大于透明敷料面积，碘伏消毒面积小于乙醇消毒面积。

（12）更换无菌手套。

（13）铺无菌治疗巾。

（14）左手拇指、中指、示指固定皮肤，右手插针，不要过度绷紧皮肤。

（15）封管液抽回血，见回血后脉压式冲洗导管。

（16）接可来福接头。

（17）无菌透明敷料固定，标明日期。

（18）连接输液器进行输液治疗。

3. 输液港维护护理技术评分标准

项目	总分		技术操作要求	分数	得分	备注
仪表	5		服装鞋帽整洁、规范,穿工作裤、工作衣、工作鞋,不穿高跟响底鞋、大头鞋,佩戴胸牌	2		
			仪表大方,举止端庄、淡妆上岗,不戴戒指、手链及夸张耳饰	2		
			不携带与工作无关的物品(如手机)	1		
评估	4		患者病情、年龄、心肺功能,输液目的、输液量及药物等	1		
			输液港的位置及局部皮肤是否完整,有无硬结、皮疹、感染及皮下脂肪厚度	1		
			是否有输液港输液及经历,以及对输液港的了解情况	1		
			意识状态及配合程度	1		
操作前准备	4		操作前做好解释,嘱患者排尿、排便	1		
			环境清洁,光线充足,保证患者舒适、安全	1		
			洗手,戴口罩	1		
			备齐用物,放置合理[蝶翼针,中心静脉换药包,治疗盘,生理盐水,肝素盐水(100U/ml),10ml、20ml注射器,肝素帽或无针接头,输液装置一套]	1		
操作步骤		插蝶翼针步骤	携用物至患者床旁,再次确认患者并解释	2		
			准备好注射或静滴的药品	1		
			协助患者取舒适平坦的卧位,显露欲注射的部位,并嘱患者面向相反方向	2		
			用75%乙醇和0.5%碘伏或氯己定消毒穿刺点皮肤各3次,以中心向外螺旋状消毒,消毒直径>12cm,每次消毒后自然晾干	4		
	26		打开中心静脉换药包,打开蝶翼针、注射器、肝素帽或无针接头,无菌洞巾置于换药包中,戴无菌手套,铺洞巾	3		
			20ml注射器抽取生理盐水20ml,接上蝶翼针并排气	1		
			以左手三指固定输液港的注射座,右手两指握蝶翼针的蝶翼,将针头平稳地穿过皮肤和注射隔膜,直到针头触及隔膜腔底部	5		
			先抽回血,见回血,回吸1~2ml血液丢弃	1		
			将20ml生理盐水脉冲式注入输液港,确保其导管通畅	2		
			将蝶翼针尾部转成平肩膀上方向,凸出皮肤的针身处垫纱布,免缝胶带固定蝶翼针尾部,并以透明膜覆盖于针头上,固定美观、牢固,使患者感觉舒适	4		
			撤洞巾,注明换药者姓名、日期、时间	1		

（续　表）

项目	总分		技术操作要求	分数	得分	备注
操作步骤	用药采血步骤	15	通过输液港进行连续输液治疗方法正确	5		任选一项考核
			通过输液港进行静脉注射方法正确	5		
			通过输液港采血方法正确	5		
	更换敷料	20	备齐用物,放置合理,中心静脉换药包	2		
			去除旧敷料,观察局部皮肤有无红肿、热、痛、皮疹及分泌物等等情况,有无感染、过敏症状	2		
			手消毒	2		
			用 75％乙醇和 0.5％碘伏长棉签以蝶翼针为中心向外螺旋状消毒皮肤各三遍,直径＞12cm,每次消毒后自然晾干	4		
			再消毒突出于皮肤的针头和延长管,从近端(穿刺处)擦至远端(延长管接口处)	3		
			戴无菌手套	2		
			将蝶翼针尾部转成平肩膀上方,凸出皮肤的针身处垫纱布,免缝胶带固定蝶翼针尾部,并以透明膜覆盖于针头上,固定美观、牢固,患者感觉舒适,注明换药者姓名、日期、时间	5		
	拔针	14	备齐拔除蝶翼针的物品,放置合理[治疗盘,中心静脉换药包,3M无菌小软纱布贴膜,生理盐水,肝素盐水(100U/ml),20ml注射器]	1		
			去除旧敷料,观察局部皮肤有无红肿、热、痛、皮疹及分泌物等等情况,有无感染过敏症状	1		
			手消毒	2		
			用碘伏棉签消毒穿刺针眼及周围皮肤 2 遍,自然晾干	1		
			生理盐水 10ml,脉冲式注入输液港,夹住延长管并分离注射器	1		
			连接肝素盐水注射器,用肝素盐水 5～10ml 正压封管,夹管	1		
			戴无菌手套	1		
			以左手两指用无菌纱布压住穿刺点并固定输液港,右手两指捏蝶翼针蝶翼,将针头垂直拔出,避免因拔针不当引起泵座移位	2		
			检查蝶翼针头是否完整	1		
			稍加压穿刺点止血	1		
			止血后用碘伏消毒穿刺点	1		
			无菌小软纱布贴膜覆盖穿刺点	1		

（续　表）

项目	总分	技术操作要求	分数	得分	备注
操作后	4	妥善安置患者,整理床单位,交代注意事项	1		
		按垃圾分类处理用物	1		
		洗手	1		
		护理记录	1		
整体评价	8	观察患者局部情况和舒适度	2		
		严格无菌操作技术	2		
		协助患者提供必要的生活性援助	2		
		语言文明,态度和蔼	2		
总分	100				

第七节　PICC 维护护理技术

一、教学重点及难点

1. 教学重点

(1)导管插管:PICC 导管插管是一个复杂的操作过程,需要护士精准定位和掌握正确的插管技术,避免出现不必要的并发症。

(2)导管管理:PICC 导管日常的护理与管理是保证导管健康使用的重要环节,需要护士掌握导管的维护和处理,及时检查导管情况并安排更换导管。

(3)患者护理:PICC 患者通常处于特殊的状态下,需要进行全方位的护理。护士需要掌握一定的护理技能和理论知识,根据患者的不同情况进行相应的临床护理。

(4)风险管理:PICC 导管使用存在着一定的风险,护士需要认真学习和掌握相关的风险管理方法和措施,以提高护理质量并降低不良事件的发生率。

2. 教学难点

(1)插管技术:护士在进行 PICC 导管插管时需要精准地定位静脉位置,并掌握正确的插管角度和深度,以避免插管失败和出血等不良情况发生。

(2)导管维护:PICC 导管的使用期限较长,需要持续进行相关的维护和护理,护士需要准确掌握相应的维护技术和注意事项。

(3)护理知识:PICC 患者需要进行全方位的护理,如针刺处的清洁护理、注意休息与营养等,护士需要具备相关护理技能和知识,以保证患者的健康和舒适程度。

二、PICC 维护护理技术标准操作流程

1. 用物

物品名称	数量	物品名称	数量
一次性换药包	1 个	干棉签	1 包
2％碘酒	1 瓶	碘伏棉签	1 包
75％乙醇	1 瓶	6×7 无纺布敷料	1 贴
10ml 注射器	2 个	皮尺	1 个
输液接头	1 个	手消液	1 瓶
透明敷料	1 张	松节油	1 瓶
输液胶贴	1 个	污物罐	1 个
无菌纱球	1 包	垫巾	1 个
冲、封管液（生理盐水 10ml、		纸胶布	1 个
肝素盐水 5ml 125U/ml）		油性笔	1 支
无菌手套	1 副	锐器盒	1 个

2. 操作步骤　更换接头→冲洗导管→更换透明敷料。

（1）操作前准备工作

①洗手、戴口罩，查对医嘱并打钩。

②按照无菌操作方法抽取生理盐水和肝素盐水，请二人查对。

③查对床号、姓名，向患者解释操作目的，以取得配合。

④在穿刺肢体下铺垫巾。

⑤用皮尺测量肘正中上方 10cm 处臂围。

⑥揭开固定输液接头的胶布并酌情用松节油去除胶痕，用 75％乙醇消毒皮肤。

（2）更换接头

①手消毒。

②检查接头有效期，用 10ml 生理盐水注射器预冲接头备用。

③卸下旧接头。

④用碘伏棉签消毒导管接头外壁，并消毒导管接头下皮肤。

⑤连接新接头。

（3）冲洗导管

①用 10ml 生理盐水注射器脉冲式（推一下停一下）冲洗导管。

②实行正压封管（当封管液剩余 0.5～1ml 时边推边撤，三向瓣膜式 PICC 导管用生理盐水封管即可，尖端开口式 PICC 导管需再用肝素盐水 3～5ml 正压封管）。

③在正压接头上标注日期。

（4）更换透明敷料

①一手拇指轻压穿刺点，另一手沿四周平拉透明敷料，自下而上除去原有透明敷料。

②评估患者，观察穿刺点有无异常。

③手消毒。

④打开一次性换药包，依次将输液胶贴、纱球放入换药包内，2％碘酊和 75％乙醇分别倒

入换药包的两个小格内。

⑤戴无菌手套。

⑥将黄色垃圾袋置于换药包右侧,用 2%碘酒浸泡 3 个纱球,75%乙醇浸泡 6 个纱球。

⑦用 2 个无菌镊将纱球拧干,左手拿纱布,盖在接头上,提起导管,右手持无菌镊用一个 2%碘酒纱球以穿刺点为中心消毒皮肤,取第二个碘酒纱球自上而下消毒外露导管上面,再取第三个碘酒纱球自上而下消毒外露导管下面;75%乙醇脱碘至少 2 遍(脱碘时避开穿刺点 1cm),直至完全脱净为止,乙醇消毒面积>$10cm^2$。

⑧调整导管位置,用第一条无菌胶布粘贴白色固定翼,第二条无菌胶布固定导管连接器翼形部分。

⑨脱无菌手套。

⑩贴透明敷料:无张力放置透明敷料,透明敷料下缘对齐翼形部分胶贴下缘,用手按压导管边缘及透明敷料四周,使其贴紧皮肤。

⑪将纸胶布打两折,蝶形交叉固定导管与透明敷料;第三条无菌胶布固定交叉处及皮肤,用带有棉片的胶贴垫在接头下皮肤上;第四条胶贴固定输液接头(不输液的患者再用 6cm× 7cm 无纺布敷料固定接头)。

⑫在透明敷料右下角,标注更换日期。

⑬整理用物及床单位,向患者交代注意事项。

⑭手消毒。

⑮在医嘱单上签名及时间,填写 PICC 维护记录单。

3. 注意事项

(1)禁止使用<10ml 的注射器冲管、给药。

(2)要采用脉冲式正压封管。

(3)可以加压输液或输液泵给药,但不能用于高压注射泵推注造影剂。

(4)去除敷料时要自下而上,切忌将导管带出体外。

(5)勿用乙醇棉签消毒穿刺点,以免引起化学性静脉炎。

(6)将体外导管放置呈"S"形弯曲,以降低导管张力,避免导管移动。

(7)严格进行无菌操作,敷料要完全覆盖体外导管,以免引起感染。

(8)如发现污染、患者出汗多及透明敷料卷边时,应及时更换透明敷料。

三、PICC 维护护理技术评分标准

PICC 维护技术操作评分表(100 分)

单位　　　　　　　　姓名　　　　　总得分

项目	总分	技术操作考核程序	考核要点	标准分
仪表	5	按医院要求着护士装	仪表端庄,服装整洁	5
评估与观察	20	洗手,戴口罩	洗手、戴口罩方法正确	2
		物品准备:碘伏、乙醇、换药包、无菌手套、透明敷料、输液接头、生理盐水、20ml 注射器、汽油、棉签、软尺、无菌胶布	备齐用物,放置合理	4

（续　表）

项目	总分	技术操作考核程序	考核要点	标准分
评估与观察	20	阅读 PICC 护理手册，了解置管长度、上臂臂围	了解置管长度、上臂臂围	2
		测量上臂臂围（肘上 10cm），臂下铺清洁治疗巾	测量上臂臂围手法正确	3
		由下至上拆除敷料，评估穿刺点皮肤、导管有无破损、体外导管长度	拆除敷料手法正确	5
			了解体外导管长度	2
		祛除皮肤上胶布印迹	皮肤清洁	2
消毒与固定	55	再次洗手	洗手	2
		建立无菌区，戴无菌手套	戴无菌手套正确	5
		以穿刺点为中心乙醇脱脂，三遍碘伏消毒皮肤，擦拭方向为顺时针与逆时针交替；范围：穿刺点上下各 10cm，左右到臂缘；碘伏擦洗导管、连接器，固定翼、输液接头各 3 遍	准备物品遵守无菌原则	3
			物品齐备、操作流畅	3
			消毒方法正确	10
			消毒范围正确	5
			消毒导管、连接器、固定翼	10
		体外导管摆放"S"形，无菌胶布先固定固定翼及连接器，贴透明敷料，胶布蝶形固定连接器	导管摆放"S"形弯	2
			固定固定翼及连接器	2
			贴透明敷料手法正确	10
			有蝶形固定	3
冲管	15	取下输液接头	更换接头手法正确	3
		乙醇纱球包裹导管路厄接头旋转擦拭 15s	消毒接头手法正确	2
		更换输液接头	脉冲式冲管	5
		用 10ml 以上注射器抽取足量生理盐水；脉冲式冲管；正压撤注射器	正压撤注射器	5
操作后	5	整理用物按垃圾分类处理用物	处理用物方法正确	2
		洗手记录（穿刺点皮肤状况，体内导管留置长度）	记录内容全面	3
总分	100		实得分合计	

第八节　CVC 维护护理技术

一、教学重点及难点

1. 教学重点

（1）导管插管：CVC 插管是一个非常重要的操作过程，需要护士精准定位，并掌握正确的穿刺技术和操作方法，避免出现并发症，如气胸、动脉穿孔等。

(2)周围皮肤清洁：CVC 插管后，周围皮肤需要进行持续的清洁，以避免导管周围感染。护士需要掌握正确的皮肤清洁方法，并及时更换导管位置，避免引起皮肤破损或感染。

(3)导管使用管理：CVC 导管使用期限较长，护士需要掌握正确的使用管理方法，如何评估导管位置和管路通畅情况、如何采集和储存血样、如何给患者进行管路冲洗等。

(4)营养支持：大多数需要 CVC 的患者需要进行全面的营养支持，护士需要掌握正确的营养支持方法，关注患者的进食量和营养状况，及时调整营养治疗方案。

(5)风险管理：CVC 使用中存在着一定的风险，为防止导管意外脱落和感染风险等，护士需要掌握正确的风险管理方法，及时监测患者的病情，减少不良事件的发生。

2. 教学难点

(1)插管技术：为了确保 CVC 插管成功，护士需要准确地定位穿刺点，掌握正确的穿刺角度和深度，以保证插管过程安全有效。

(2)导管护理：CVC 插管后，需要持续进行导管周围皮肤的清洁和维护等护理，以避免导管堵塞和感染等不良情况的发生。

(3)抗感染管理：CVC 插管周围皮肤、导管管路等，都是感染的易发区域。护士需要掌握正确的抗感染管理方法，防止导管感染。

二、CVC 维护护理技术标准操作流程

1. 用物

物品名称	数量	物品名称	数量
一次性换药包	1个	透明敷料	1张
75%乙醇	1瓶	无菌手套	2副
干棉签	1包	导管固定器	1个
碘伏棉签	1包	输液接头	1个
松节油	1瓶	10ml 生理盐水封管液	1支
锐器盒	1盒	垫巾	1个
手消毒液	1瓶	油性笔	1支
污物罐	1个	口罩	1个
液体敷料	1贴		

2. 操作步骤

(1)操作前准备工作

①洗手，戴口罩，核对医嘱。

②查对无菌物品质量及有效期。

③准备生理盐水封管液 10ml，经二人查对。

④查对患者 ID 号及姓名，向患者解释操作目的，以取得配合，给患者戴口罩。

⑤打开无菌包，在穿刺部位下铺垫巾。

⑥评估穿刺点。

⑦揭开固定输液接头胶布并酌情用松节油去除胶痕，用 75%乙醇消毒皮肤。

⑧手消毒。

（2）更换输液接头

①用 10ml 生理盐水注射器预冲接头备用。

②戴无菌手套。

③卸下旧输液接头。

④用乙醇棉片消毒导管接头切面及外壁螺旋处 15s，连接新输液接头。

（3）冲洗导管

①用 10ml 生理盐水注射器脉冲式冲洗导管。

②实行正压封管法（当封管液剩余 0.5～1ml 时边推边撤。注：应先抽回血，再用生理盐水脉冲式冲管）。

（4）更换导管固定器及透明敷料

①一手拇指轻压穿刺点附近，另一手沿四周 0°平拉透明敷料，最后自下而上 180°去除原有透明敷料。

②评估穿刺点有无红肿、渗血、渗液，体外导管长度有无变化。

③手消毒。

④向包内打入思乐扣。

⑤戴无菌手套。

⑥乙醇去除思乐扣胶布印迹，去除旧思乐扣（先将思乐扣锁扣打开，将导管移出，去除思乐扣。如思乐扣不易分离，可用乙醇浸润思乐扣背胶处，边浸润边向上揭开）。

⑦左手持纱布覆盖在输液接头上，提起导管，右手持乙醇棉棒避开穿刺点 1cm 去脂消毒 3 遍，遵循顺时针、逆时针、顺时针交替原则。再取第 1 个碘伏棉棒，以穿刺点为中心顺时针消毒皮肤导管至导管连接器翼形部分；取第 2 个碘伏棉棒逆时针消毒皮肤导管，同时左手翻转导管；第 3 个碘伏棉棒同第一个。消毒范围大于透明敷料面积，碘伏消毒面积小于乙醇消毒面积。

⑧预摆导管位置。

⑨待皮肤上的消毒液完全干燥 10～15s 后，在预摆放固定器处用液体敷料进行保护。

⑩提起导管，将导管固定器上的缝合孔安装在导管固定器的支柱上，将锁扣锁死，固定器上箭头指向穿刺点，合理摆放导管固定器，注意避免导管打折，保持导管通畅，依次撕除背胶纸，固定导管固定器并按压牢固。

⑪无张力贴透明敷料，放置后先捏牢导管，做好"塑形"，然后按压透明敷料，敷料完全覆盖导管及导管固定器。

⑫脱无菌手套。

⑬取一条纸胶布固定透明敷料及外露导管，在透明敷料右下角，标注更换日期。

⑭整理床单位，向患者交代注意事项，整理用物。

⑮洗手。

⑯回治疗室，记录。

（5）封管

①洗手，戴口罩。

②显露中心静脉导管，垫垫巾。

③关闭输液器调节夹及中心静脉导管调节夹。

④将抽好的生理盐水封管液携至床旁,置于垫巾右侧。

⑤取一根碘伏棉签,断开输液管路与中心静脉连接处,消毒中心静脉管路端口处。

⑥打开中心静脉调节夹,用 10ml 生理盐水封管液脉冲式冲洗管路,实行正压封管(当封管液剩余 0.5～1ml 时边推边撤)。

⑦关闭中心静脉调节夹,用无菌纱布包裹外露导管,胶布固定。

⑧向患者交代注意事项,整理用物,洗手。

三、注意事项

(1)禁止使用<10ml 的注射器冲管。

(2)可以加压输液或输液泵给药,但不能用高压注射泵推注造影剂。

(3)要采用脉冲式正压封管,以防止血液反流进入导管。

(4)以 0°平拉方式拆除透明敷料,减少对皮肤损伤,最后自下而上去除敷料防止将导管带出体外。

(5)勿用乙醇棉签消毒穿刺点,以免引起化学性静脉炎。

(6)将体外导管放置呈弯曲状,以降低导管张力,避免导管移动。

(7)严格进行无菌操作,敷料要完全覆盖体外导管,以免引起感染。

(8)如发现污染、患者出汗多及透明敷料卷边等,应及时更换透明敷料。

(9)中心静脉置管由每周三临床班统一维护,主责护士负责记录(如有渗液、卷边等,应立即更换)。

(10)患者发热怀疑中心静脉导管相关性感染时,报告医师,遵医嘱给予患者拔除导管,并留取导管培养,1 周后查看培养结果,并记录于感染监测本 P194"中心静脉导管及 PICC 感染病例监测记录",遵医嘱使用抗生素。

(11)拔除中心静脉置管[文献来源:《临床静脉导管维护操作专家共识(2019)]。

①中心静脉置管应由主治医师给予拔除。

②拔管时应将导管出口部位置于低于患者心脏水平。

③拔管时指导患者进行深呼吸后屏气,再用力做呼气动作,在患者呼气末屏气状态下拔除。

④用无菌敷料密闭穿刺点至少 24h,24h 后评估穿刺点愈合情况,并记录于护理记录单。

⑤由主治医师拔除中心静脉导管,主责护士协助,拔出后双人查看管路完整性,与置管记录的导管长度进行比较。

⑥拔管后患者保持平卧 30min。

(12)每班接班后评估静脉液体外渗及静脉炎评估表格,并在护理记录单相应位置填写分值。

四、CVC 维护护理技术评分标准

项目	CVC 维护评分表	分值	得分
查对	核对医嘱(1分),记录单(置入刻度或外露长度)(1分) 自我介绍(1分) 核对患者,用反问式(0.5分),核对腕带(0.5分) 介绍操作目的(1分)	5	
评估	病情,配合程度(1分) 穿刺点:有无发红、肿胀、压痛、渗血及渗液(1分) 缝针:缝线有无松脱、缝针处有无渗血(1分) 导管:长度(置管长度或外露刻度),有无移动(1分) 敷料:有无潮湿、松脱、污染、是否到期(1分)	5	
用物准备	换药包1个、10ml预冲注射器2副(或生理盐水 10ml 2 支、10ml 注射器 2 副)、肝素盐水(10U/ml)1瓶、输液接头1个、75%乙醇1瓶、治疗盘1个 (少一件扣0.5分,无菌物品一项不符合要求扣1分,扣完至5分止)	5	
操作规程	核对患者 核对患者、核对腕带(1分) 协助患者采取舒适的体位(尽量取能完全显露穿刺点的体位)(1分)	2	
	更换接头 打开换药包,在穿刺部下方垫垫巾(1分) 揭开固定输液接头的胶布,去除胶痕(1分),乙醇棉签清洁接头下方皮肤(1分) 手消毒(1分) 取出预充式注射器,释放阻力,(或按照无菌操作方法抽取生理盐水)(1分)。连接输液接头预冲(2分),放在垫巾清洁处备用 卸下旧的输液接头(1分) 手消毒(1分),戴无菌手套(1分) 打开乙醇棉片包,用乙醇棉片包裹消毒导管接头,用力多方位擦拭横截面(1分)、侧面(1分)15 秒(2分) 连接新的输液接头(1分)	15	
	评估导管 打开延长管小夹子,缓慢回抽,见回血(4分)	4	
	冲洗导管 10ml 生理盐水脉冲冲管(4分)	4	
	正压封管 钢针方法:将针尖留在肝素帽内少许,脉冲式推注封管液剩 0.5～1ml 时,一边推封管液,一边拔针头(推液速度大于拔针速度)。确保留置导管内充满封管液,使导管内无药液或血液。无针接头方法:封管后拔出注射器前将小夹子尽量靠近穿刺点,夹毕小夹子后拔出注射器(2分) 双腔管要求双管双封(2分)	4	

项目	CVC 维护评分表		分值	得分
操作规程	**更换敷料** 去除原有透明敷料,0°牵拉松动敷料边缘,180°逆导管方向移除敷料(5 分),脱手套(1 分) 再次观察穿刺点有无发红、肿胀、压痛、渗血及渗液(1 分) 手消毒(1 分)、戴无菌手套(1 分) 乙醇脱脂消毒:左手持纱布覆盖在输液接头上向上提起导管,右手持乙醇棉棒 1 根,避开穿刺点直径 1cm 处,顺时针去脂消毒,范围以穿刺点为中心直径 15cm(大于贴膜的面积),再取第 2、3 根乙醇棉棒同样的方法逆、顺时针消毒皮肤(8 分) 碘伏消毒:乙醇完全待干后,取碘伏棉棒 1 支,放平导管以穿刺点为中心顺时针消毒皮肤和导管(穿刺点按压片刻),再取第 2、3 根碘伏棉棒同样的方法逆、顺时针消毒皮肤及导管。范围以穿刺点为中心直径 15cm(或略小于贴膜的面积)(8 分) 调整导管位置(1 分) 导管固定:待消毒液自然干燥后(皮肤干燥透亮),以 10cm×10cm 以上无菌透明敷料贴膜无张力粘贴,注意排尽贴膜下的空气,使导管、贴膜、皮肤紧密贴合。先用 1 条胶带蝶形交叉固定贴膜下缘,再用 1 条胶带高举平台法固定蝶形交叉。最后 1 根胶带横向固定延长管及接头(8 分) 在记录胶带上标注操作者姓名、日期、CVC 名称,贴于透明敷料边缘(1 分)		35	
	整理用物 整理用物(1 分);脱无菌手套(1 分) 整理床单位(1 分);交代患者注意事项(1 分)		4	
	洗手记录 ①洗手(1 分) ②记录(1 分)		2	
操作后评价	指导	正确指导患者,交代注意事项	3	
	计时	全部操作在 15min 内完成(超时 1min 扣 0.5 分)	2	
人文关怀与沟通	**沟通:** 语言通俗易懂,态度和蔼(1 分) 回答患者或家属问题正确、及时、沟通有效(4 分) 合适称谓、致谢(1 分)		10	
	保护:保护患者隐私、注意保暖(2 分)			
	观察与询问:操作中、操作后有观察和询问患者感受(2 分)			
总分			100	

第九节　单人心肺复苏护理技术

一、教学重点及难点

1. 教学重点

(1)心肺复苏的操作技能:心肺复苏的技能是学习的关键,主要包括 CPR 技能、人工呼吸技能和自动体外除颤技能等。护士需要在实践操作过程中,熟练掌握正确的技能操作和流程,以保证心肺复苏的顺利进行。

(2)心肺复苏的监控与管理:心肺复苏过程中,护士需要及时观察监控患者的生命体征,如心率、血压、呼吸、皮肤颜色等指标,并根据情况做出相应的处理。

(3)协调与配合:心肺复苏通常是一个多人合作的过程,需要护士与其他医护人员合作协调,共同完成心肺复苏任务,打破科室和学科间的壁垒。

(4)患者护理:需要对患者进行全方位的护理,包括心理护理、营养护理、头颈部固定、留置导管拔管等,以确保患者的安全和健康。

(5)风险管理:心肺复苏过程中存在着一定的风险,需要护士掌握正确的风险管理方法,及时评估患者的病情,防止出现不良事件的发生。

2. 教学难点

(1)心肺复苏的分级管理:根据患者的情况进行适当的分级管理,包括成人、儿童、新生儿等不同人群的分级管理,在处理病情时需要灵活和细致。

(2)心肺复苏知识应用的准确性:针对不同情况需要采取不同的心肺复苏措施,护士在处理病情时,需要准确判断病情的严重程度,选择恰当的心肺复苏技术。

(3)心肺复苏的操作难度:心肺复苏操作比较复杂,护士需要在压力下不断地进行心肺复苏,熟练掌握人工呼吸和胸外按压的操作技巧,并尽可能减少给患者带来不良反应。

二、单人心肺复苏护理技术标准操作流程

1. 操作目的　通过胸外按压及辅助通气的方式,对突发心搏骤停的患者进行抢救,最终达到挽救患者生命的效果。

2. 用物

物品名称	数量	物品名称	数量
治疗盘	1	记录单	1
简易呼吸器	1	记录笔	1
听诊器	1	按压板	1
血压计	1	脚凳	1
纱布罐	1	手表	1
污物罐	1	手消液	1
手电筒	1		

3．操作流程

(1)护士在巡视病房时,发现患者病情变化,呼叫患者。

(2)评估颈动脉搏动,同时观察胸廓起伏,口述"1001,1002,1003,1004,1005,1006,1007,患者颈动脉搏动,自主呼吸消失,呼叫医师,携带除颤仪,抢救计时,某点某分"。

(3)移开床头桌、病床,放下床挡。

(4)移枕,下拉棉被,垫按压板,解开衣扣、裤带,口述"充分显露患者胸壁"。

(5)移脚凳,找位置,开始胸外按压,口述"1下,2下,3下,4下,5下,6下,7下,8下,9下,10下……25下,26下,27下,28下,29下,30下"。

(6)打开气道,清理呼吸道,口述"有义齿者取出"。

(7)简易呼吸器通气(EC手法),口述"一组1,一组2";口述"气道无梗阻"。

(8)第二次按压,口述"1下,2下,3下,4下,5下,6下,7下,8下,9下,10下……25下,26下,27下,28下,29下,30下"。

(9)第二次用简易呼吸器通气,口述"五组1,五组2(简易呼吸器放回盘中)",口述"连续五个循环后,除颤仪到达,给予电除颤"。

(10)再次评估呼吸、颈动脉搏动,(看、感、听、摸)口述"1001,1002,1003,1004,1005,1006,1007,1008,1009,1010,患者呼吸恢复,颈动脉搏动可触及,抢救成功,某点某分"。

(11)撤脚凳,测量血压,口述"血压80/60mmHg"。

(12)观察瞳孔,并报告瞳孔较前缩小,对光反射迟钝。

(13)观察患者颜面、口唇、甲床,并报告发绀较前减轻,末梢循环改善,复苏成功,继续给予高级生命支持。

(14)整理衣裤、撤按压板,垫枕,盖好棉被,固定床挡,移回病床及床头桌,安抚患者。

(15)整理用物,洗手,记录。

4．注意事项

(1)判断患者意识时,拍打患者双肩部,贴近患者耳部,左、右各呼叫一次,做到"轻拍重唤",不可摇动患者。

(2)垫胸外按压板时,位置与患者双肩平齐,注意保护患者。

(3)评估颈动脉搏动手法正确,右手示、中指并拢,沿患者的气管纵向滑行至喉结处,在旁开2~3cm处触摸颈动脉搏动,计时<10s(1001、1002、1003、1004、1005、1006、1007)。

(4)评估颈动脉时眼要从头外侧顺着胸廓环视一圈到内侧。

(5)胸外按压位置为两乳头连线中点,否则按压无效。

(6)胸外按压采用双手叠扣法,左手掌根部放在中点位置,手指张开;右手放在左手,手指向下弯曲,与左手指交叉,左手指离开胸部,腕、肘关节伸直,利用身体重力,垂直向下用力按压,按压间歇放松时手掌根部不能离开按压部位,以免移位。

(7)胸外按压频率为100~120次/分,深度为5~6cm。

(8)开放气道常用仰面举颏法。左手小鱼际置于患者前额,手掌用力后压使其头部后仰,右手中指、示指剪刀式分开上提下颌。

(9)评估呼吸、颈动脉搏动时,采取看、感、听、摸,即看胸廓是否起伏、感觉呼吸道有无气体排出、听呼吸道有无气体通过声音及触摸颈动脉搏动。

(10)观察瞳孔时手电筒要先朝向操作者打开,以免光源刺激到患者,影响对瞳孔的观察。

(11)准确记录抢救成功的时间。

三、单人心肺复苏护理技术评分标准

单人心肺复苏术(简易呼吸器法)操作考核评分表

单位　　　　　　　日期　　　　　　监考人

科室										
步骤										
着装①,仪表①,举止符合要求①										
物品准备齐全①,持物正确①										
拍肩并呼叫患者①,触摸颈动脉①,同时观察胸廓起伏(计时<10秒:1001—1007)										
报告:自主呼吸,颈动脉搏动消失①,呼叫医师抢救,计时(报告:×时×分,开始抢救)①,准备除颤仪①										
移床头桌①,移床、去床挡①、去枕、被子折叠于床尾①,垫按压板①,解衣扣、裤带①										
胸外按压:放脚凳①,找部位⑩,手法⑤,深度5～6cm⑩,频率100～120次/分⑤,胸外按压30次(口述:1—10下、25—30下)										
开放气道⑤(仰面举颏法,怀疑头颈部损伤时应使用推举下颌法)、清理呼吸道分泌物②,取出活动义齿①										
简易呼吸器通气2次⑩,人工呼吸与按压比为2:30(儿童2:15),连续做5个循环,除颤仪到达除颤①										
评估:观察复苏有效指征,判断呼吸②,触摸颈动脉⑤(看、感、听,计时10秒:1001—1010),报告:×时×分,患者自主呼吸恢复,颈动脉搏动可触及②										
撤脚凳①,测血压(报告数值)①,观察瞳孔(报告:患者瞳孔较前缩小,对光反射存在)⑤										
观察皮肤颜色,报告:患者颜面、口唇、甲床,发绀较前减轻,末梢循环恢复②,报告:复苏成功,继续给予高级生命支持②										
整理衣裤①,撤按压板①,垫枕①,盖被①,安床挡①,移回床、床头桌①,安抚患者①										
整理用物①,洗手①,记录①										
提问⑤										
完成时间										
扣分										
总分										

注:1. 操作完成时间为5min,超时每30s扣1分,计时自操作者请示开始起,至报告操作完毕结束。

2. 操作考核总分100分,90分(含)以上为达标。

第8章

肝胆胰外科康复训练技术

第一节　术后活动康复训练技术

1. **概述**　术后活动是患者手术后进行相应的肢体运动及功能锻炼,以 Orem 自理模式为指导思想,确定并参与患者的活动,强调自我护理及调动个人的主观能动性,努力提高患者活动能力,帮助患者提高自我护理能力,使被动护理变为主动护理,促进患者术后活动和改善身体功能的技术,可同时给患者的身体和心理康复带来益处。

2. **目的**　术后活动能保持全身肌肉的正常张力,促进身体各个系统的新陈代谢及血液循环,促进组织损伤的再生、修复和功能重塑;减少坠积性肺炎、肺不张、下肢静脉血栓形成等术后并发症;增加身体协调能力和自理能力;同时还可减轻焦虑症状、改善睡眠质量、降低疲劳感。肝胆外科患者术后常因麻醉、创伤等原因导致胃肠功能紊乱,易发生肠粘连、肠梗阻等,从而影响切口愈合和机体康复。因此,如何促进肝胆外科手术患者术后胃肠功能尽早恢复,减少术后并发症,提高生活质量是护理工作的重要任务,而术后早期活动起到重要作用。

3. **适应证与禁忌证**　术后活动没有绝对禁忌证,对有休克、心力衰竭、严重感染、活动性出血等症状的极度衰弱者,以及有特殊制动要求手术者,不能过早进行活动。

4. **操作方法**

(1)心理干预:术前即对患者进行宣教解说,使其充分认识到术后早期活动的必要性,同时让患者了解相关的手术知识,以消除紧张、恐惧心理,使其术后积极主动配合活动。同时告知患者术后活动可能会引起疼痛,使其有思想准备。在术后活动时要给予鼓励,以增强其自信心。

(2)安全保证:护理人员应在保证活动安全的前提下,指导、协助患者进行术后活动。活动应根据患者的耐受程度逐渐增加活动量,特别是大手术、有多根引流管的患者,活动时更需注意,保持引流通畅且防止脱落、扭曲、受压。告知患者引流管的位置应低于耻骨水平,避免引流液反流引起逆行感染,并保持引流管通畅。术后使用腹带来固定伤口,以减少活动时对伤口的牵拉。对术后活动有困难的患者,护理人员要严格按照护理程序进行评估、诊断、制订计划、实施护理措施等,如定期给予翻身、协助床上坐起、搀扶下地行走等。对留有陪护的患者,护士要和陪护人员一起扶助患者活动。

(3)加强疼痛管理:有效的镇痛是确保患者下床活动的重要前提,术后患者多因疼痛而拒绝下床活动,因此有效合理地控制患者疼痛状况将有利于患者下床活动,需要医护联合采取多种方式减轻患者疼痛。包括多模式镇痛、超前镇痛等,为实现术后早期下床活动提供重要保障。

(4)活动方法

①术后:麻醉已清醒患者床头抬高取低半卧位,指导患者做胸式呼吸,定时做深呼吸,30min 一次,鼓励患者做有效咳嗽、咳痰,咳嗽时注意压好伤口,如痰液黏稠者,可做雾化吸入,排出呼吸道分泌物。按摩或活动双下肢,2h 一次,每次 15min,双下肢做屈伸、脚腕关节及踝泵运动,床上翻身 2h 一次。

②术后第 1 天:早晨扶患者坐起或侧身,协助其刷牙洗脸,并予以拍背,补液完毕后协助患者从半卧位坐起,进行起坐训练,顺序是靠坐、伏坐、自坐、床边坐、垂足坐逐步适当增加活动度。

③术后第二天:进行离床活动,顺序是手扶床站立、依扶站立、自己站立、床边小范围活动、床边大范围活动、随意活动。第 1 天活动时间 1h,上午 30min,下午 30min。第 2 天活动时间 1.5h,上午 30min,下午 30min,傍晚 30min。第 3 天活动时间 2h,上午 1h,下午 1h。每天 2 次或 3 次,每次 15~20min,视患者的具体情况给予适当指导,循序渐进,逐渐增加活动量。

④术后 72h 后的活动方法:在之前的基础上逐渐增加患者的运动强度,以患者能够站立完成各项运动,并逐步提高步行的速度和距离为主要目标。

⑤肝动脉化疗栓塞术后患者术肢应严格制动 6h,术区加压包扎,24h 后下床活动。

(5)各项活动内容

①踝泵运动:促进下肢血液循环,防止下肢静脉血栓。步骤:患者平躺或半卧→双腿伸直并拢→将脚背下压使足尖尽力往下绷直(保持 5s)→将脚背尽力回勾使小腿肌肉紧绷(保持 5s)→将双脚回复原位并将双脚向左摆动(保持 5s)→将双脚向右摆动(保持 5s)→将双脚回复原位顺时针方向最大限度旋转→将双脚逆时针方向最大限度反方向旋转→再次按上述步骤重复 10 次。

②抬臀运动:促进胃肠道蠕动,帮助通气。步骤:患者平躺于床上→双手从腰两侧按压住伤口防止伤口疼痛→双腿弯曲踩床→依靠腿部力量将臀部抬起(保持 5s)→轻轻将臀部落回床上→再次按上述步骤重复共 10 次。

③有效咳嗽运动:帮助肺部扩张,防止肺部感染。步骤:患者半卧或坐位→双手从腰两侧按压住伤口防止伤口疼痛→进行数次深而缓慢呼吸后用鼻深吸一口气屏气 3s→从胸腔进行 2~3 次短促有力的深部咳嗽,有痰时将痰液咳出→再次按上述步骤重复 10 次。

④翻身运动:避免背部皮肤受压,防止压疮。步骤:患者平躺于床上→双手从腰两侧按压住伤口防止伤口疼痛→双腿弯曲踩床→依靠腿部力量将臀部抬起向床栏一侧缓慢平移→肩部和头部也向床栏一侧缓慢挪动→直至患者身体完全平移挪至床栏一侧→将双腿向对侧的方向侧卧→一手护住伤口另一只手抓住对侧床栏 1~2h 后按照上述步骤朝反方向侧卧。

5.注意事项

(1)首次下床注意体位性低血压,观察有无头晕、气促、心悸。

(2)选择早晨输液前和下午输液后进行活动。

(3)循序渐进,逐渐延长时间和次数。

(4)穿防滑鞋子以防滑倒,穿合适衣物避免受凉。

6.教学分析

(1)教学内容:鼓励并协助患者早期进行下床活动,并教会患者术后活动内容、活动方法、活动强度、注意事项。

（2）教学目标：通过对患者进行宣教，能够督促患者早日下床活动，并且能够正确有效地进行术后活动，达到减少术后并发症，使患者早日康复的目的。

（3）教学重点：教会患者术后各项活动的方法，督促患者早日进行活动，保证患者活动安全。

（4）教学难点

①患者方面：患者术后切口疼痛及术后体力问题配合度较低；患者术后携带引流管，活动易受影响。

②护理方面：护士需要合理评估患者活动的独立性，规划合理的活动方案；需要用书面材料或者示范来进行宣教。

第二节　有效咳嗽康复训练技术

1. 概述　有效咳嗽训练技术是一种通过训练患者咳嗽技能来提高咳嗽效率并减少误吸或吸入性肺炎等吞咽障碍并发症的治疗方法。

肝胆外科手术通常采用气管插管全麻，由于手术时气管插管可能损伤咽喉部及气道黏膜，使咽喉部及气道分泌物增多，同时腹部手术创口面积大，患者怕伤口疼痛不敢咳嗽，或咳嗽方式不对，痰液不能有效咳出，再加上大多数患者年老体弱，卧床时间较长，容易发生坠积性肺炎。若给清醒的患者以吸痰来协助排痰，往往会遭到拒绝。因为喉部防御反射的存在，操作过程中很难清理下呼吸道的痰液，且会增加患者的痛苦，因此能否让清醒的患者术后自主有效咳出痰液显得尤为重要。临床上常规排痰护理是雾化吸入加上拍背，但发现很多患者咳嗽后并不能自主咳出呼吸道的痰液，只是单纯的咽部震动。而规范呼吸功能训练配合有效的咳嗽、咳痰，可以帮助腹部术后患者有效排出呼吸道分泌物，增强肺通气量，预防肺不张、肺炎的发生，并减小腹部伤口缝合处的张力，减轻患者的疼痛。

2. 目的

（1）保持呼吸道通畅，避免痰液淤积。

（2）提高药效，促进疾病恢复。

（3）预防感染，减少术后并发症。

3. 适应证及禁忌证

（1）适应证：神志清醒，能够配合，痰多黏稠，不易咳出和术后患者。

（2）禁忌证：咽喉感染、肿痛、咯血史、肺大疱患者、肋骨骨折。

4. 操作方法及注意事项

（1）术前指导

①指导患者练习胸、腹式深呼吸：胸式呼吸，患者取坐位，吸气时双肩放松。气体由鼻慢慢吸入，使胸廓慢慢扩张，然后屏气 2～3s。呼气时用口慢慢呼出。每日 2～4 次，每次 10～20min。腹式呼吸训练：指导患者取平卧位，全身肌肉放松，一只手放于胸部，另一只手放于腹部。吸气时，用鼻吸入，尽力挺腹，胸部不动；呼气时，用口呼出，同时收缩腹部；缓呼深吸，深吸气后屏气 2s，然后缩唇慢呼气，使呼气时间是吸气时间的 2 倍。每日训练 2 次，每次 10～15min，且保持每分钟 7～8 次的呼吸频率。

②缩唇呼吸训练：指导患者用鼻吸气，用口呼气，呼气时口唇缩拢似吹口哨状或鱼嘴状，持

续而缓慢地呼气,同时收缩腹部。吸与呼时间之比为 1:2 或 1:3,尽量深吸慢呼。每日训练 2次,每次 10～15min,且保持每分钟 7～8 次的呼吸频率。

③主动咳嗽训练法:患者坐位,双脚着地,身体稍前倾,双手环抱一个枕头,进行数次深而缓慢的腹式呼吸,深吸气并屏气,然后缩唇(噘嘴),缓慢呼气,在深吸一口气后屏气 3～5s,身体前倾,从胸腔进行 2～3 次短促有力咳嗽,张口咳出痰液,咳嗽时收缩腹肌,或用自己的手按压上腹部,帮助咳嗽。

(2)术后指导辅助咳嗽训练法

①腹部推挤辅助法:患者平卧,护士手掌交叠,掌根置于剑突下方位置,但又不能挤压到下位肋骨和剑突。患者先深吸气或吞气,然后在指令下咳嗽,咳嗽同时护士向前上方推挤。

②肋膈辅助咳嗽法:患者平卧,护士将双手呈蝶状置于患者两肋,拇指指向剑突,另四指与肋骨平行。在患者深呼气终末,护士快速向下向内按压并要求患者深吸气。在吸气终末,要求患者屏气并用力咳嗽,咳嗽期间,护士快速在两侧前方施加手部力量,以增加患者咳嗽终末的气流。该辅助方法最容易在侧卧位完成。

③平卧位胸部前方挤压:护士在侧方以前臂横置于患者上胸部和下胸部,患者咳嗽时,护士位于患者上胸部的手臂维持不动,帮助固定上胸部,而置于患者下胸部的手臂则进行推挤以增加咳嗽气流,加强上胸部活动能力的改善。

④反式辅助咳嗽:以左侧卧位为例,髋部扭转 45°,护士跪在患者后方,从髋的上方斜向面对患者肩部。护士左手放在患者右肩胛骨,右手放在髂前上棘部位。患者吸气,护士左手向前向上推,右手向后向下挤压到最大限度时,要求患者屏气,同时护士两手交换位置。交换好位置后要求患者咳嗽,同时护士左手向后向内收,右手向上向前推。

⑤被动咳嗽训练法:护士以中指指腹推压患者环状软骨下缘,刺激患者产生咳嗽反射。

5. 注意事项

(1)辅助训练时需要注意护士施加外力的位置,应避免对下位肋骨和剑突施加暴力,以免造成骨折,尤其是老年女性和明确的骨质疏松病史者。

(2)屏气需要适度,避免长时间用力憋气。

(3)患者做到有效咳痰的同时,护士要正确评估痰液的分级,从而选择有效的协助排痰方式。下附"痰液黏稠度分级"表。

痰液黏稠度分级

痰液黏稠度区别	Ⅰ度(稀痰)	Ⅱ度(中度黏痰)	Ⅲ度(重度黏痰)
痰液性状	稀痰	较Ⅰ度黏稠	明显黏稠
痰液颜色	米汤或白色泡沫状痰	白色或黄白色黏痰	黄色伴血丝痰、血痰
能否咳出	易咳出	用力咳	不易咳出
吸痰后吸痰管内壁痰液滞留情况	无	易被冲净	大量滞留,不易冲净,吸痰管常因负压过大而塌陷

6. **教学分析** 对肝胆胰手术患者采取规范呼吸训练及咳嗽、咳痰护理后,患者基本能够有效咳出痰液,预防术后肺部感染和肺不张,减少并发症的发生,促进患者的康复,还能减少抗菌药物使用,节约医疗成本,提高患者的生活质量,提升护理服务质量,避免医疗纠纷,提高护理满意度,使患者确实受益。

第三节　床上排尿康复训练技术

1. **概述** 床上排尿康复训练是一种通过训练患者床上排尿的技能来有效降低患者因麻醉抑制、术后卧床排尿习惯的改变而引起的尿潴留等一系列问题的康复训练技术。人体排尿与控尿是由大脑皮质直接指挥、控制,并且与人精神因素有关。有专家研究表明,排尿环境比排尿量更重要。正常人膀胱内尿量在 400ml 以下时,其内压力无显著变化。当膀胱尿量增加达 400~500ml 时,使其内压增加到 1.47kPa 以上时,膀胱壁牵张感受器受到刺激而兴奋,冲动由盆神经传入到达脊髓腰骶部排尿反射初级中枢;同时冲动也到达脑干和大脑皮质的排尿反射高级中枢并产生尿意。在环境不许可时,脊髓初级排尿反射中枢的活动受到大脑皮质的抑制,直到环境许可时,抑制才被解除,排尿反射才能发生。排尿这一生理活动是膀胱与神经相互作用的结果,是一种较为复杂的生理过程,反射弧中的任何障碍都将引起排尿困难和尿潴留。

2. **目的** 术前指导患者练习床上排尿,可大大降低术后患者因体位原因排不出尿的问题。术前指导患者练习床上排尿非常重要,这不仅减轻了护士的术后护理工作量,还在很大程度上减轻了因拔除尿管后排尿困难对患者的伤害,所以术前指导患者做床上排尿训练很有必要。

3. **适应证** 肝动脉化疗栓塞术后患者、胰十二指肠切除后长期卧床的患者、术后下肢制动者、有静脉血栓的患者。

4. **操作方法**

(1)患者有尿意时,床四周用屏风遮挡,患者仰卧屈膝,男性患者将卧式小便器的接口从弯曲大腿处伸入,接于尿道口;女患者则将一次性便盆放于臀部,让患者排尿。排尿困难时,可将床头缓慢摇起,嘱患者深吸气,缓慢呼气,待患者排出后逐渐将床头摇至水平。

(2)患者开始排尿时,保持病室安静,让患者听流水声,水声由缓到急(不宜转换过快),促进排尿。

(3)用热水袋敷患者小腹处,轻轻给予按摩。热敷尾骶部,将毛巾浸入 45~50℃ 温水中拧至半干,迅速敷于尾骶部,保持 5~7s,直径 10cm 左右,重复以上动作 3~4 次。患者往往在热敷的瞬间产生尿意。

(4)按摩法:将手置于患者下腹部膀胱膨隆处,向左右轻轻按摩 10~20 次,再用手掌自膀胱底部向下推移按压,1~3min 后尿液即可排出。

(5)女患者可采用温水冲洗会阴,用 40~45℃ 温水冲洗患者会阴部,以刺激尿道神经而促进排尿。

5. **注意事项**

(1)操作前向患者、家属说明操作方法和目的,便于家属学习和患者配合。

(2)摇高床头支架时速度缓慢均匀,以免引起患者不适。病情危重者一律由护士操作,并注意观察其面色,发现异常,及时调整或放平床头,查明原因并及时处理。

(3)取放便盆时,动作轻柔,勿硬拖、拉、塞,防止损伤皮肤。

(4)如患者肢体活动受限,应将患肢妥善固定后再协助其排尿。

第四节　缩唇呼吸康复训练技术

1. 概述　是通过提高支气管内压,并利用腹肌运动,以提高通气量,减少耗氧量,减轻呼吸困难,最终达到提高运动耐力的呼吸训练方式。

2. 目的

(1)通过缩唇呼吸可以增加外周气道的阻力,避免小气道反复塌陷,有利于肺的残气量呼出,从而改善肺气肿的严重程度,并提高呼吸效率。

(2)通过缩唇呼吸的功能锻炼可以增强膈肌的收缩力度并提高效率,使胸腔内压力下降,呼吸更加有力,肺功能得以改善。通过呼吸功能锻炼,肺功能得到改善,患者活动耐量增加,活动后气促、喘闷程度减轻,特别是慢性阻塞性肺疾病患者受益更大。

(3)通过缩唇呼吸使全麻手术围术期患者肺部功能明显增强,并提高肺活量。

3. 适应证与禁忌证

(1)适应证:适用于重度 COPD 患者、正接受运动康复或呼吸肌锻炼患者,作为一项辅助措施进行。

(2)禁忌证:无绝对禁忌证。

4. 操作方法及注意事项

(1)操作方法:患者取舒适体位(立位或坐位),使其放松全身肌肉,双手置于上腹部,闭嘴经鼻吸气,稍屏气后通过缩唇(吹口哨样)缓慢呼气,同时收缩上腹部,吸气与呼气时间之比为1:2或1:3,呼吸频率为每分钟 8～10 次,≥80 岁者,每次锻炼时间 10min;≤79 岁者,每次为15min,每日 2～3 次,以不感疲劳为度。

(2)注意事项

①一般吸气 2～3s,呼气 4～6s,呼吸频率每分钟<20 次。

②要求全程放松、缓慢、延长,有控制地呼气。

③同时放松颈部、肩部、背部肌肉,尽可能使呼气流速降低,呼气时间延长。

④鼻吸气时注意嘴唇紧闭,避免用嘴进行深吸气,练习过程中避免刻意憋气。

⑤若难以放松唇部,可以尝试发出“嘶嘶”的声音,避免口周肌群过度紧张而发生气短。

5. 教学分析　缩唇呼吸的训练可以帮助患者肺循环得以改善,延长吐气过程,降低呼吸频率,而且也可以让支气管内压降低,防止支气管塌陷,同时也可以增加新鲜空气的吸入量,放松全身的肌肉,也能够改善患者缺氧状态,并降低二氧化碳潴留。更重要的是通过速成呼吸训练,可以提高膈肌肌力,也可以慢慢地将自己的胸腔压力降低,使肺活量得以改善。所以,缩唇呼吸训练是很好的一种训练方式,比较适合一些肺疾病的患者。在进行缩唇呼吸的时候,主要通过训练,可以使肺部功能明显增强,也可以很好地提高肺活量。

第五节　踝泵运动康复训练技术

1. **概述**　踝泵运动属于术后康复运动,通过踝关节的屈伸和环绕运动模拟泵的作用,促进下肢静脉回流和淋巴回流,预防下肢静脉血栓形成。

2. **目的**　踝泵运动被认为是下肢功能锻炼方法中最简便有效的一种。通过踝关节的过屈、过伸的主动活动,可以有效促进下肢肌肉伸缩,促使血液回流,有利于消肿和加快恢复速度。

3. **适应证与禁忌证**

(1)适应证

①昏迷、麻痹、完全卧床休息的患者。

②患者身体某一部位处于制动阶段,为保持上下部位关节功能,并为新的活动做准备。

③改善心血管和呼吸功能。

④卧床患者避免关节萎缩、循环不良、骨质疏松和心功能降低等特殊情况。

(2)禁忌证:各种原因导致的踝关节不稳、踝部骨折未愈,且未做内固定、骨关节肿瘤、全身情况极差、病情不稳定等。若运动造成新的损伤,导致疼痛、炎症加重时,也应停止训练。

4. **操作方法**

(1)屈伸动作:嘱患者躺或坐在床上,下肢伸展,大腿放松,缓缓勾起脚尖,尽力使脚尖朝向自己,至最大限度时保持10s,然后脚尖缓缓下压,至最大限度时保持10s,然后放松,这样一组动作完成。稍休息后可再次进行下一组动作。反复地屈伸踝关节,最好每小时练习5min,每日练5～8次。

(2)绕环动作:嘱患者躺或坐在床上,下肢伸展,大腿放松,以踝关节为中心,脚踝做360°绕环,尽力保持动作幅度最大。绕环可以使更多的肌肉得到运动。可顺时针和逆时针交替进行。

5. **注意事项**　由于术后的长时间卧床,血液循环不畅,肌肉、肌腱会有不同程度的萎缩,绕环动作的幅度会受限,甚至出现痛感。如果体力不够,或疼痛剧烈,只做屈伸动作效果也不错。疼痛缓解后,增加绕环动作。另外,踝部术后或石膏固定者不宜进行踝泵练习。刚开始训练时用力要循序渐进,逐渐适应后再增加强度。训练中如感觉疼痛难忍,可减少训练的时间及次数。健康人群每隔1小时做几组踝泵运动对身体而言是也是有利无弊的。

6. **教学分析**

(1)知识目标:掌握踝泵运动的训练方法,更好地促进下肢血液循环,防止肌肉萎缩,进行宣教,调动患者自我训练积极性。

(2)方法目标:患者主动配合护士进行定时训练,通过学习合作,患者能够主动配合护士工作。

(3)教学重点、难点:患者配合能力与理解能力差,对疾病的认知不全,不清楚下肢静脉血栓的重要性,对后期预后的影响。

第六节　胃肠道功能康复训练技术

1. **概述**　胰十二指肠切除术后胃肠功能恢复对患者的术后康复非常重要,胃肠功能恢复越早,进食时间越早。早期肠内营养,可改善术后营养状况,促进吻合口及伤口愈合,减少并发症的发生,缩短患者住院时间和降低住院费用。胰十二指肠切除术是治疗胰头区域肿瘤的重要手术方式,由于手术创伤大,涉及器官多,术后留置管道多,术后患者体质虚弱,伤口疼痛,患者不愿意活动,从而导致术后肛门排气及排便时间延长,出现腹胀、腹痛、呕吐及感染等情况。早期康复干预能有效促进胰十二指肠切除术后患者胃肠功能的恢复,降低并发症的发生率,缩短住院时间,降低医疗费用,促进医患沟通,提高患者满意度。

2. 目的　使患者术后提早进食,加快胃肠黏膜修复,一定程度上降低患者肠粘连、胃排空功能障碍、胰腺内分泌功能异常等并发症发生风险。

3. 适应证与禁忌证

(1)适应证:胰十二指肠切除术后的所有患者。

(2)禁忌证

①严重损伤或感染的患者。

②伴有全身感染或免疫力极度低下者。

③有显著出血倾向的患者。

4. 操作方法及注意事项

(1)留置胃肠减压和空肠营养管:做好口鼻腔护理,防止黏膜损伤引发感染。胃肠减压期间应保持有效的负压吸引,注意观察引流液的颜色、性状及量,并做好记录。夹闭后无腹胀、呕吐,遵医嘱拔除胃管。

(2)早期心理康复护理:患者情绪的不稳定会影响到病情的康复,而环境因素又会对患者的情绪造成一定影响。在术前,责任护士详细给患者及家属介绍手术的相关知识、术后康复锻炼的必要性等,督促患者自我调节情绪,配合术后的早期康复锻炼。对于部分情绪不高、消极情绪重的患者,护士请病区术后康复锻炼良好的患者到病房现身说法,或是介绍成功的典型病例资料,给患者强调术后早期康复锻炼的积极意义,增强患者的自信心。

(3)术后营养支持:术中患者置空肠营养管,在术后 24h 开始经营养管缓慢滴入 500ml 温葡萄糖氯化钠,速度从 30ml/h 开始,逐渐递增至 150ml/h。输注时保持营养液温度为 37℃。输注时要注意观察是否有腹胀、腹泻、出汗、头昏等症状。输液时采取半卧位或低半卧位。若患者无不适反应,则术后 48h 开始给予肠内营养支持,逐渐增加全天的入量,以患者未感到明显腹胀为宜。在术后 14 日左右若患者无胰漏等并发症,则开始经口进食,直到完全经口充分进食后停止肠内应用支持。

(4)术后早期康复锻炼:术后 6h 左右即开始早期锻炼,患者生命体征稳定后,协助患者取半坐位及翻身、活动四肢等,每 2 小时一次。术后第 1 天,搀扶患者在床上坐起,一只手压住伤口,在护士的拍背下有效咳嗽、咳痰,锻炼肺功能,每次 20～25min,每日 3 次。同时指导患者进行术后康复体操,共分为 6 节:第一节为患者平卧外旋内旋双肩关节;第二节为单腿伸直上抬到与躯干成 120°左右后还原;第三节为膝部伸直后踝关节运动;第四节为腹式呼吸运动;第五节为头、手、足为支撑,缓慢抬起臀、腰、背呈角弓反张状,然后还原重复;第六节为肛提肌收缩运动,护士根据患者术后康复情况循序渐进地指导患者进行康复体操。

(5)灌肠:遵医嘱给予甘油灌肠剂 110ml 进行灌肠,小剂量药物灌肠 15min 后即会出现肠蠕动,可减少自主神经反射的发生。

(6)定时评价排便情况和观察肠道康复训练效果,并记录排便情况。发现异常现象及时报告处理。

5. **教学分析**　胰十二指肠切除术患者在麻醉、疾病、手术等因素的影响下导致肠道神经系统及胃肠激素调节系统的紊乱,影响了术后胃肠功能恢复。结合患者术后胃肠功能恢复的特点制订早期康复干预方案,从患者术前的心理康复护理出发,帮助患者建立自信心,避免术前术后产生心理-生理应激反应,并增强术后康复锻炼的自信心。加强术后早期的肠内营养支持,提高机体免疫力,改善营养状况,促进胃肠功能改善。早期肠内营养(EEN)不仅为患者术后提供了修复手术创伤所需的营养物质,而且还有利于机体的合成代谢,更重要的是促进肠蠕动,维护肠黏膜功能。术后康复锻炼可加速血液循环,加快胃肠血供,有利于胃肠功能的恢复。早期协助患者在床上活动,予翻身拍背,指导咳嗽,活动四肢,可以锻炼肺功能,减少肺部并发症,促进全身血液循环,胃肠道的血液循环也得到改善,从而促进胃肠功能恢复。

第七节　术后引流管护理康复指导

1. **概述**　肝胆外科疾病因手术部位及手术性质的特殊性,常常放置引流管以达到引流炎性积液、胆汁或积血的目的,尤其针对开腹手术患者,多需进行引流管留置,来予以辅助治疗,从而防止术后腹腔感染、胆汁性腹膜炎等并发症。因此,腹腔引流管对提高手术成功率,降低术后并发症发生率,促进患者术后康复具有重要的意义。术后引流管护理的作用极其关键,对临床治疗效果起到很大影响,引流管的有效护理,可缩短住院时间,同时利于临床疗效的提升。

2. **目的**
(1)提升手术治疗有效性,同时还能够减轻患者的痛苦,促进其预后改善。
(2)提升引流效果,减少并发症的发生,避免患者出现引流管狭窄或梗阻等情况。
(3)促进术后康复进程,提高患者生存质量。

3. **适应证**　如肝硬化、肝癌、胆囊炎、胆石症等需实施肝胆手术治疗的患者。

4. **操作方法**　加强基础护理管理,即遵守无菌操作原则、固定管道、保持引流通畅、评估管道滑脱风险、落实预防管道滑脱措施、加强巡视,定时检查患者引流管情况,对患者实施健康宣教等。

(1)术后心理指导:术后患者的心理情况直接对病情的恢复成正比,因此在患者引流期间,应为患者提供安静、舒适的房间。还要多与患者交流,摸清患者心理状况,及时给予患者鼓励与关心,多与患者讲述病情恢复好的病例,消除患者的恐惧感,增强患者的信心,积极配合治疗。护理人员还要对患者说明引流管放置的重要性,告知在走动时如何防止引流管脱落。

(2)术后引流管的护理

①患者术后安返病房,监测生命体征平稳。护士妥善固定引流管,为防止引流管脱落或移位,需使用一次性医用敷贴将引流管固定于皮肤上,然后在床挡处固定好引流袋。做好标识,有多根引流管时,应分别给予不同标记,保持引流管通畅,观察引流液的颜色、性状、量。

②护士对家属及患者进行引流管注意事项宣教,嘱患者变换体位时保护引流管。若患者要下床活动,则要用别针将引流袋固定于衣服上,注意引流袋的位置需低于手术切口位置,从而确保引流管无扭曲、挤压、脱出、阻塞等情况。患者若要变换体位或更换衣服,护理人员需从旁协助,并观察引流管的放置与走向,以避免发生误拔、过度牵拉引流管等情况,避免其弯曲、打折及脱出。切勿打开引流管与引流袋连接处或自行倾倒引流液。若有引流量短期内明显增多或颜色鲜红时,应及时通知医师,给予及时处理。

③接引流管时注意无菌技术操作,引流管应低于出口平面,防止逆行回流感染,保持引流管的通畅,每30分钟挤捏管道一次,若引流管无液体流出,可能是管道被堵塞,要根据实际情况,通知医师处理。

④观察引流液的颜色、性状,量,如有异常,及时通知医师。

⑤需要负压引流者,应调整好所需负压压力,并注意维持负压状态。用封闭式负压引流时,负压维持0.02~0.04MPa。

⑥如果需要外引流管注入抗生素等药物或做管腔冲洗,应严格执行无菌操作。

⑦若为双套管引流管,注意要保持排气管的通畅,不可将其折叠,负压维持0.02~0.04MPa,防止管壁塌陷。

⑧主管医师定期为患者更换敷料,术后1周,每隔1天更换1次,1周后则每周换1次,同时注意保持敷料的清洁与干燥,注意观察引流口处的皮肤,观察有无渗血、渗液、红肿等情况出现。若出现上述情况应及时更换敷料,在更换时注意尽量避免对患者皮肤造成损伤。若患者发生引流液渗漏,需增加换药次数,以免皮肤受到引流液刺激,从而有效保护皮肤。

⑨拔管后密切观察患者病情变化、生命体征;了解患者食欲、粪便色泽,有无腹痛、发热、黄疸等情况;24h内观察拔管后敷料有无渗出,严防敷料移位和脱落。

5. **注意事项**

(1)严格进行无菌操作,保持引流袋位置低于引流部位,引流袋可1周更换1~2次(引流液有性状、颜色改变的需每日更换)。

(2)保持引流管通畅,定时挤压,避免引流管折叠、扭曲。

(3)观察引流液的量、性状、色泽变化,与病情是否相符,每日记录,发现异常,及时与医师联系。

(4)引流管妥善固定,以防滑脱,患者活动时勿将引流管拉脱。

6. **教学分析**　肝胆外科患者术后留置引流管能提升手术治疗有效性,同时还能减轻患者痛苦,促进其预后改善。若引流管留置过程中出现导管扭曲、引流不畅、脱落等现象,不但会引发各类并发症,同时也会对治疗效果产生负性影响。因此,对患者加强引流管护理及各类并发症的防治具有一定的必要性。动态监测引流物、妥善固定导管、定期冲管、观察引流液性状、引流量及引流物是否有异常表现,及时发现各类异常表现并采取防控措施,有利于推动患者术后康复进程顺利进行。

第八节　围术期心理护理指导

1. **概述**　随着医学的发展,手术作为一种医学的治疗手段,由于其是一种侵入性的操作,存在一定的风险和损害,对于大多数的普通人来说都是陌生的,容易使患者对其产生负性的心理反应。负性的心理反应可能会降低患者对于手术和麻醉的耐受,影响患者的康复。围术期间医护人员给予患者正确、适宜的心理照顾,能够有效地改善患者的负面心理反应,加快疾病康复。关于"中国手术患者围术期焦虑",最新研究显示:①择期手术患者术前高度焦虑的发生率可达25.9%,其独立危险因素包括女性、高侵袭性手术、焦虑型性格特征及失眠病史等;②大多数患者主要担心是手术效果、麻醉安全及术后疼痛等,提示医务人员围术期心理护理缓解患者焦虑情绪的必要性。

2. 目的

(1)有利于患者疾病治疗和康复。

(2)有利于缩短患者治疗时间与住院时间。

(3)有利于提升患者的护理满意度。

3. 适应证

(1)初次手术或对手术不了解,担心预后效果的患者。

(2)适合因手术具有严重焦虑和抑郁的患者。

(3)适合一些慢性病且病程比较长,无法全面康复或需要长期治疗的患者。

(4)本身患有精神疾病需要手术者。

(5)因疾病需要高侵袭性手术的患者。

4. 心理护理指导

(1)术前护理

①医护人员与患者进行积极的沟通与交流,每次交流时间至少 30min,动态分析患者的心理状态,并对其实施个性化的宽慰与指导,帮助患者减轻焦虑感或者抑郁感。对患者提出的相关问题需认真解答,并通过临床专业知识进行宣教,提高患者对疾病的认知度,使其积极地接受临床治疗。

②术前责任护士必须与麻醉师及手术室护士等人员进行交流,保障患者在进入手术室之后能够稳定心态,使其获得高质量的心理支持,由此来减弱患者对手术的恐惧感,逐步增强其临床护理配合度。

③术前指导患者进行床上翻身、有效咳嗽、胸式呼吸、床下锻炼等常规适应性锻炼,向患者说明术后尽早参与功能训练的意义,并且还需要让患者掌握深呼吸等方法,由此来稳定患者的情绪,促使其心态平和,逐步增强自信心。术前针对理解能力差的患者给予加强知识教育,为患者详细说明疾病类型及手术原理,告知患者并发症的影响,使其了解相关的预防策略,帮助患者对自身的疾病有一个客观性的认识。

④责任护士可与主治医师一起巡查患者,共同发现问题,解决问题。

⑤加强患者社会支持,协助患者家属参与到患者围术期的护理之中,给予患者心理关怀,有效发挥社会支持的增益性功能,从而降低患者的心理压力。

⑥脱敏疗法,向患者介绍同类手术成功的案例,条件允许的情况下可请手术成功者介绍自己的经验,以缓解患者焦虑,增强手术治疗的信心。

⑦对于心理问题严重者,可请精神卫生科的专业医护人员对其进行心理疏导,必要时可采取药物干预。

(2)术后护理

①术后对患者的生命体征与病情发展实时跟踪监测,同时加强对引流管的护理。

②根据患者的病情发展与机体恢复情况为其制订针对性的锻炼方案,给予术后康复指导。

③术后指导患者正确饮食与准确用药。

④术后给予患者镇痛干预,若患者的疼痛感不剧烈,则需要注意调整患者的心理状态,避免出现焦虑或者抑郁等负性心理。若患者疼痛剧烈,可遵医嘱给予镇痛药物进行干预。

5. 注意事项

(1)护理患者过程中,注意保护患者的隐私,切不可大声对患者说话,要尽量温柔地和患者进行交流。

（2）尊重患者，避免嘲笑患者或议论患者病情。

（3）要让患者有心理准备，避免在患者处于情绪激动的情况下和患者交谈。

（4）避免给患者不好的心理暗示，和患者谈话内容也要进行保密。

（5）尽可能满足患者合理的需求。

6. 教学分析

（1）教学重点：树立现代化的心理护理观，目前我国临床心理护理大多数都是对疾病的研究，而现代化的心理护理观，则要拓宽研究领域，强调护理对象是一个人，是一个整体。除了疾病的手术康复治疗外，应当考虑到患者的生理、心理、社会等综合状态对疾病的影响，完成全方位的心理护理，让患者对手术治疗不再有心理负担，而是能够正确、积极地对待。

（2）教学难点：围术期负面的心理应激和创伤应激都会对手术患者的术后整体康复效果有一定的不良影响。根据患者的年龄、疾病、身体、心理状态等方面，选择适宜的心理护理，能够改善手术患者的负性心理状态，促进术后的快速康复，提高生活质量。未来如何结合临床围术期加强心理护理人员的专业化队伍建设、提高护理人员的理论研究、新技术的开发应用及特殊人员的护理是尚待解决的问题。

第9章

肝胆胰外科专科疾病应急预案

第一节 急性肝衰竭应急预案

一、概念

当肝受到多种因素(如病毒、乙醇、药物等)引起严重损害时,造成肝细胞大量坏死,导致功能发生严重障碍或失代偿,进而出现以凝血机制障碍和黄疸、肝性脑病、腹水等为主要表现的一组临床症候群,称之为肝衰竭。

二、常见临床表现

1. 极度乏力、严重消化道症状(腹痛、腹胀、恶心、食欲缺乏、呕吐)。
2. 皮肤黏膜黄染进行性加深、尿色进行性加深。
3. 严重凝血功能障碍(皮肤黏膜出血、鼻出血、牙龈出血、消化道出血、尿道出血等)为主要共同临床特点,还可有低热、各种并发症相应的表现等,具体临床表现因肝衰竭的不同分类存在一定差异。

三、治疗原则

采取综合疗法,加强支持治疗,抑制肝细胞坏死和促进肝细胞再生,防治各种并发症。

四、应急抢救流程

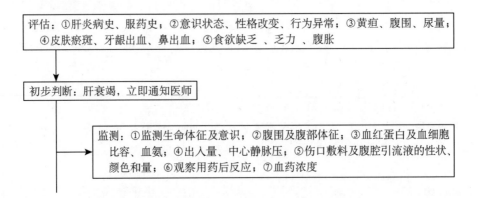

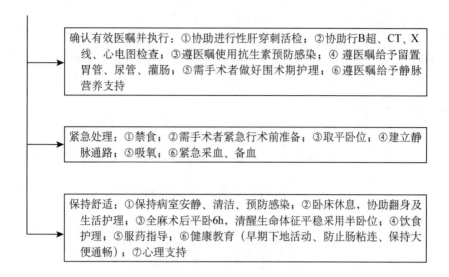

确认有效医嘱并执行：①协助进行性肝穿刺活检；②协助行B超、CT、X线、心电图检查；③遵医嘱使用抗生素预防感染；④遵医嘱给予留置胃管、尿管、灌肠；⑤需手术者做好围术期护理；⑥遵医嘱给予静脉营养支持

紧急处理：①禁食；②需手术者紧急行术前准备；③取平卧位；④建立静脉通路；⑤吸氧；⑥紧急采血、备血

保持舒适：①保持病室安静、清洁、预防感染；②卧床休息，协助翻身及生活护理；③全麻术后平卧6h，清醒生命体征平稳采用半卧位；④饮食护理；⑤服药指导；⑥健康教育（早期下地活动、防止肠粘连、保持大便通畅）；⑦心理支持

第二节　肝、脾破裂应急预案

一、概念

1. **肝破裂**　是肝受到外来暴力或锐器刺伤而引起破裂出血。在肝因病变而增大时，受外力作用时更易受伤。肝损伤后常有严重的出血性休克，并因胆汁漏入腹腔，引起胆汁性腹膜炎和继发感染。

2. **脾破裂**　是脾受到外伤暴力使其破裂引起内出血。脾是腹部内脏中最容易受损伤的器官，发生率几乎占各种腹部损伤的 20%～40%，脾破裂分为外伤性破裂和自发性破裂。

二、常见临床表现

1. **脾破裂的临床表现**

(1)以内出血及血液对腹膜引起的刺激为其特征。

(2)有腹部压痛、反跳痛和腹肌紧张，失血性休克症状。体征有腹膜刺激征，移动性浊音，腹胀，腹部肿块。

2. **肝破裂伤临床表现**

(1)真性肝裂伤：表现为严重损伤有大量出血而致休克，合并胆管断裂，则胆汁和血液刺激腹膜，引起腹痛、腹肌紧张、压痛和反跳痛，有时胆汁刺激膈肌出现呃逆和肩部牵涉痛。

(2)肝包膜下裂伤：多数有包膜下血肿，临床表现可不典型，仅有肝区或右上腹胀痛，右上腹压痛，肝区叩痛，有时可扪及有触痛的肝；若继发感染则形成脓肿，继续出血使包膜下血肿逐渐增大，张力增高，经数小时或数日后可破裂，出现真性肝裂伤的一系列症状和体征。

(3)中央型肝裂伤：症状表现也不典型。如同时有肝内胆管裂伤，血液流入胆管和十二指肠，表现为阵发性胆绞痛和上消化道出血。

三、治疗原则

加强复苏,立即手术止血,行肝、脾切除或修补或自体肝、脾组织移植,积液、积血和胆汁的通畅引流,术后的支持处理。

四、应急抢救流程

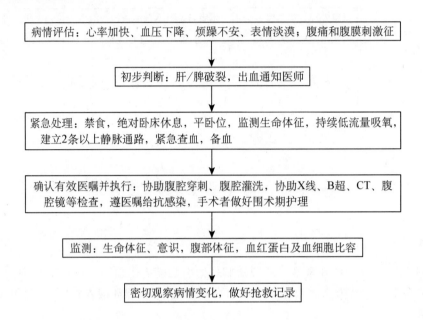

病情评估:心率加快、血压下降、烦躁不安、表情淡漠;腹痛和腹膜刺激征

初步判断:肝/脾破裂,出血通知医师

紧急处理:禁食,绝对卧床休息,平卧位,监测生命体征,持续低流量吸氧,建立2条以上静脉通路,紧急查血,备血

确认有效医嘱并执行:协助腹腔穿刺、腹腔灌洗,协助X线、B超、CT、腹腔镜等检查,遵医嘱给抗感染,手术者做好围术期护理

监测:生命体征、意识,腹部体征,血红蛋白及血细胞比容

密切观察病情变化,做好抢救记录

第三节 感染性休克应急预案

一、概念

感染性休克亦称脓毒性休克,是指由微生物及其毒素等产物所引起的脓毒病综合征伴休克。感染灶中的微生物及其毒素、细胞壁产物等侵入血液循环,激活宿主的各种细胞和体液系统,产生细胞因子和内源性递质,作用于机体各种器官、系统,影响其灌注,导致组织细胞缺血缺氧、代谢紊乱、功能障碍,甚至多器官功能衰竭。

二、常见临床表现

1. 低血压 成人收缩压≤80mmHg(10.6kPa)。
2. 周围血管灌注不足 四肢湿冷,面色和口唇苍白,肢体出现斑点,脉搏弱快。
3. 精神状态改变 不安、激动、精神错乱,亦可神志淡漠或烦躁不安、意识模糊甚至昏迷等。
4. 其他 心动过速、尿量减少。

三、治疗原则

除积极控制感染外,应针对休克的病生理给予补充血容量、纠正酸中毒、调整血管舒缩功能、消除血细胞聚集以防止微循环淤滞，以及维护重要脏器的功能等。治疗的目的在于恢复全身各脏器组织的血液灌注和正常代谢。

四、应急抢救流程

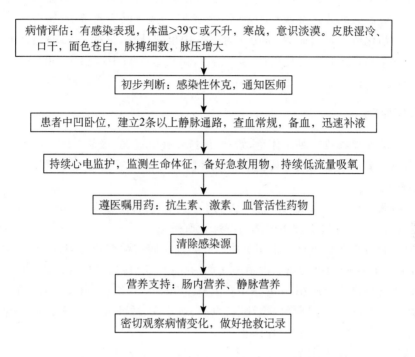

病情评估：有感染表现，体温>39℃或不升，寒战，意识淡漠。皮肤湿冷、口干，面色苍白，脉搏细数，脉压增大

↓

初步判断：感染性休克，通知医师

↓

患者中凹卧位，建立2条以上静脉通路，查血常规，备血，迅速补液

↓

持续心电监护，监测生命体征，备好急救用物，持续低流量吸氧

↓

遵医嘱用药：抗生素、激素、血管活性药物

↓

清除感染源

↓

营养支持：肠内营养、静脉营养

↓

密切观察病情变化，做好抢救记录

第四节　消化道出血应急预案

一、概念

消化道出血是从食管到肛门这段消化道任意部位的出血称为消化道出血。分为上消化道、中消化道和下消化道三种出血。上消化道出血最多见，是指十二指肠悬韧带（Treitz韧带）以上的食管、胃、十二指肠、上段空肠及胰管和胆管的出血。十二指肠悬韧带以下的肠道出血统称为下消化道出血。随着内镜技术的发展，新名词"中消化道"改变了对消化道的传统分段概念的认识。新定义以十二指肠乳头、回盲瓣为标志，将消化道分为"上消化道"（十二指肠乳头以上）、"中消化道"（十二指肠乳头至回盲瓣）和"下消化道"（盲肠、结肠、直肠）。

二、常见临床表现

根据原发疾病的不同，可以伴有其他相应的临床表现，如腹痛、发热、肠梗阻、呕血、便血、柏油便、腹部包块、蜘蛛痣、腹壁静脉曲张、黄疸等。

1. 呕血　为上消化道出血的特征性表现，出血量大者呕血，少者则无。出血速度慢则为棕褐色或咖啡色，短期出血量大为鲜红色或有血块。

2. 黑粪　黑色柏油样便，黏稠而发亮。多提示上消化道高位小肠出血。

3. 便血　多为下消化道出血表现，若上消化道出血>1000ml；也可有便血，粪便呈暗红色血便,甚至鲜血。

4. 失血性休克 表现为头晕、心慌、乏力,甚至晕厥、四肢湿冷、心率加快、血压下降。

5. 贫血 面色苍白、头晕、乏力等表现。

6. 隐性消化道出血 粪便隐血试验阳性,可伴有或不伴有缺铁性贫血。

7. 仅有血液丢失或贫血症状 头晕、晕厥、心绞痛或呼吸困难等。

8. 发热 消化道大量出血后,部分患者24h内出现低热,持续3～5日后降至正常。

9. 出血量与临床症状 轻度出血:500ml(可出现头晕);中度出血:500～1000ml(可出现晕厥、口渴、尿少);重度出血:＞1500ml(可出现四肢冰冷、少尿、意识模糊)。

三、治疗原则

1. 一般急救处理措施 卧床休息,禁食,保持呼吸道通畅,吸氧,镇静,监测生命体征。

2. 补充血容量 输液选用生理盐水、林格液、右旋糖酐或其他血浆代用品、输血,肝硬化患者宜用新鲜血液。

3. 止血措施遵循二个原则 一是应区别不同原因上消化道出血而采用不同的止血措施;二是先一般止血措施,效果不理想则选用特殊止血措施。

4. 食管静脉曲张破裂出血 采用垂体后叶素加三腔二囊管压迫,或生长抑素类药物加三腔二囊管压迫。止血间期可行急诊内镜硬化剂治疗和(或)食管静脉套扎术治疗。

5. 消化性溃疡出血 应用8mg去甲肾上腺素生理盐水口服,H_2受体阻滞药或质子泵抑制药静脉滴注。效果不理想则经内镜注射、电凝、血管夹、微波或激光等止血,亦可采用选择性动脉插管动脉灌注药物、动脉栓塞疗法止血。

6. 手术治疗 上述治疗无效时则进行手术治疗。

四、应急抢救流程

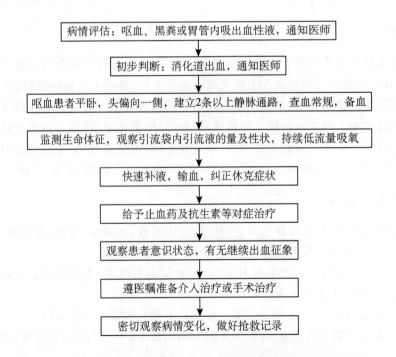

第五节　肝性脑病应急预案

一、概念

肝性脑病又称肝性昏迷。由严重肝功能代偿不全引起,以代谢紊乱为基础的中枢神经系统综合征。主要以意识障碍、行为失常和昏迷为临床表现。

二、临床表现

肝性脑病的临床表现往往因原有肝病的性质、肝细胞损害的轻重缓急及诱因的不同而很不一致。为了观察肝性脑病的动态变化,有利于早期诊断和处理及分析疗效,一般根据意识障碍程度、神经系统表现和脑电图改变,将肝性脑病自轻微的精神改变到深昏迷分为四期。

分期	主要症状	体征	脑电图
一期 前驱期	轻度性格改变和行为失常	扑翼样震颤可引出	正常
二期 昏迷前期	意识错乱、睡眠障碍、行为失常	扑翼样震颤。腱反射亢进,肌张力增高,踝阵挛,锥体束征阳性	特征性异常
三期 昏睡期	昏睡和精神错乱	扑翼样震颤仍可引出。肌张力增高,锥体束征阳性	明显异常
四期 昏迷期	浅昏迷、深昏迷	扑翼样震颤不能引出。浅昏迷时腱反射和肌张力增高,深昏迷时各种反射消失	明显异常

以上各期的分界不很清楚,前后期临床表现可有重叠,病情发展或经治疗好转时,程度可晋级或退级。少数慢性肝性脑病患者由于中枢神经不同部位有器质性损害而出现智能减退、共济失调、阳性锥体束征或截瘫,这些表现可能暂时存在,也有成为永久性的。

三、应急抢救流程

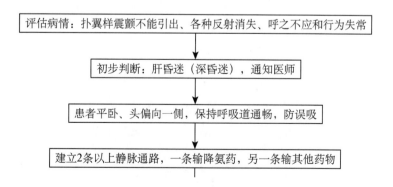

评估病情:扑翼样震颤不能引出、各种反射消失、呼之不应和行为失常

↓

初步判断:肝昏迷(深昏迷),通知医师

↓

患者平卧、头偏向一侧,保持呼吸道通畅,防误吸

↓

建立2条以上静脉通路,一条输降氨药,另一条输其他药物

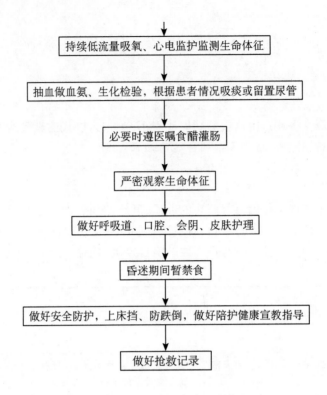

持续低流量吸氧、心电监护监测生命体征

抽血做血氨、生化检验，根据患者情况吸痰或留置尿管

必要时遵医嘱食醋灌肠

严密观察生命体征

做好呼吸道、口腔、会阴、皮肤护理

昏迷期间暂禁食

做好安全防护，上床挡、防跌倒，做好陪护健康宣教指导

做好抢救记录

附录 A 中华人民共和国护士条例

第一章 总 则

第一条 为了维护护士的合法权益,规范护理行为,促进护理事业发展,保障医疗安全和人体健康,制定本条例。

第二条 本条例所称护士,是指经执业注册取得护士执业证书,依照本条例规定从事护理活动,履行保护生命、减轻痛苦、增进健康职责的卫生技术人员。

第三条 护士人格尊严、人身安全不受侵犯。护士依法履行职责,受法律保护。全社会应当尊重护士。

第四条 国务院有关部门、县级以上地方人民政府及其有关部门,以及乡(镇)人民政府应当采取措施,改善护士的工作条件,保障护士待遇,加强护士队伍建设,促进护理事业健康发展。国务院有关部门和县级以上地方人民政府应当采取措施,鼓励护士到农村、基层医疗卫生机构工作。

第五条 国务院卫生主管部门负责全国的护士监督管理工作。县级以上地方人民政府卫生主管部门负责本行政区域的护士监督管理工作。

第六条 国务院有关部门对在护理工作中做出杰出贡献的护士,应当授予全国卫生系统先进工作者荣誉称号或者颁发白求恩奖章,受到表彰、奖励的护士享受省部级劳动模范、先进工作者待遇;对长期从事护理工作的护士应当颁发荣誉证书。具体办法由国务院有关部门制定。县级以上地方人民政府及其有关部门对本行政区域内做出突出贡献的护士,按照省、自治区、直辖市人民政府的有关规定给予表彰、奖励。

第二章 执业注册

第七条 护士执业,应当经执业注册取得护士执业证书。申请护士执业注册,应当具备下列条件:

(一)具有完全民事行为能力;

(二)在中等职业学校、高等学校完成国务院教育主管部门和国务院卫生主管部门规定的普通全日制 3 年以上的护理、助产专业课程学习,包括在教学、综合医院完成 8 个月以上护理临床实习,并取得相应学历证书;

(三)通过国务院卫生主管部门组织的护士执业资格考试;

(四)符合国务院卫生主管部门规定的健康标准。

护士执业注册申请,应当自通过护士执业资格考试之日起 3 年内提出;逾期提出申请的,除应当具备前款第(一)项、第(二)项和第(四)项规定条件外,还应当在符合国务院卫生主管部门规定条件的医疗卫生机构接受 3 个月临床护理培训并考核合格。护士执业资格考试办法由国务院卫生主管部门会同国务院人事部门制定。

第八条 申请护士执业注册的,应当向批准设立拟执业医疗机构或者为该医疗机构备案的卫生主管部门提出申请。收到申请的卫生主管部门应当自收到申请之日起20个工作日内做出决定,对具备本条例规定条件的,准予注册,并发给护士执业证书;对不具备本条例规定条件的,不予注册,并书面说明理由。护士执业注册有效期为5年。

第九条 护士在其执业注册有效期内变更执业地点的,应当向批准设立拟执业医疗机构或者为该医疗机构备案的卫生主管部门报告。收到报告的卫生主管部门应当自收到报告之日起7个工作日内为其办理变更手续。护士跨省、自治区、直辖市变更执业地点的,收到报告的卫生主管部门还应当向其原注册部门通报。

第十条 护士执业注册有效期届满需要继续执业的,应当在护士执业注册有效期届满前30日向批准设立执业医疗机构或者为该医疗机构备案的卫生主管部门申请延续注册。收到申请的卫生主管部门对具备本条例规定条件的,准予延续,延续执业注册有效期为5年;对不具备本条例规定条件的,不予延续,并书面说明理由。护士有行政许可法规定的应当予以注销执业注册情形的,原注册部门应当依照行政许可法的规定注销其执业注册。

第十一条 县级以上地方人民政府卫生主管部门应当建立本行政区域的护士执业良好记录和不良记录,并将该记录记入护士执业信息系统。护士执业良好记录包括护士受到的表彰、奖励,以及完成政府指令性任务的情况等内容。护士执业不良记录包括护士因违反本条例以及其他卫生管理法律、法规、规章或者诊疗技术规范的规定受到行政处罚、处分的情况等内容。

第三章 权利和义务

第十二条 护士执业,有按照国家有关规定获取工资报酬、享受福利待遇、参加社会保险的权利。任何单位或者个人不得克扣护士工资,降低或者取消护士福利等待遇。

第十三条 护士执业,有获得与其所从事的护理工作相适应的卫生防护、医疗保健服务的权利。从事直接接触有毒有害物质、有感染传染病危险工作的护士,有依照有关法律、行政法规的规定接受职业健康监护的权利;患职业病的,有依照有关法律、行政法规的规定获得赔偿的权利。

第十四条 护士有按照国家有关规定获得与本人业务能力和学术水平相应的专业技术职务、职称的权利;有参加专业培训、从事学术研究和交流、参加行业协会和专业学术团体的权利。

第十五条 护士有获得疾病诊疗、护理相关信息的权利和其他与履行护理职责相关的权利,可以对医疗卫生机构和卫生主管部门的工作提出意见和建议。

第十六条 护士执业,应当遵守法律、法规、规章和诊疗技术规范的规定。

第十七条 护士在执业活动中,发现患者病情危急,应当立即通知医师;在紧急情况下为抢救垂危患者生命,应当先行实施必要的紧急救护。护士发现医嘱违反法律、法规、规章或者诊疗技术规范规定的,应当及时向开具医嘱的医师提出;必要时,应当向该医师所在科室的负责人或者医疗卫生机构负责医疗服务管理的人员报告。

第十八条 护士应当尊重、关心、爱护患者,保护患者的隐私。

第十九条 护士有义务参与公共卫生和疾病预防控制工作。发生自然灾害、公共卫生事件等严重威胁公众生命健康的突发事件,护士应当服从县级以上人民政府卫生主管部门或者所在医疗卫生机构的安排,参加医疗救护。

第四章 医疗卫生机构的职责

第二十条 医疗卫生机构配备护士的数量不得低于国务院卫生主管部门规定的护士配备标准。

第二十一条 医疗卫生机构不得允许下列人员在本机构从事诊疗技术规范规定的护理活动:

(一)未取得护士执业证书的人员;

(二)未依照本条例第九条的规定办理执业地点变更手续的护士;

(三)护士执业注册有效期届满未延续执业注册的护士。

在教学、综合医院进行护理临床实习的人员应当在护士指导下开展有关工作。

第二十二条 医疗卫生机构应当为护士提供卫生防护用品,并采取有效的卫生防护措施和医疗保健措施。

第二十三条 医疗卫生机构应当执行国家有关工资、福利待遇等规定,按照国家有关规定为在本机构从事护理工作的护士足额缴纳社会保险费用,保障护士的合法权益。对在艰苦边远地区工作,或者从事直接接触有毒有害物质、有感染传染病危险工作的护士,所在医疗卫生机构应当按照国家有关规定给予津贴。

第二十四条 医疗卫生机构应当制定、实施本机构护士在职培训计划,并保证护士接受培训。护士培训应当注重新知识、新技术的应用;根据临床专科护理发展和专科护理岗位的需要,开展对护士的专科护理培训。

第二十五条 医疗卫生机构应当按照国务院卫生主管部门的规定,设置专门机构或者配备专(兼)职人员负责护理管理工作。

第二十六条 医疗卫生机构应当建立护士岗位责任制并进行监督检查。护士因不履行职责或者违反职业道德受到投诉的,其所在医疗卫生机构应当进行调查。经查证属实的,医疗卫生机构应当对护士做出处理,并将调查处理情况告知投诉人。

第五章 法律责任

第二十七条 卫生主管部门的工作人员未依照本条例规定履行职责,在护士监督管理工作中滥用职权、徇私舞弊,或者有其他失职、渎职行为的,依法给予处分;构成犯罪的,依法追究刑事责任。

第二十八条 医疗卫生机构有下列情形之一的,由县级以上人民政府卫生主管部门依据职责分工责令限期改正,给予警告;逾期不改正的,根据国务院卫生主管部门规定的护士配备标准和在医疗卫生机构合法执业的护士数量核减其诊疗科目,或者暂停其 6 个月以上 1 年以下执业活动;国家举办的医疗卫生机构有以下情形之一,情节严重的,还应对负有责任的主管人员和其他直接责任人员依法给予处分:

(一)违反本条例规定,护士的配备数量低于国务院卫生主管部门规定的护士配备标准的;

(二)允许未取得护士执业证书的人员或者允许未依照本条例规定办理执业地点变更手续、延续执业注册有效期的护士在本机构从事诊疗技术规范规定的护理活动的。

第二十九条 医疗卫生机构有下列情形之一的,依照有关法律、行政法规的规定给予处罚;国家举办的医疗卫生机构有下列情形之一、情节严重的,还应当对负有责任的主管人员和其他直接责任人员依法给予处分：

（一）未执行国家有关工资、福利待遇等规定的；

（二）对在本机构从事护理工作的护士，未按照国家有关规定足额缴纳社会保险费用的；

（三）未为护士提供卫生防护用品，或者未采取有效的卫生防护措施、医疗保健措施的；

（四）对在艰苦边远地区工作，或者从事直接接触有毒有害物质、有感染传染病危险工作的护士，未按照国家有关规定给予津贴的。

第三十条　医疗卫生机构有下列情形之一的，由县级以上地方人民政府卫生主管部门依据职责分工责令限期改正，给予警告：

（一）未制定、实施本机构护士在职培训计划或者未保证护士接受培训的；

（二）未依照本条例规定履行护士管理职责的。

第三十一条　护士在执业活动中有下列情形之一的，由县级以上地方人民政府卫生主管部门依据职责分工责令改正，给予警告；情节严重的，暂停其6个月以上1年以下执业活动，直至由原发证部门吊销其护士执业证书：

（一）发现患者病情危急未立即通知医师的；

（二）发现医嘱违反法律、法规、规章或者诊疗技术规范的规定，未依照本条例第十七条的规定提出或者报告的；

（三）泄露患者隐私的；

（四）发生自然灾害、公共卫生事件等严重威胁公众生命健康的突发事件，不服从安排参加医疗救护的。

护士在执业活动中造成医疗事故的，依照医疗事故处理的有关规定承担法律责任。

第三十二条　护士被吊销执业证书的，自执业证书被吊销之日起2年内不得申请执业注册。

第三十三条　扰乱医疗秩序，阻碍护士依法开展执业活动，侮辱、威胁、殴打护士，或者有其他侵犯护士合法权益行为的，由公安机关依照治安管理处罚法的规定给予处罚；构成犯罪的，依法追究刑事责任。

第六章　附　则

第三十四条　本条例施行前按照国家有关规定已经取得护士执业证书或者护理专业技术职称、从事护理活动的人员，经执业地省、自治区、直辖市人民政府卫生主管部门审核合格，换领护士执业证书。本条例施行前，尚未达到护士配备标准的医疗卫生机构，应当按照国务院卫生主管部门规定的实施步骤，自本条例施行之日起3年内达到护士配备标准。

第三十五条　本条例自2008年5月12日起施行。

附录 B　医疗纠纷预防和处理条例

第一章　总　则

第一条　为了预防和妥善处理医疗纠纷,保护医患双方的合法权益,维护医疗秩序,保障医疗安全,制定本条例。

第二条　本条例所称医疗纠纷,是指医患双方因诊疗活动引发的争议。

第三条　国家建立医疗质量安全管理体系,深化医药卫生体制改革,规范诊疗活动,改善医疗服务,提高医疗质量,预防、减少医疗纠纷。在诊疗活动中,医患双方应当互相尊重,维护自身权益应当遵守有关法律、法规的规定。

第四条　处理医疗纠纷,应当遵循公平、公正、及时的原则,实事求是,依法处理。

第五条　县级以上人民政府应当加强对医疗纠纷预防和处理工作的领导、协调,将其纳入社会治安综合治理体系,建立部门分工协作机制,督促部门依法履行职责。

第六条　卫生主管部门负责指导、监督医疗机构做好医疗纠纷的预防和处理工作,引导医患双方依法解决医疗纠纷。

司法行政部门负责指导医疗纠纷人民调解工作。

公安机关依法维护医疗机构治安秩序,查处、打击侵害患者和医务人员合法权益及扰乱医疗秩序等违法犯罪行为。

财政、民政、保险监督管理等部门和机构按照各自职责做好医疗纠纷预防和处理的有关工作。

第七条　国家建立完善医疗风险分担机制,发挥保险机制在医疗纠纷处理中的第三方赔付和医疗风险社会化分担的作用,鼓励医疗机构参加医疗责任保险,鼓励患者参加医疗意外保险。

第八条　新闻媒体应当加强医疗卫生法律、法规和医疗卫生常识的宣传,引导公众理性对待医疗风险;报道医疗纠纷,应当遵守有关法律、法规的规定,恪守职业道德,做到真实、客观、公正。

第二章　医疗纠纷预防

第九条　医疗机构及其医务人员在诊疗活动中应当以患者为中心,加强人文关怀,严格遵守医疗卫生法律、法规、规章和诊疗相关规范、常规,恪守职业道德。医疗机构应当对其医务人员进行医疗卫生法律、法规、规章和诊疗相关规范、常规的培训,并加强职业道德教育。

第十条　医疗机构应当制定并实施医疗质量安全管理制度,设置医疗服务质量监控部门或者配备专(兼)职人员,加强对诊断、治疗、护理、药事、检查等工作的规范化管理,优化服务流程,提高服务水平。医疗机构应当加强医疗风险管理,完善医疗风险的识别、评估和防控措施,定期检查措施落实情况,及时消除隐患。

第十一条 医疗机构应当按照国务院卫生主管部门制定的医疗技术临床应用管理规定,开展与其技术能力相适应的医疗技术服务,保障临床应用安全,降低医疗风险;采用医疗新技术的,应当开展技术评估和伦理审查,确保安全有效、符合伦理。

第十二条 医疗机构应当依照有关法律、法规的规定,严格执行药品、医疗器械、消毒药剂、血液等的进货查验、保管等制度。禁止使用无合格证明文件、过期等不合格的药品、医疗器械、消毒药剂、血液等。

第十三条 医务人员在诊疗活动中应当向患者说明病情和医疗措施。需要实施手术,或者开展临床试验等存在一定危险性、可能产生不良后果的特殊检查、特殊治疗的,医务人员应当及时向患者说明医疗风险、替代医疗方案等情况,并取得其书面同意;在患者处于昏迷等无法自主做出决定的状态或者病情不宜向患者说明等情形下,应当向患者的近亲属说明,并取得其书面同意。紧急情况下不能取得患者或者其近亲属意见的,经医疗机构负责人或者授权的负责人批准,可以立即实施相应的医疗措施。

第十四条 开展手术、特殊检查、特殊治疗等具有较高医疗风险的诊疗活动,医疗机构应当提前预备应对方案,主动防范突发风险。

第十五条 医疗机构及其医务人员应当按照国务院卫生主管部门的规定,填写并妥善保管病历资料。因紧急抢救未能及时填写病历的,医务人员应当在抢救结束后 6 小时内据实补记,并加以注明。任何单位和个人不得篡改、伪造、隐匿、毁灭或者抢夺病历资料。

第十六条 患者有权查阅、复制其门诊病历、住院志、体温单、医嘱单、化验单(检验报告)、医学影像检查资料、特殊检查同意书、手术同意书、手术及麻醉记录、病理资料、护理记录、医疗费用以及国务院卫生主管部门规定的其他属于病历的全部资料。患者要求复制病历资料的,医疗机构应当提供复制服务,并在复制的病历资料上加盖证明印记。复制病历资料时,应当有患者或者其近亲属在场。医疗机构应患者的要求为其复制病历资料,可以收取工本费,收费标准应当公开。患者死亡的,其近亲属可以依照本条例的规定,查阅、复制病历资料。

第十七条 医疗机构应当建立健全医患沟通机制,对患者在诊疗过程中提出的咨询、意见和建议,应当耐心解释、说明,并按照规定进行处理;对患者就诊疗行为提出的疑问,应当及时予以核实、自查,并指定有关人员与患者或者其近亲属沟通,如实说明情况。

第十八条 医疗机构应当建立健全投诉接待制度,设置统一的投诉管理部门或者配备专(兼)职人员,在医疗机构显著位置公布医疗纠纷解决途径、程序和联系方式等,方便患者投诉或者咨询。

第十九条 卫生主管部门应当督促医疗机构落实医疗质量安全管理制度,组织开展医疗质量安全评估,分析医疗质量安全信息,针对发现的风险制定防范措施。

第二十条 患者应当遵守医疗秩序和医疗机构有关就诊、治疗、检查的规定,如实提供与病情有关的信息,配合医务人员开展诊疗活动。

第二十一条 各级人民政府应当加强健康促进与教育工作,普及健康科学知识,提高公众对疾病治疗等医学科学知识的认知水平。

第三章 医疗纠纷处理

第二十二条 发生医疗纠纷,医患双方可以通过下列途径解决:

(一)双方自愿协商;

(二)申请人民调解；

(三)申请行政调解；

(四)向人民法院提起诉讼；

(五)法律、法规规定的其他途径。

第二十三条　发生医疗纠纷,医疗机构应当告知患者或者其近亲属下列事项：

(一)解决医疗纠纷的合法途径；

(二)有关病历资料、现场实物封存和启封的规定；

(三)有关病历资料查阅、复制的规定。

患者死亡的,还应当告知其近亲属有关尸检的规定。

第二十四条　发生医疗纠纷需要封存、启封病历资料的,应当在医患双方在场的情况下进行。封存的病历资料可以是原件,也可以是复制件,由医疗机构保管。病历尚未完成需要封存的,对已完成病历先行封存；病历按照规定完成后,再对后续完成部分进行封存。医疗机构应当对封存的病历开列封存清单,由医患双方签字或者盖章,各执一份。病历资料封存后医疗纠纷已经解决,或者患者在病历资料封存满 3 年未再提出解决医疗纠纷要求的,医疗机构可以自行启封。

第二十五条　疑似输液、输血、注射、用药等引起不良后果的,医患双方应当共同对现场实物进行封存、启封,封存的现场实物由医疗机构保管。需要检验的,应当由双方共同委托依法具有检验资格的检验机构进行检验；双方无法共同委托的,由医疗机构所在地县级人民政府卫生主管部门指定。疑似输血引起不良后果,需要对血液进行封存保留的,医疗机构应当通知提供该血液的血站派员到场。现场实物封存后医疗纠纷已经解决,或者患者在现场实物封存满 3 年未再提出解决医疗纠纷要求的,医疗机构可以自行启封。

第二十六条　患者死亡,医患双方对死因有异议的,应当在患者死亡后 48 小时内进行尸检；具备尸体冻存条件的,可以延长至 7 日。尸检应当经死者近亲属同意并签字,拒绝签字的,视为死者近亲属不同意进行尸检。不同意或者拖延尸检,超过规定时间,影响对死因判定的,由不同意或者拖延的一方承担责任。尸检应当由按照国家有关规定取得相应资格的机构和专业技术人员进行。医患双方可以委派代表观察尸检过程。

第二十七条　患者在医疗机构内死亡的,尸体应当立即移放太平间或者指定的场所,死者尸体存放时间一般不得超过 14 日。逾期不处理的尸体,由医疗机构在向所在地县级人民政府卫生主管部门和公安机关报告后,按照规定处理。

第二十八条　发生重大医疗纠纷的,医疗机构应当按照规定向所在地县级以上地方人民政府卫生主管部门报告。卫生主管部门接到报告后,应当及时了解掌握情况,引导医患双方通过合法途径解决纠纷。

第二十九条　医患双方应当依法维护医疗秩序。任何单位和个人不得实施危害患者和医务人员人身安全、扰乱医疗秩序的行为。医疗纠纷中发生涉嫌违反治安管理行为或者犯罪行为的,医疗机构应当立即向所在地公安机关报案。公安机关应当及时采取措施,依法处置,维护医疗秩序。

第三十条　医患双方选择协商解决医疗纠纷的,应当在专门场所协商,不得影响正常医疗秩序。医患双方人数较多的,应当推举代表进行协商,每方代表人数不超过 5 人。协商解决医疗纠纷应当坚持自愿、合法、平等的原则,尊重当事人的权利,尊重客观事实。医患双方应当文明、理性表达意见和要求，不得有违法行为。协商确定赔付金额应当以事实为依据，防止畸高或者畸低。对分歧较大或者索赔数额较高的医疗纠纷，鼓励医患双方通过人民调解的途径解决。医患双方经协商达成一致的，应当签署书面和解协议书。

第三十一条　申请医疗纠纷人民调解的，由医患双方共同向医疗纠纷人民调解委员会提出申请；一方申请调解的，医疗纠纷人民调解委员会在征得另一方同意后进行调解。申请人可以以书面或者口头形式申请调解。书面申请的，申请书应当载明申请人的基本情况、申请调解的争议事项和理由等；口头申请的，医疗纠纷人民调解员应当当场记录申请人的基本情况、申请调解的争议事项和理由等，并经申请人签字确认。医疗纠纷人民调解委员会获悉医疗机构内发生重大医疗纠纷，可以主动开展工作，引导医患双方申请调解。当事人已经向人民法院提起诉讼并且已被受理，或者已经申请卫生主管部门调解并且已被受理的，医疗纠纷人民调解委员会不予受理；已经受理的，终止调解。

第三十二条　设立医疗纠纷人民调解委员会，应当遵守《中华人民共和国人民调解法》的规定，并符合本地区实际需要。医疗纠纷人民调解委员会应当自设立之日起30个工作日内向所在地县级以上地方人民政府司法行政部门备案。医疗纠纷人民调解委员会应当根据具体情况，聘任一定数量的具有医学、法学等专业知识且热心调解工作的人员担任专（兼）职医疗纠纷人民调解员。医疗纠纷人民调解委员会调解医疗纠纷，不得收取费用。医疗纠纷人民调解工作所需经费按照国务院财政、司法行政部门的有关规定执行。

第三十三条　医疗纠纷人民调解委员会调解医疗纠纷时，可以根据需要咨询专家，并可以从本条例第三十五条规定的专家库中选取专家。

第三十四条　医疗纠纷人民调解委员会调解医疗纠纷，需要进行医疗损害鉴定以明确责任的，由医患双方共同委托医学会或者司法鉴定机构进行鉴定，也可以经医患双方同意，由医疗纠纷人民调解委员会委托鉴定。医学会或者司法鉴定机构接受委托从事医疗损害鉴定，应当由鉴定事项所涉专业的临床医学、法医学等专业人员进行鉴定；医学会或者司法鉴定机构没有相关专业人员的，应当从本条例第三十五条规定的专家库中抽取相关专业专家进行鉴定。医学会或者司法鉴定机构开展医疗损害鉴定，应当执行规定的标准和程序，尊重科学，恪守职业道德，对出具的医疗损害鉴定意见负责，不得出具虚假鉴定意见。医疗损害鉴定的具体管理办法由国务院卫生、司法行政部门共同制定。鉴定费预先向医患双方收取，最终按照责任比例承担。

第三十五条　医疗损害鉴定专家库由设区的市级以上人民政府卫生、司法行政部门共同设立。专家库应当包含医学、法学、法医学等领域的专家。聘请专家进入专家库，不受行政区域的限制。

第三十六条　医学会、司法鉴定机构做出的医疗损害鉴定意见应当载明并详细论述下列内容：

（一）是否存在医疗损害以及损害程度；

（二）是否存在医疗过错；

（三）医疗过错与医疗损害是否存在因果关系；

（四）医疗过错在医疗损害中的责任程度。

第三十七条　咨询专家、鉴定人员有下列情形之一的，应当回避，当事人也可以以口头或者书面形式申请其回避：

(一)是医疗纠纷当事人或者当事人的近亲属;

(二)与医疗纠纷有利害关系;

(三)与医疗纠纷当事人有其他关系,可能影响医疗纠纷公正处理。

第三十八条 医疗纠纷人民调解委员会应当自受理之日起 30 个工作日内完成调解。需要鉴定的,鉴定时间不计入调解期限。因特殊情况需要延长调解期限的,医疗纠纷人民调解委员会和医患双方可以约定延长调解期限。超过调解期限未达成调解协议的,视为调解不成。

第三十九条 医患双方经人民调解达成一致的,医疗纠纷人民调解委员会应当制作调解协议书。调解协议书经医患双方签字或者盖章,人民调解员签字并加盖医疗纠纷人民调解委员会印章后生效。达成调解协议的,医疗纠纷人民调解委员会应当告知医患双方可以依法向人民法院申请司法确认。

第四十条 医患双方申请医疗纠纷行政调解的,应当参照本条例第三十一条第一款、第二款的规定向医疗纠纷发生地县级人民政府卫生主管部门提出申请。卫生主管部门应当自收到申请之日起 5 个工作日内做出是否受理的决定。当事人已经向人民法院提起诉讼并且已被受理,或者已经申请医疗纠纷人民调解委员会调解并且已被受理的,卫生主管部门不予受理;已经受理的,终止调解。卫生主管部门应当自受理之日起 30 个工作日内完成调解。需要鉴定的,鉴定时间不计入调解期限。超过调解期限未达成调解协议的,视为调解不成。

第四十一条 卫生主管部门调解医疗纠纷需要进行专家咨询的,可以从本条例第三十五条规定的专家库中抽取专家;医患双方认为需要进行医疗损害鉴定以明确责任的,参照本条例第三十四条的规定进行鉴定。医患双方经卫生主管部门调解达成一致的,应当签署调解协议书。

第四十二条 医疗纠纷人民调解委员会及其人民调解员、卫生主管部门及其工作人员应当对医患双方的个人隐私等事项予以保密。未经医患双方同意,医疗纠纷人民调解委员会、卫生主管部门不得公开进行调解,也不得公开调解协议的内容。

第四十三条 发生医疗纠纷,当事人协商、调解不成的,可以依法向人民法院提起诉讼。当事人也可以直接向人民法院提起诉讼。

第四十四条 发生医疗纠纷,需要赔偿的,赔付金额依照法律的规定确定。

第四章 法律责任

第四十五条 医疗机构篡改、伪造、隐匿、毁灭病历资料的,对直接负责的主管人员和其他直接责任人员,由县级以上人民政府卫生主管部门给予或者责令给予降低岗位等级或者撤职的处分,对有关医务人员责令暂停 6 个月以上 1 年以下执业活动;造成严重后果的,对直接负责的主管人员和其他直接责任人员给予或者责令给予开除的处分,对有关医务人员由原发证部门吊销执业证书;构成犯罪的,依法追究刑事责任。

第四十六条 医疗机构将未通过技术评估和伦理审查的医疗新技术应用于临床的,由县级以上人民政府卫生主管部门没收违法所得,并处 5 万元以上 10 万元以下罚款,对直接负责的主管人员和其他直接责任人员给予或者责令给予降低岗位等级或者撤职的处分,对有关医务人员责令暂停 6 个月以上 1 年以下执业活动;情节严重的,对直接负责的主管人员和其他直接责任人员给予或者责令给予开除的处分,对有关医务人员由原发证部门吊销执业证书;构成犯罪的,依法追究刑事责任。

第四十七条 医疗机构及其医务人员有下列情形之一的,由县级以上人民政府卫生主管部门责令改正,给予警告,并处 1 万元以上 5 万元以下罚款;情节严重的,对直接负责的主管人员和其他直接责任人员给予或者责令给予降低岗位等级或者撤职的处分,对有关医务人员可以责令暂停 1 个月以上 6 个月以下执业活动;构成犯罪的,依法追究刑事责任:

(一)未按规定制定和实施医疗质量安全管理制度;

(二)未按规定告知患者病情、医疗措施、医疗风险、替代医疗方案等;

(三)开展具有较高医疗风险的诊疗活动,未提前预备应对方案防范突发风险;

(四)未按规定填写、保管病历资料,或者未按规定补记抢救病历;

(五)拒绝为患者提供查阅、复制病历资料服务;

(六)未建立投诉接待制度、设置统一投诉管理部门或者配备专(兼)职人员;

(七)未按规定封存、保管、启封病历资料和现场实物;

(八)未按规定向卫生主管部门报告重大医疗纠纷;

(九)其他未履行本条例规定义务的情形。

第四十八条 医学会、司法鉴定机构出具虚假医疗损害鉴定意见的,由县级以上人民政府卫生、司法行政部门依据职责没收违法所得,并处 5 万元以上 10 万元以下罚款,对该医学会、司法鉴定机构和有关鉴定人员责令暂停 3 个月以上 1 年以下医疗损害鉴定业务,对直接负责的主管人员和其他直接责任人员给予或者责令给予降低岗位等级或者撤职的处分;情节严重的,该医学会、司法鉴定机构和有关鉴定人员 5 年内不得从事医疗损害鉴定业务或者撤销登记,对直接负责的主管人员和其他直接责任人员给予或者责令给予开除的处分;构成犯罪的,依法追究刑事责任。

第四十九条 尸检机构出具虚假尸检报告的,由县级以上人民政府卫生、司法行政部门依据职责没收违法所得,并处 5 万元以上 10 万元以下罚款,对该尸检机构和有关尸检专业技术人员责令暂停 3 个月以上 1 年以下尸检业务,对直接负责的主管人员和其他直接责任人员给予或者责令给予降低岗位等级或者撤职的处分;情节严重的,撤销该尸检机构和有关尸检专业技术人员的尸检资格,对直接负责的主管人员和其他直接责任人员给予或者责令给予开除的处分;构成犯罪的,依法追究刑事责任。

第五十条 医疗纠纷人民调解员有下列行为之一的,由医疗纠纷人民调解委员会给予批评教育、责令改正;情节严重的,依法予以解聘:

(一)偏袒一方当事人;

(二)侮辱当事人;

(三)索取、收受财物或者牟取其他不正当利益;

(四)泄露医患双方个人隐私等事项。

第五十一条 新闻媒体编造、散布虚假医疗纠纷信息的,由有关主管部门依法给予处罚;给公民、法人或者其他组织的合法权益造成损害的,依法承担消除影响、恢复名誉、赔偿损失、赔礼道歉等民事责任。

第五十二条 县级以上人民政府卫生主管部门和其他有关部门及其工作人员在医疗纠纷预防和处理工作中,不履行职责或者滥用职权、玩忽职守、徇私舞弊的,由上级人民政府卫生等有关部门或者监察机关责令改正;依法对直接负责的主管人员和其他直接责任人员给予处分;构成犯罪的,依法追究刑事责任。

第五十三条 医患双方在医疗纠纷处理中,造成人身、财产或者其他损害的,依法承担民事责任;构成违反治安管理行为的,由公安机关依法给予治安管理处罚;构成犯罪的,依法追究刑事责任。

第五章 附 则

第五十四条 军队医疗机构的医疗纠纷预防和处理办法,由中央军委机关有关部门会同国务院卫生主管部门依据本条例制定。

第五十五条 对诊疗活动中医疗事故的行政调查处理,依照《医疗事故处理条例》的相关规定执行。

第五十六条 本条例自 2018 年 10 月 1 日起施行。

附录 C　医疗机构管理条例

第一章　总　则

第一条　为了加强对医疗机构的管理,促进医疗卫生事业的发展,保障公民健康,制定本条例。

第二条　本条例适用于从事疾病诊断、治疗活动的医院、卫生院、疗养院、门诊部、诊所、卫生所(室)以及急救站等医疗机构。

第三条　医疗机构以救死扶伤,防病治病,为公民的健康服务为宗旨。

第四条　国家扶持医疗机构的发展,鼓励多种形式兴办医疗机构。

第五条　国务院卫生行政部门负责全国医疗机构的监督管理工作。县级以上地方人民政府卫生行政部门负责本行政区域内医疗机构的监督管理工作。中国人民解放军卫生主管部门依照本条例和国家有关规定,对军队的医疗机构实施监督管理。

第二章　规划布局和设置审批

第六条　县级以上地方人民政府卫生行政部门应当根据本行政区域内的人口、医疗资源、医疗需求和现有医疗机构的分布状况,制定本行政区域医疗机构设置规划。机关、企业和事业单位可以根据需要设置医疗机构,并纳入当地医疗机构的设置规划。

第七条　县级以上地方人民政府应当把医疗机构设置规划纳入当地的区域卫生发展规划和城乡建设发展总体规划。

第八条　设置医疗机构应当符合医疗机构设置规划和医疗机构基本标准。医疗机构基本标准由国务院卫生行政部门制定。

第九条　单位或者个人设置医疗机构,按照国务院的规定应当办理设置医疗机构批准书的,应当经县级以上地方人民政府卫生行政部门审查批准,并取得设置医疗机构批准书。

第十条　申请设置医疗机构,应当提交下列文件:

(一)设置申请书;

(二)设置可行性研究报告;

(三)选址报告和建筑设计平面图。

第十一条　单位或者个人设置医疗机构,应当按照以下规定提出设置申请:

(一)不设床位或者床位不满 100 张的医疗机构,向所在地的县级人民政府卫生行政部门申请;

(二)床位在 100 张以上的医疗机构和专科医院按照省级人民政府卫生行政部门的规定申请。

第十二条　县级以上地方人民政府卫生行政部门应当自受理设置申请之日起 30 日内,做出批准或者不批准的书面答复;批准设置的,发给设置医疗机构批准书。

第十三条 国家统一规划的医疗机构的设置,由国务院卫生行政部门决定。

第三章 登 记

第十四条 医疗机构执业,必须进行登记,领取《医疗机构执业许可证》;诊所按照国务院卫生行政部门的规定向所在地的县级人民政府卫生行政部门备案后,可以执业。

第十五条 申请医疗机构执业登记,应当具备下列条件:

(一)按照规定应当办理设置医疗机构批准书的,已取得设置医疗机构批准书;

(二)符合医疗机构的基本标准;

(三)有适合的名称、组织机构和场所;

(四)有与其开展的业务相适应的经费、设施、设备和专业卫生技术人员;

(五)有相应的规章制度;

(六)能够独立承担民事责任。

第十六条 医疗机构的执业登记,由批准其设置的人民政府卫生行政部门办理;不需要办理设置医疗机构批准书的医疗机构的执业登记,由所在地的县级以上地方人民政府卫生行政部门办理。

按照本条例第十三条规定设置的医疗机构的执业登记,由所在地的省、自治区、直辖市人民政府卫生行政部门办理。

机关、企业和事业单位设置的为内部职工服务的门诊部、卫生所(室)、诊所的执业登记或者备案,由所在地的县级人民政府卫生行政部门办理。

第十七条 医疗机构执业登记的主要事项:

(一)名称、地址、主要负责人;

(二)所有制形式;

(三)诊疗科目、床位;

(四)注册资金。

第十八条 县级以上地方人民政府卫生行政部门自受理执业登记申请之日起 45 日内,根据本条例和医疗机构基本标准进行审核。审核合格的,予以登记,发给《医疗机构执业许可证》;审核不合格的,将审核结果以书面形式通知申请人。

第十九条 医疗机构改变名称、场所、主要负责人、诊疗科目、床位,必须向原登记机关办理变更登记或者向原备案机关备案。

第二十条 医疗机构歇业,必须向原登记机关办理注销登记或者向原备案机关备案。经登记机关核准后,收缴《医疗机构执业许可证》。

医疗机构非因改建、扩建、迁建原因停业超过 1 年的,视为歇业。

第二十一条 床位不满 100 张的医疗机构,其《医疗机构执业许可证》每年校验 1 次;床位在 100 张以上的医疗机构,其《医疗机构执业许可证》每 3 年校验 1 次。校验由原登记机关办理。

第二十二条 《医疗机构执业许可证》不得伪造、涂改、出卖、转让、出借。

《医疗机构执业许可证》遗失的,应当及时申明,并向原登记机关申请补发。

第四章 执 业

第二十三条 任何单位或者个人，未取得《医疗机构执业许可证》或者未经备案，不得开展诊疗活动。

第二十四条 医疗机构执业，必须遵守有关法律、法规和医疗技术规范。

第二十五条 医疗机构必须将《医疗机构执业许可证》、诊疗科目、诊疗时间和收费标准悬挂于明显处所。

第二十六条 医疗机构必须按照核准登记或者备案的诊疗科目开展诊疗活动。

第二十七条 医疗机构不得使用非卫生技术人员从事医疗卫生技术工作。

第二十八条 医疗机构应当加强对医务人员的医德教育。

第二十九条 医疗机构工作人员上岗工作，必须佩戴载有本人姓名、职务或者职称的标牌。

第三十条 医疗机构对危重患者应当立即抢救。对限于设备或者技术条件不能诊治的患者，应当及时转诊。

第三十一条 未经医师(士)亲自诊查患者，医疗机构不得出具疾病诊断书、健康证明书或者死亡证明书等证明文件；未经医师(士)、助产人员亲自接产，医疗机构不得出具出生证明书或者死产报告书。

第三十二条 医务人员在诊疗活动中应当向患者说明病情和医疗措施。需要实施手术、特殊检查、特殊治疗的，医务人员应当及时向患者具体说明医疗风险、替代医疗方案等情况，并取得其明确同意；不能或者不宜向患者说明的，应当向患者的近亲属说明，并取得其明确同意。因抢救生命垂危的患者等紧急情况，不能取得患者或者其近亲属意见的，经医疗机构负责人或者授权的负责人批准，可以立即实施相应的医疗措施。

第三十三条 医疗机构发生医疗事故，按照国家有关规定处理。

第三十四条 医疗机构对传染病、精神病、职业病等患者的特殊诊治和处理，应当按照国家有关法律、法规的规定办理。

第三十五条 医疗机构必须按照有关药品管理的法律、法规，加强药品管理。

第三十六条 医疗机构必须按照人民政府或者物价部门的有关规定收取医疗费用，详列细项，并出具收据。

第三十七条 医疗机构必须承担相应的预防保健工作，承担县级以上人民政府卫生行政部门委托的支援农村、指导基层医疗卫生工作等任务。

第三十八条 发生重大灾害、事故、疾病流行或者其他意外情况时，医疗机构及其卫生技术人员必须服从县级以上人民政府卫生行政部门的调遣。

第五章 监督管理

第三十九条 县级以上人民政府卫生行政部门行使下列监督管理职权：

(一)负责医疗机构的设置审批、执业登记、备案和校验；

(二)对医疗机构的执业活动进行检查指导；

(三)负责组织对医疗机构的评审；

(四)对违反本条例的行为给予处罚。

第四十条　国家实行医疗机构评审制度,由专家组成的评审委员会按照医疗机构评审办法和评审标准,对医疗机构的执业活动、医疗服务质量等进行综合评价。医疗机构评审办法和评审标准由国务院卫生行政部门制定。

第四十一条　县级以上地方人民政府卫生行政部门负责组织本行政区域医疗机构评审委员会。医疗机构评审委员会由医院管理、医学教育、医疗、医技、护理和财务等有关专家组成。评审委员会成员由县级以上地方人民政府卫生行政部门聘任。

第四十二条　县级以上地方人民政府卫生行政部门根据评审委员会的评审意见,对达到评审标准的医疗机构,发给评审合格证书;对未达到评审标准的医疗机构,提出处理意见。

第六章　罚　则

第四十三条　违反本条例第二十三条规定,未取得《医疗机构执业许可证》擅自执业的,依照《中华人民共和国基本医疗卫生与健康促进法》的规定予以处罚。

违反本条例第二十三条规定,诊所未经备案执业的,由县级以上人民政府卫生行政部门责令其改正,没收违法所得,并处 3 万元以下罚款;拒不改正的,责令其停止执业活动。

第四十四条　违反本条例第二十一条规定,逾期不校验《医疗机构执业许可证》仍从事诊疗活动的,由县级以上人民政府卫生行政部门责令其限期补办校验手续;拒不校验的,吊销其《医疗机构执业许可证》。

第四十五条　违反本条例第二十二条规定,出卖、转让、出借《医疗机构执业许可证》的,依照《中华人民共和国基本医疗卫生与健康促进法》的规定予以处罚。

第四十六条　违反本条例第二十六条规定,诊疗活动超出登记或者备案范围的,由县级以上人民政府卫生行政部门予以警告、责令其改正,没收违法所得,并可以根据情节处以 1 万元以上 10 万元以下的罚款;情节严重的,吊销其《医疗机构执业许可证》或者责令其停止执业活动。

第四十七条　违反本条例第二十七条规定,使用非卫生技术人员从事医疗卫生技术工作的,由县级以上人民政府卫生行政部门责令其限期改正,并可以处以 1 万元以上 10 万元以下的罚款;情节严重的,吊销其《医疗机构执业许可证》或者责令其停止执业活动。

第四十八条　违反本条例第三十一条规定,出具虚假证明文件的,由县级以上人民政府卫生行政部门予以警告;对造成危害后果的,可以处以 1 万元以上 10 万元以下的罚款;对直接责任人员由所在单位或者上级机关给予行政处分。

第四十九条　没收的财物和罚款全部上交国库。

第五十条　当事人对行政处罚决定不服的,可以依照国家法律、法规的规定申请行政复议或者提起行政诉讼。当事人对罚款及没收药品、器械的处罚决定未在法定期限内申请复议或者提起诉讼又不履行的,县级以上人民政府卫生行政部门可以申请人民法院强制执行。

第七章　附　则

第五十一条　本条例实施前已经执业的医疗机构,应当在条例实施后的 6 个月内,按照本条例第三章的规定,补办登记手续,领取《医疗机构执业许可证》。

第五十二条　外国人在中华人民共和国境内开设医疗机构及香港、澳门、台湾居民在内地开设医疗机构的管理办法,由国务院卫生行政部门另行制定。

第五十三条 本条例自 1994 年 9 月 1 日起施行。1951 年政务院批准发布的《医院诊所管理暂行条例》同时废止。